AF357320

J. B. Lescot

Ex Libris Joannis
Baptistæ Lescol minoris
Brivæ factum anno
Domini et gratiæ

1763.
1764
Lescol 1763.

fils
Lescol
cadet

·1764·

# TRAITÉ

## DE LA VERTU

### DES

## MEDICAMENS,

**TRADUIT DU LATIN**
de M. Herman Boerhaave, par
M. de Vaux Maître Chirurgien
Juré à Paris, & Ancien Prevôt
de sa Compagnie.

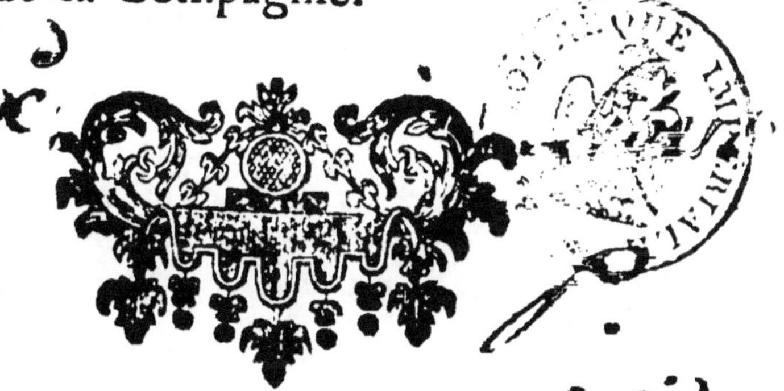

## A PARIS,

Chez Jacques Clouzier, rue S. Jacques,
au coin de la rue de la Parcheminerie,
à l'Ecu de France.

M. DCC. XXXIX.

*Avec Approbation & Privilege du Roi.*

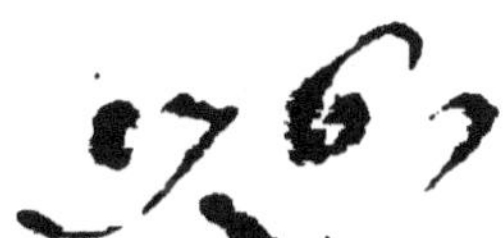

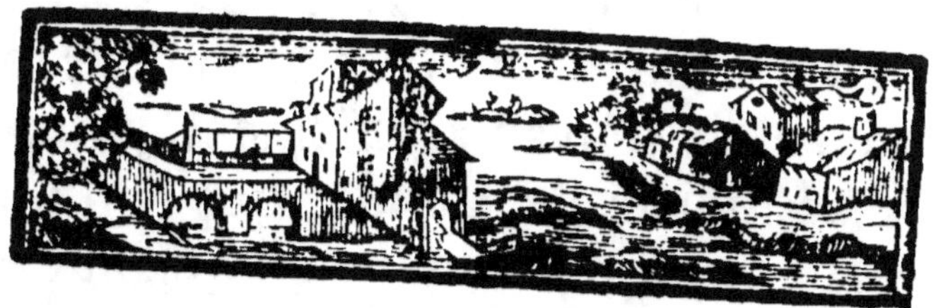

# PREFACE

## DES ÉDITEURS.

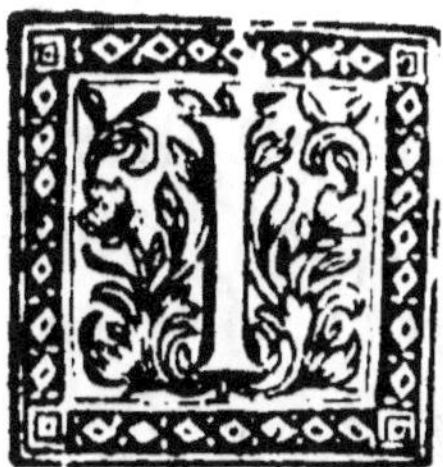L y a environ dix ans que M. Boerhaave notre celebre Professeur à Leyde, dictoit publiquement son Traité de la vertu des Médicamens, lorsque plusieurs de ses Auditeurs, d'un concert unanime, s'appliquerent à prendre ses dictées avec toute l'exactitude & l'assiduité possible, & les ayant ensuite collationnées les unes avec les autres, ils furent persuadés qu'ils avoient un cours très - complet de toutes les leçons de cet excellent Médecin.

# PREFACE.

La réputation de ce manuscrit se répandit si avantageusement parmi les Etudians de Leyde, que l'on ne sçauroit croire combien il s'en fit de copies en très-peu de tems ; & ç'a été principalement pour le rendre encore plus commun , & donner lieu d'en profiter à un plus grand nombre d'Etudians qui souhaitoient avec empressement d'y prendre part, que nous nous déterminâmes à le faire imprimer pour leur épargner la peine d'en faire des copies ; outre qu'ils nous faisoient entendre que l'édition d'un si bel ouvrage seroit d'une merveilleuse utilité à tous les Médecins.

Il est vrai que la traduction Angloise de ce Traité fut imprimée à Londres il y a deux ans & plus, mais sur un manuscrit si fautif, & par un Traducteur si peu habile , que l'ouvrage s'y trouve défiguré à un tel point, que l'on n'y reconnoît presque plus son Auteur , & que ses véritables idées y sont presque effacées ;

# PREFACE.

au lieu qu'en lifant notre édition tous ceux qui ont affifté aux leçons de ce grand homme, ou qui ont feulement lû avec un peu d'attention fes autres écrits, appercevront au premier coup d'œil, tant à la pureté des expreffions qu'à la jufteffe des penfées, & l'harmonie du ftile, le génie de notre illuftre Profeffeur.

Ses difciples y trouveront la netteté de fes difcours, la fage ordonnance des fujets qu'il traite, & fa belle méthode d'enfeigner, capable de faire goûter fes fçavantes idées aux efprits les plus tardifs, & qui font les moins capables d'en faifir l'intelligence.

En un mot, toutes fortes de Lecteurs trouveront dans cet ouvrage le vrai caractere de fon Auteur, tel qu'on le voit briller dans fes autres productions; on y trouvera cette gravité de raifonnement appuyée fur des obfervations très-régulieres, & des confequences tirées des principes les plus inconteftables.

# PREFACE.

Or, combien ce grand Médecin, par la pénétration de son esprit, n'a-t-il pas changé la face de la Médedecine ? Elle étoit avant lui tout occupée, ou des frivoles vétilles des Galénistes, ou des veines illusions des Chimistes, dont il l'a enfin débarassée ; & suivant après cela une route toute nouvelle, & n'admettant que des observations fondées sur les sens, plus raisonnant en conséquence selon les loix de la Physique & de la Méchanique, il a mis au grand jour des merveilles de la nature qui étoient auparavant ensevelies dans les plus épaisses ténébres, & nous a applani le seul chemin qui pouvoit nous conduire dans les sentiers de la nature les plus écartés. Quel progrès ne doit-on donc pas esperer de faire dans l'Art de la Médecine sous un tel conducteur ?

Ainsi ne vous imaginez pas, cher Lecteur, que l'ouvrage que l'on vous met entre les mains, parte du foible effort d'un esprit si sublime.

# PREFACE.

Confiderez avec quel ordre & quelle netteté il a fçû placer les médicamens dans les claffes qui leur conviennent, avec combien de difcernement il a expliqué leurs opérations fur des principes très-fûrs & très-fimples; & avec quelle évidence il a fçû déduire d'une faine théorie les ufages de ces remedes que l'expérience avoit préalablement confirmée.

Il feroit à fouhaiter que cet illuftre Auteur eût pris foin lui-même d'une édition fi utile, elle feroit fans doute travaillée avec plus de foin, & exempte de toutes les fautes qui ont pû s'y gliffer, & qu'il a été difficile de prévenir.

Depuis dix ans au moins nous attendions de ce grand homme, auffi-bien que tous fes autres difciples, un préfent fi eftimable; mais en vain, foit qu'il n'ait pas crû lui-même l'avoir mis dans toute fa perfection, felon ce qui arrive affez fouvent aux génies du premier ordre

# PREFACE.

de compofer un ouvrage qui eft approuvé de tout le monde, pendant que fon Auteur lui-même n'en eft pas content, foit plûtôt que par une précaution affez rare parmi les Auteurs, & par une retenue peu ufitée chez la plûpart des Sçavans qui brûlent d'envie de produire leurs ouvrages, ce célebre Profeffeur ait mieux aimé attendre à publier ce Traité, que l'eftime qu'en devoit faire le Public, fût confirmée par une longue expérience, que de lui donner un effort prématuré. Sur quoi nous ne pouvons pourtant former qu'une conjecture incertaine.

Nous efperons néanmoins, & nous croyons même être fûrs, que l'Auteur, vû l'utilité que les Eleves en Médecine pourront tirer de ce Traité, ne trouvera pas mauvais, que pour fatisfaire à leur défir fi général & fi jufte, on ait, après une fi longue attente, imprimé fon ouvrage fans le confulter.

Quoi qu'il en puiffe arriver, nous

# PREFACE.

déclarons ici notre deſſein avec ſincerité, afin que quel que ſoit le bon office que nous prétendons rendre au Public en mettant ce Livre au jour, nous faſſions connoître que c'eſt principalement encore afin que l'applaudiſſement général que la liberté que nous prenons procurera à cet excellent ouvrage, engage ſon ſçavant Auteur à en donner lui-même une édition encore plus parfaite.

Plût à Dieu que cet homme ſi reſpectable, excité par cet aiguillon, voulût bien dans la ſuite gratifier le Public des riches tréſors de ſon érudition concernant l'œconomie animale, la Phyſique, la pratique Médecinale & la Chimie, comme il les communique en particulier avec tant de bonté à ſes Auditeurs, & que par là le plaiſir inconſtant, pour ainſi dire, de l'entendre enſeigner de vive voix, ſoit rendu fixe, ſtable & permanent par l'édition de ſes ouvrages! Dieu veuille que le déſir de rendre un ſi grand ſervi-

# PREFACE.

ce à la Médecine, engage cet homme admirable à remplir un jour nos
justes esperances , & à combler là-
dessus nos vœux les plus empressés &
les plus ardens !

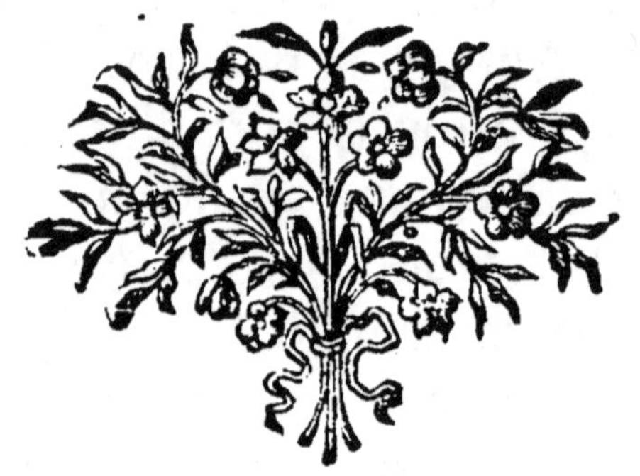

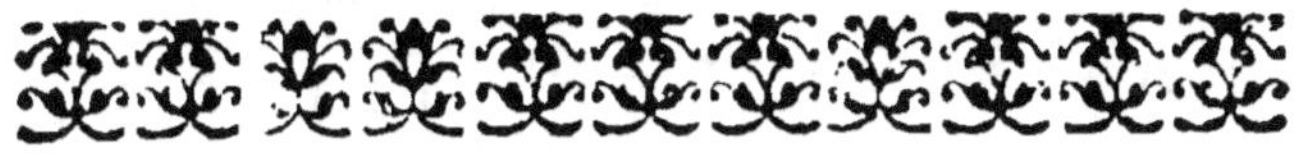

# AVIS

## DU TRADUCTEUR.

APrès avoir traduit les ouvrages de quelques Au-
teurs des plus accredités en faveur des Etudians en Chirur-
gie, dans la vûe de leur donner des notions juſtes & préci-
ſes de la nature des maladies
qui ſont du reſſort de leur
Art, il m'eſt venu en penſée
de mettre entre leurs máins le
Traité du célébre M. Boerhaave, concernant la vertu des
médicamens, afin de leur faire
mieux concevoir la maniere
dont les remedes agiſſent pour

la guérison des maladies Chirurgicales, parce qu'il m'a paru que l'action de ces remedes est plus sçavamment & plus méthodiquement expliquée dans ce Traité, que dans aucun autre qui me soit connu ; & comme ç'a été là le seul but que je me suis proposé en le traduisant, s'il arrive aux Commençans d'en tirer quelque utilité, j'aurai d'autant moins de regret au tems que j'ai employé à le mettre en langue vulgaire, qu'étant parvenu à ma quatre - vingtiéme année, il y a bien de l'apparence que ce sera mon dernier travail, un âge si avancé ne me permettant pas d'esperer que je puisse à l'avenir rien entreprendre de plus en leur consideration.

# TABLE

## DES CHAPITRES

& des principaux articles
contenus dans ce Traité.


PROLEGOMENES.

CHAP. I. *De la structure du corps sain*, page     1

CHAP. II. *De l'état du corps malade*,    4

CHAP. III. *Des fluides*,     7

CHAP. IV. *De la nature des solides*,    8

*Théoremes sur les proprietés des nerfs*,    14

*Corollaire*,    19

CHAP. V. *Des Acretés*,    ibid.

*Conséquence qui résultent de cette démonstration*,    22

*Comment se font les sécretions*,    27

*Corollaire*,    29

CHAP. VI. *Des corps visqueux*,    30

CHAP. VII. *De la nature des liquides qui sont dans notre corps*,    34

*Les proprietés du sang*,    38

# TABLE


CHAP. VIII. *Des vices de toute la masse des liquides généralement considerée,* 51

*Les causes de la lenteur & viscosité du fluide,* 54

CHAP. IX. *De la pesanteur du sang,* 60

CHAP. X. *Du mouvement circulaire ou de projection,* 62

*La cause du mouvement circulaire,* 64

*Deuxiéme cause de ce mouvement,* 65

CHAP. XI. *Des Médicamens,* 69

*Quelles sont les qualités élémentaires selon Galien,* 70

*Quelles ont été les erreurs de Galien,* 73

*Définition du Médicament, & les classes des Médicamens,* 74

*Premier Theoreme,* 75

*Deuxiéme Theoreme,* 77

*Troisiéme Theoreme,* 78

*Quatriéme Theoreme,* ibid.

*Cinquiéme, Theoreme,* 80

*Sixiéme Theoreme,* 81

*Premier Exemple,* ibid.

*Deuxiéme Exemple,* 83

*Troisiéme Exemple,* 84

CHAP. XII. *Les Classes des Medicamens,* 87

*Premiere Classe,* ibid.

*Deuxiéme Classe des Médicamens,* 89

*Troisiéme Classe des Médicamens,* 92

# DES CHAPITRES.


*Quatriéme Classe des Médicamens,* 95
*Cinquiéme Classe des Médicamens,* 101


---

## I. PARTIE.

## Des Médicamens qui agissent sur les Solides.


CHAP. I. *Des Médicamens irritans,* 102
*Les conditions qui constituent les irritans,* 103
*Les causes qui font l'irritation,* 104
CHAP. II. *Des resserrans,* 106
*Theoremes qui servent à expliquer la contraction des fibres motrices,* 108
*Premier Theoreme,* ibid.
*Deuxiéme Theoreme,* 109
*Troisiéme Theorome,* ibid.
*Quatriéme Theoreme,* 110
*Premier Corollaire,* 111
*Deuxiéme Corollaire,* ibid.
CHAP. III. *Des relâchemens,* 112
CHAP. IV. *Des constipans, ou obstruans,* 115
*Des enduisans,* 117
*Des emplastiques,* ibid.
*Les differentes Classes des emplastiques,* 118

# TABLE


CHAP. V. *Des remedes Chirurgicaux specifiques,* 120

CHAP. VI. *Des diſſolvans, ou qui cauſent de la douleur,* 128

*Les cauſes de la douleur & de ſes degrés,* 131

*Le premier degré de chaleur,* ibid.

*Le deuxiéme degré de chaleur,* 135

*Corollaires,* 137

*Le troiſiéme degré de chaleur,* 138

*Corollaires,* 141


---

## II. PARTIE.

## Des Médicamens qui agiſſent ſur les Fluides.


CHAP. I. **D**Es atténuans & des diſſolvans, 143

*Corollaire,* 149

CHAP. II. *Des incraſſans & des condenſans,* 150

*Corollaires,* 154

CHAP. III. *Des Médicamens qui produiſent l'âcrimonie,* 155

*Trois ſortes d'âcreté dans le corps,* 159

CHAP. IV. *Des adouciſſans,* 162

*Pluſieurs Claſſes d'adouciſſans,* 163

*Pluſieur Claſſes d'adouciſſans ſpecifiques,* 167


CHAP.

DES CHAPITRES.
CHAP. V. *Des Médicamens qui chan-
gent les corps,*     172
*Conclusion,*     174
CHAP. VI. *Des Délayans,*     ibid.
*Premier Theoreme,*     176
*Deuxiéme Theoreme,*     ibid.
*Troisiéme Theoreme,*     ibid.
CHAP. VII. *Des Coagulans,*     178
*Diverses Classes des Coagulans,*     ibid.
*Premiere Classe des Coagulans,*     179
*Deuxiéme Classe des Coagulans,*     182
CHAP. VIII. *Des Médicamens qui don-
nent du mouvement,*     183
*Trois Classes de Médicamens propres à don-
ner du mouvement,*     185
*Premiere Classe,*     ibid.
*Deuxiéme Classe,*     186
*Troisiéme Classe,*     ibid.
CHAP. IX. *Des Médicamens qui arrêtent
le mouvement,*     188

## III. PARTIE.

### Des Médicamens qui agissent en même tems sur les Solides & sur les Fluides.

CHAP. I. **D**Es Médicamens qui engendrent le lait,     190
CHAP. II. *Des Médicamens qui engen-*

# TABLE


'drent la semence, 193
'Premiere Classe, 194
Deuxiéme Classe, ibid.
Troisiéme Classe, 195
CHAP. III. Des Apophlegmatismes, 197
Comment se fait l'eternuement, 199
Deux Classes des Médicamens Errhines, 201
Trois Classes de Sialagogues, 202
CHAP. IV. Des Expectorans, 209
Classes des Médicamens expectorans, 210
CHAP. V. Des Médicamens qui purgent par bas, 212
Les differentes Classes des matieres que les purgatifs peuvent entraîner, 213
'Premiere Classe, ibid.
Deuxiéme Classe, 214
Troisiéme Classe, 215
'Quatriéme Classe, 217
Cinquiéme Classe, 219
Sixiéme Classe, ibid.
Comment le pus d'un empyeme peùt s'échapper par les selles, 220
'Quelles sont les solides adhérens au conduit intestinal, 223
'Septiéme Classe, 224
Corollaires, 225
Les conditions requises pour chasser du conduit intestinal, les matieres qui s'y trouvent contre l'ordre naturel, 229

Les remedes qui peuvent servir à chasser des intestins les matieres qui en doivent être expulsées, 233
Remarques sur les Purgatifs, 239
Corollaires, 242
CHAP. VI. Des Médicamens Eccoprotiques ou doux laxatifs, 243
Les Classes des Eccoprotiques, ibid.
Premiere Classe, 244
Les differences des Savons, 247
Des Savons artificiels, 248
Corollaires, 249
Deuxiéme Classe des Eccoprotiques, 254
Corollaires, 255
Troisiéme Classe des Eccoprotiques, 256
Les Eccoprotiques tirés de sels, 264
Corollaires, 268
Corollaire général qui regarde les trois Clas-
ses, ibid.
CHAP. VII. Des Phlegmagogues, ou des Médicamens qui purgent le phlegme, 270
Les sources de la pituite, ibid.
Deux sortes de Phlegmagogues, 272
Les Classes des Phlegmagogues, 273
Les Phlegmagogues officinaux, 275
Deuxiéme Classe des Phlegmagogues, 283
Corollaires concernant la dissolution des Phleg-
magogues, 284
Corollaire concernant la pratique, 286

# TABLE


CHAP. VIII. *Des Médicamens Cho-*
*lagogues,*                              291

*Les Claſſes des Cholagogues,*          294

*Corollaires,*                          295

CHAP. IX. *Des Hydragogues,*            298

*Les Claſſes de Hydragogues,*           299

CHAP. X. *De la premiere Claſſe des*
*Hydragogues,*                          ibid.

*Les conditions des Hydragogues de la deu-*
*xiéme Claſſe,*                         300

*Des Hydragogues de la premiere Claſſe tirés*
*des foſſiles,*                         306

*Corollaires,*                          308

CHAP. XI. *De la seconde Claſſe des*
*Hydragogues,*                          309

CHAP. XII. *De la troiſiéme Claſſe des*
*Hydragogues,*                          310

*Corollaires,*                          311

CHAP. XIII. *Des Médicamens Mélana-*
*gogues,*                               314

*Corollaires,*                          316

CHAP. XIV. *Des Vomitifs,*              318

*Trois eſpeces de Vomiſſemens,*         319

*Deuxiéme eſpece de Vomiſſement,*       321

*Troiſiéme eſpece de Vomiſſement,*      323

*Corollaires,*                          ibid.

*On peut réduire les vomitifs ſous quatre Claſ-*
*ſes,*                                  325

*Corollaires concernant la theorie,*    330

*Corollaires touchant la pratique,*     331

# DES CHAPITRES.


CHAP. XV. *Des Médicamens Diuréti-*
*ques*, 335

*Cinq especes de Diurétiques*, 337
*Les Classes des Diurétiques*, 338
*Premiere Classe des Diurétiques*, 339
*Deuxiéme Classe* 340
*Troisiéme Classe*, 343
*Quatriéme Classe*, 344
*Cinquiéme Classe*, ibid.
*Corollaire concernant la pratique*, 345
CHAP. XVI. *Des Sudorifiques*, 347
*Comment la sueur est procurée*, 349
*Il faut user de differens sudorifiques*, 350
*Les Classes des Sudorifiques*, 352
*Deuxiéme Classe des Sudorifiques*, 354
*Troisiéme Classe des Sudorifiques*, 355
*Quatriéme Classe des Sudorifiques*, 356
*Corollaires de pratique*, 358
CHAP. XVII. *Des Diaphorétiques*, 365
*Les Classes des Diaphoretiques*, 366
*Deuxiéme Classe*, 368
*Troisiéme Classe*, ibid.
CHAP. XVIII. *Des Médicamens propres*
*à la matrice*, 369
*La cause de l'éruption des menstrues dans les*
*filles*, 373
*Pourquoi les hommes n'ont pas cette évacua-*
*tion*, 374
*Theoremes*, 375
*Pourquoi le sang superflu dans les femmes se-*

détermine plutôt vers la matiere qu'ailleurs,                                                    376
Trois Classes d'Emmenagogues,                                    378
Les remedes qui peuvent dissoudre les mucosités épaisses,                                             380
Les Remedes qui augmentent la vertu des visceres,                                                 383
Deuxiéme Classe des Emmenagogues,      387
Troisiéme Classe des Emmenagogues,      389
Corollaires,                                                     391


# LA TROISIE'ME CLASSE

## DES MEDICAMENS,

Qui agissent en même-tems contre les Solides & les Fluides


CHAP. I. Des Apperitifs,                       393
CHAP. II. Des Discussifs,                       394
CHAP. III. Des Emolliens,                       396
CHAP. IV. Des Astringens,                       400
Des Médicamens, détersifs,                       401
Des Mondificatifs,                               403
Des Corrosifs,                                   404
CHAP. V. Des Médicamens échauffans,              405
Theoreme premier,                               408
Corollaire premier,                             ibid.
Theoreme second,                                409

# DES CHAPITRES.


Second Corollaire,   ibid.
Troiſiéme Theoreme   410
Troiſiéme Corollaire,   ibid.
Quatriéme Corollaire,   411
Cinquiéme Corollaire,   ibid.
CHAP. VI. Des Réfroidiſſans,   412
Premier Théoreme,   413
Deuxiéme Theoreme,   415
Troiſiéme Theoreme,   ibid.
Quatriéme Theoreme,   416
CHAP. VII. Des Attractifs,   417
Trois Claſſes d'Attractifs,   ibid.
Premiere & ſeconde Claſſe,   ibid.
Troiſiéme Claſſe des Attractifs,   419
CHAP. VIII. Des Repercuſſifs,   420
CHAP. IX. Des Maturatifs & des Suppurans,   421
Trois Claſſes des Suppurans,   423
Premiere Claſſe des Suppurans,   ibid.
Deuxiéme Claſſe des Suppurans,   ibid.
Troiſiéme Claſſe des Suppurans,   424
Premier Corollaire,   425
Deuxiéme Corollaire,   ibid.

# TABLE

## LA QUATRIE'ME CLASSE
### DES MEDICAMENS,

Qui agiſſent en même tems contre les Solides & contre les Fluides.


CHAP. I. DEs Topiques, 429
Deux ſortes de Topiques, 430

CHAP. II. Des Céphaliques, 432

CHAP. III. Des Optalmiques, Odontalgiques, Otalgiques & Stomatiges, 433

CHAP. IV. Des Artériaques, ou des Remedes qui conviennent au larinx & aux ronches, 436

CHAP. V. Des Rémedes Thorachiques, 437

L'air eſt lé véritable Thorachique, 438

CHAP. VI. Des Médicamens Cardiaques, 440

Les conditions requiſes au mouvement des muſcles, & les trois Claſſes de Cardiaques, 441

Premiere Claſſe des Cardiaques, ibid.

Deuxiéme Claſſe des Cardiaques, 443

Troiſiéme Claſſe des Cardiaques, 444

CHAP. VII. Des Carminatifs, 445

Les cauſes convulſives, 447

CHAP. VIII. Des Anthelmintiques ou Anti-

# DES CHAPITRES.


*Antivermineux*, 449
*Deux Claſſes d'Antivermineux*, ibid.
*Deuxiéme Claſſe des Antivermineux*, 451
CHAP. IX. *Des Anodins*, 452
*Théoremes*, ibid.
*Cauſe de douleur internes ou externes*, 457
*Cinq Claſſes d'Anodins*, ibid.
*Deux Claſſes de Soporatifs*, 463
*Deuxiéme Claſſe de Soporatifs*, 464
CHAP. X. *Des Antidotes*, 466
*Deux Claſſes des Antidotes*, 469
*Deuxiéme Claſſe des Antidotes*, 470


Fin de la Table des Chapitres.

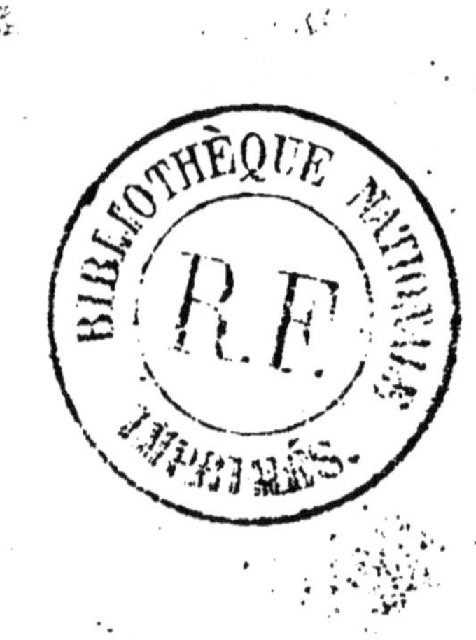

# TRAITÉ
## DE M. HERMAN
# BOERHAAVE,
## DE LA VERTU
## DES MEDICAMENS.

## PROPOSITIONS
### PRELIMINAIRES.

## CHAPITRE I.
*De la structure du corps sain.*

**L**Os corps sont composés de deux parties, qui sont les solides & les fluides.

II. Les solides contiennent les fluides, & ces deux parties ont

entre-elles une union si étroite, que l'on
ne peut assigner dans notre corps aucune
partie, dont on ne puisse démontrer la
connexion médiate ou immédiate avec
toutes les autres; parce que la veine, le
vaisseau lymphatique, & l'artere, ont ensemble une très-exacte liaison par l'en-
tremise d'une glande qui vient de l'artere : or toutes les arteres viennent de
l'aorte qui naît du cœur ; & le cœur par
le moyen des nerfs & de l'aorte ascen-
dante s'unit au cerveau, pendant que le
cerveau adhére au cervelet, & celui - ci
la medule spinale.

III. Tous les conduits du corps communiquent en quelque façon avec les
deux ventricules du cœur.

IV. Le ventricule gauche du cœur a
communication avec la grande artere,
qui se divise de telle sorte, qu'il n'y a
pas jusqu'au moindre point dans tout le
corps où elle ne se distribue par quelqu'une de ses ramifications capillaires ;
ce qui fait que sa cavité se manifeste
depuis le cœur jusques dans les moindres
parties du corps.

V. Le moindre point du corps ayant
une cavité, peut transmettre la liqueur
qu'elle contient au ventricule droit du
cœur, à l'exception des vaisseaux qui ser-

vent à quelque fécretion, comme font les
vaiffeaux qui fervent à la féparation des
fueurs, ceux qui fervent à la tranfcolation
de quelque liqueur, les vaiffeaux qui féparent les mucofitez, les vaiffeaux falivaux,
les vaiffeaux de l'œfophage, de l'eftomac,
des inteftins, & les vaiffeaux feminaires.

VI. Tous les conduits du corps contiennent de certains liquides tant que
l'animal jouit d'une bonne fanté ; & comme tous les canaux fe communiquent des
uns aux autre s, il faut auffi que les liquides qui y font contenus ayent entr'eux
une communication toute pareille; d'où
il arrive que l'agitation qui eft excitée
dans quelque partie d'un liquide peut
fe communiquer à toutes les autres.

VII. Tous les liquides du corps, à
l'exception des extrémenteux, retour-
nent au cœur.

VIII. Tant que les liquides fe meuvent
regulierement dans leurs canaux, durant
tout ce tems-là le corps jouit d'une fanté
parfaite. Mais dès que le mouvement des
liquides eft irrégulier, ou qu'il ceffe en
quelque endroit que ce foit, l'homme eft
malade; & lorfque le mouvement s'arrête
dans tout le corps, l'animal meurt.

IX. Il fuit de là que la fanté dépend
d'un mouvement égal des fluides, & ca

même tems d'une réfiſtance réciproque des ſolides dans toutes les parties. On dit que les fluides ſont mûs d'un mouvement égal quand ils n'ont pas un mouvement plus impétueux dans un endroit du corps que dans un autre ; & la réfiſtance des ſolides eſt égale, quand ils compriment également les liquides dans toute l'étendue du corps, de maniere qu'il n'en réſulte aucun ſentiment de douleur,

## CHAPITRE II.

### De l'état du corps malade.

I. L'On a lieu d'inferer de tout ce que l'on a dit dans le Chapitre précedent, que les ſolides & les fluides ont dégeneré de leur état naturel, lorſque pour quelque cauſe que ce ſoit, leur mouvemènt égal eſt troublé, empêché, ou arrêté en quelque partie ; & que l'on doit dire que le corps eſt mort quand le mouvement ceſſe dans toute ſon étendue.

II. Cela étant, apporter du remede, c'eſt ôter la maladie, c'eſt à-dire, enlever, éloigner, ou détruire les cauſes qui empêchent le mouvement égal ou le tranſ port des liqueurs.

III. Les Médicamens font appellés des inftrumens méchaniques, au moyen defquels un habile Artifte fçait enlever les caufes de l'équilibre détruit, & rétablit ce même équilibre dans fon intégrité.

I V. Le médicament fuppofe donc le flux des humeurs ou des liquides, & par conféquent il n'agit que fur le corps vivant, & n'a pas d'action fur un corps mort, qui eft privé du mouvement de fluidité.

V. Puis donc que le médicament fuppofe pour fon action un corps vivant, & que fa vie dépend du trajet des fluides à travers des folides, il eft évident que les folides agiffent fur les fluides, & que les folides font encore en mouvement.

V I. Il s'enfuit par conféquent que le médicament ne peut agir fur un cadavre.

VII. Tout médicament produit fes effets méchaniquement, au moyen de fa folidité, de fon volume, de fa figure, & du mouvement de fes particules.

VIII. L'effet de l'action méchanique confifte dans le changement de la figure, du mouvement, & de la maffe du corps animé.

I x. Ce qui eft caufe que dans la cure des maladies, ces inftrumens n'agiffent pas immédiatement, mais médiatement.

x. En tant que l'effet de l'action bon ou mauvais dépend entierement de sa maſſe, de ſon mouvement, & de ſa figure de ſes particules actives , on ne peut imputer qu'aux ſolides la deſtruction de cet équilibre.

xɪ. L'égalité d'un flux eſt détruite en trois manieres ; ſçavoir par le tranſport du liquide ; par la compreſſion interieure de la ſurface des ſolides ſur les liquides ; & par la force de la contraction du ſolide même.

---

# CHAPITRE III.

## *Des Fluides.*

ɪ. LEs fluides ſont compoſés de molecules très-déliées qui cedent au moindre attouchement, & qui heurtent à l'envi les unes contre les autres.

ɪɪ. Comme il ne ſe trouve point de liqueur extravaſée dans notre machine, il faut néceſſairement que le changement qui arrive aux liquides ſe faſſe dans leurs vaiſſeaux, ou dans la cavité des ſolides, & cela en trois manieres. 1°. Par le mouvement inteſtin des fluides. 2°.

Par le mouvement qui leur eſt communiqué de dehors , ou par les côtez des vaiſſeaux. 3o. Par la nouvelle mixtion d'un liquide avec quelque choſe, d'étranger.

---

# CHAPITRE IV.

## *De la nature des ſolides.*

1. **L**Es ſolides ſont de deux ſortes : ou ils ont des cavitez , ou ils en ſont deſtitués; ceux qui en ont s'appellent des vaiſſeaux.

11. Il n'y a pas un ſeul point dans tout le corps où il n'y ait des vaiſſeaux, comme on peut s'en convaincre par l'experience : car il n'y a aucune partie du corps dont il ne ſorte du ſang ou quelque liqueur ſéreuſe, quand elle ne ſeroit bleſſée que par une aiguille la plus fine , ou par l'éguillon d'une mouche. De plus , les microſcopes nous apprennent que les puſtules remplies d'eau après l'application des cantharides dans quelque endroit du corps que ce ſoit, ne ſont autre choſe qu'un amas de pluſieurs petits vaiſſeaux qui ſe raſſemblent alors en un ſeul. Il eſt encore conſtant par la tranſpiration

de Sanctorius, que bien que la matiere
qui en exhale soit si subtile qu'elle ne puisse être apperçûe avec le microscope, on
la remarque néanmoins sur la glace d'un
miroir que l'on voit mouillée de l'humidité que la transpiration lui a fournie.

III. Les os mêmes sont composés d'un
amas de quantié de petits vaisseaux remplis d'un liquide que les arterioles y dé-
posent : car si l'on injecte de la cire dans
l'artere souclaviere, les os du bras rou-
gissent aussi-tôt ; parce que la cire serin-
guée pousse une grande quantité de sang
dans le tissu du périoste, & de là dans la
surface des os, laquelle étant gorgée de
sang, ne peut manquer de rougir. C'est
de la même maniere que l'on a découvert que le blanc de l'œil étoit vascu-
leux & plein de sang ; c'est aussi avec le
secours du microscope que l'on s'est convaincu que les membranes les plus délica-
tes avoient la même structure, aussi bien
que les racines des ongles, les cornes,
& les plus petites parties du corps. Que
si cette structure se remarque dans les
parties les plus éloignées du cœur, à plus
forte raison doit-elle se remarquer dans
celles qui en sont les plus voisines.

IV. Tout vaisseau a une cavité & des
parois qui sont composées de moindres

vaisseaux, & ainsi de suite, jusqu'à ce qu'on parvienne aux plus petits, dont les cavitez sont si étroites qu'elles ne peuvent plus admettre aucun liquide, & ausquelles on ne doit plus avoir aucuns égards ; ceci est confirmé, 1°. Par les experiences de Ruysck. Car si l'on fait dans une artere une violente injection de cire, sa surface rougira de toutes parts. 2°. Lorsque l'on étrangle des animaux, le sang qui coule dans les arteres carotides, trouvant un obstacle à son retour par les veines, est obligé de retrograder, & croupissant dans les plus petits vaisseaux, il les gonfle, & leur donne une couleur rouge. 3°. La même chose arrive dans l'artere d'un animal vivant qui est étroitement lié.

v. Les moindres vaisseaux ont une grandeur déterminée, sans quoi ils seroient divisibles à l'infini, & ainsi ils déterminent toutes les parties de notre corps, & mettent des bornes à notre machine.

vi. La détermination des petits vaisseaux dépend de la continuelle pression de l'air contre notre corps : car si elle excede la force de la résistance du fluide qui est contenu dans ces mêmes vaisseaux, leurs côtez s'affaissent aussi-tôt, ce qui les rend solides : c'est ce qui arrive à

de certains vaiſſeaux plus conſiderables,
comme ſont les vaiſſeaux ombilicaux, le
trou ovale, &  d'autres, de ſe convertir
en de ſimples fibres bien-tôt après l'accouchement ; & c'eſt ainſi que les ongles
& les cornes ſe forment des extrêmitez
des arterioles conſolidées, & que les
calloſitez ſont faites de l'aſſemblage de
pluſieurs vaiſſeaux. Que ſi cette conſoli-
dation ſe peut faire dans des vaiſſeaux
aſſez conſiderables, combien plus aiſément ſe peut-elle faire dans les  plus
petits conduits.

VII. Les parois  de tous les plus petits canaux, ſoit des arteres, des veines,
des conduits lymphatiques, ou des canaux adipeux, ou de que'qu'autre nature
qu'ils ſoient, ou quel  nom qu'on leur
donne, ſont nerveux ou ſemblables aux
nerfs, & ſervent à la nourriture des ſolides.

VIII. On peut inferer de là que les dernieres trames de tous les ſolides dans toute
l'étendue de notre corps ſont purement
nerveuſes, ou formées d'un alliage de
nerfs ou de tuyaux conſolidés de toute eſpece, à  l'exception de certaines
parties qui ſont formées de la coagulation des fluides, comme les concrétions
polypeuſes, pierreuſes, & d'autres ſemblables ; ce qu'il eſt facile de prouver.

Car le celebre Malpighi ayant découvert que le premier principe de notre corps n'eſt autre choſe qu'un ver qui fournit premierement dans la matrice la matiere de la médule ſpinale, à laquelle ſe joignent trois véſicules limpides qui ſe convertiſſent aux lobes du cerveau, & que de l'accroiſſement de ces lobes partent les globes des yeux, puis du milieu de cet aſſemblage ſort un tuyau courbé, qui acquiert enſuite quatre inégalitez qui ſe courbent inſenſiblement & forment le cœur; après cela les tégumens de la poitrine, & des os ſont peu à peu formés; puis on voit ſortir le foie, la ratte, & les autres viſceres. Enfin on voit éclorre les trames maqueuſes qui revêtent & envelopent tout le corps.

Il paroît par là que toutes les trames ſolides viennent de la médule ſpinale, & ſi l'on compare la moëlle du cerveau & de la médule ſpinale, avec la maſſe de tous les autres ſolides, leur volume ne paroîtra pas plus conſiderable qu'il ne faut pour donner lieu de croire que toute cette maſſe a pû être produite du cerveau & de la médule ſpinale.

Or comme tout le corps n'eſt qu'un tiſſu de vaiſſeaux, tous les vaiſſeaux partent des tendons du cœur, & ces tendons

font compofés de filamens de nerfs : &
toutes les enveloppes des glandes & des
vifceres naiffent des tégumens des vaiffeaux fanguins. Les os font formés des
membranes qui fe convertiffent peu à peu
en cartilages, & s'endurciffant infenfiblement, contractent une parfaite offifica-
tion ; & la membrane étant faite d'un affemblage des plus petits vaiffeaux, &
ceux-ci des nerfs, il eft très-conftant qu'il
n'y a aucune partie de notre corps qui
ne foit nerveufe, d'où s'enfuivent les
deux Corollaires qui fuivent.

1. Tout corps agit fur les parties folides de notre corps : il faut donc qu'il
heurte ou contre les tuyaux nerveux, ou
contre des parties qui font formées de
nerfs confolidés.

11. Ainfi toute la force des médicamens qui agit fur les folides, n'agit fur
eux qu'autant qu'elle s'applique aux
nerfs, ou bien aux corps qui ont été formés des nerfs.

*Theoréme fur les proprietez des nerfs.*

1. Dans les plus petits vaiffeaux la
proportion du folide au fluide qu'il contient, s'augmente à mefure que ces vaiffeaux fe partagent & deviennent plus

petits; ce qui fait que les parties extérieures font plus folides, parce qu'elles font
compofées d'un plus grand nombre de
très-petits vaiffeaux.

11. Plus les vaiffeaux font petits dans
notre corps, & plus les points du choc
qui fe fait entre les côtez des vaiffeaux
& la furface des fluides qui coulent dans
leurs canaux fe multiplient, parce que
dans des vaiffeaux d'une telle délicatef-
fe, la furface de prefque tous les globules de la liqueur qu'ils contiennent, heurte contre leurs parois, dont le choc eft
moindre dans les grands vaiffeaux & plus
fort dans les petits.

111. Plus les vaiffeaux à mefure qu'ils
fe divifent deviennent petits, & puis la
force du folide qui agit fur le fluide
s'augmente. (On entend par cette force
la faculté de communiquer du mouvement.) En voici la preuve.

Il eft conftant par les loix de la méchanique, que toutes chofes étant égales, la force de quelque maffe folide que
ce foit, mife en parallele avec celle de
quelqu'autre femblable que l'on puiffe
imaginer, n'eft toujours qu'une maffe
comparée à une autre maffe; or ce qui
arrive alors à la force ainfi compa ée, arrive auffi à la réfiftance d'un corps com-

parée à la résistance d'un autre corps
comme la force d'une masse qui agit contre une autre masse, toutes choses étant
égales. Puis donc que la proportion du
solide à l'égard du fluide qu'il contient,
s'augmente d'autant plus que les vaif-
seaux diminuent, comme on l'a fait voir
dans le Theoréme, la verité de ce Theoréme a toute son évidence.

    1v. La force du dernier solide sur le
fluide qu'il contient, n'est autre chose
que l'effort par lequel il tâche de se ref-
ferrer ; car par cet effort le mouvement
du liquide est augmenté, parce que plus
les vaisseaux s'allongent, & plus aussi
agissent-ils fortement sur les fluides, &
par conséquent plus ils s'allongent & plus
aussi ils se resserrent : ce qui est démon-
montré par cette Figure.

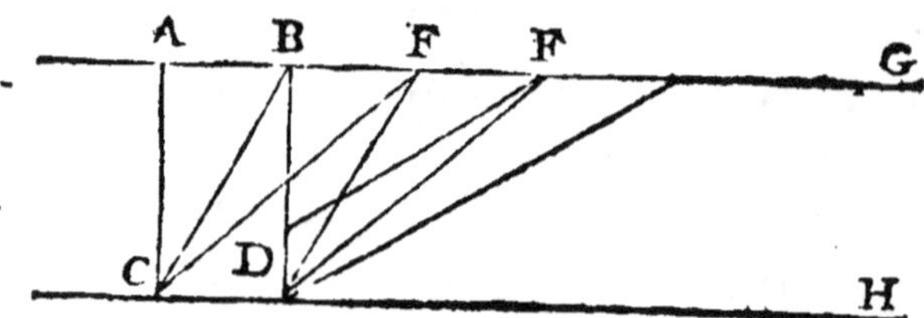


    Que du point D jusqu'à E l'on tire
la ligne D. E. il est clair selon Euclide,
que le parallelograme A. B. C. D. est
égal au parallelograme C. D. E. F. & que

le triangle B. C. D. eſt égal au triangle C.
D. E. & que les côtez du paralelograme
A. B. C. D. & les côtez du triangle C.
D. E. ſont moindres que les côtez D. B.
C. La même choſe ſe démontre à l’égard
des cylindres & des cônes qui le forment
en entortillant ces plans autour des côtez
homogenes ; puis donc que tous les
vaiſſeaux du corps ſont cylindriques ou
côniques, il eſt certain que ces vaiſſeaux
ſe reſſerrent d’autant plus qu’ils s’allongent davantage ; d’où il s’enſuit que toute la force des moindres liquides contre
leurs ſolides, dépend de la force qui reſſerre ces vaiſſeaux ou ces ſolides.

v. La force de tous les grands vaiſſeaux
leur vient de l’aſſemblage de celle des
moindres ; car toute artere tire ſa force
de ſes parois qui ſont compoſées de petits vaiſſeaux.

vi. Toute nutrition ou tout rétabliſſe-
ment d’une ſubſtance perdue, tout accroiſſement ou augmentation d’une fibre
ſolide, ſe fait ſeulement aux plus petits vaiſſeaux nerveux, & non aux plus
grands, parce que l’augmentation des
grands vaiſſeaux dépend abſolument de
l’extenſion des parois des moindres ; ce
qui fait que tous les médicamens ſoit
reſtaurans, évacuans, ou altérans, n’a-
giſſent que ſur les plus petites parties.

VII. Tout le changement qui arrive aux fluides se fait dans les plus petits vaisseaux, & dépend de leur force ; il dépend aussi en quelque façon de la nature même des liquides.

VIII. Toutes les parois des canaux flexibles ont une force inhérente qui les dispose à approcher réciproquement les parties du corps les unes des autres afin de les accourcir; & cette force se trouve dans tous les points de chaque fibre.

IX. Cette force est moderée & soutenue par tous les points ausquels la fibre est appliquée, c'est-à-dire, par le liquide qui en fait la distension.

X. La même fibre agit physiquement & réellement dans le tems même qu'elle semble être en repos; comme on le peut voir dans la premiere Figure.

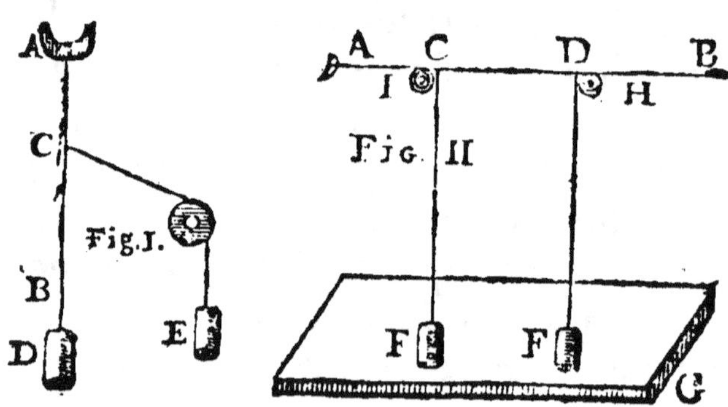


Que A soit un point fixe, auquel une corde

corde muſicale A. B. ſoit ſuſpendue, &
qu'un poids D. ſoit attaché à la corde de
maniere qu'il la tienne dans une grande
tenſion ; que l'on applique au point C.
un autre poids plus leger, de façon que
la force de la corde ſurpaſſe celle de ce
poids, de telle ſorte qu'elle ne ſoit pas
entierement, ou du moins que très-peu
fléchie.

Tout cela ainſi ſuppoſé, que l'on coupe
la corde entre les points B. & C avec la
pointe d'un couteau ſi fine que le coup ne
cauſe aucun mouvement à la corde, ſa
partie ſuperieure A. C. ſe reſſerrera auſſi-
tôt, & élevera tant ſoit peu le poids E. Il
eſt donc évident que la corde avant qu'elle ſoit coupée exerce ſa force de contraction, quoique le poids qui y eſt ſuſpendu
l'ait actuellement empêché de ſe contracter.

Dans la ſeconde Figure que A. B. ſoient
deux points fixes, entre leſquels il y ait
une corde qui ſoit extrêmement tendue.
Que l'on attache à cette corde aux points
C. D. les deux fils C. F. & D. E. aux
extrêmitez deſquels on attache les deux
poids marqués F. & E. qui ſeront appuïés
ſur le plan G. que I. & H. ſoient deux
poulies, que la corde A. B. ſerre légerement ; cela ſuppoſé, que l'on coupe la

B

corde au point I. alors la portion de la corde A.C. se resserrant, élevera le poids F. sur la poulie H. La contraction des fibres se fait tout de même dans nos corps, comme on le peut voir dans une fibre coupée transversalement; car elle se contracte vers ses points fixes, & c'est pour cela que les orifices des plaies qui arrivent au corps sont béants.

XI. Cette vertu du ressort qui fait que quelque partie du corps que ce soit est disposée à se contracter, est en équilibre avec sa vertu antagoniste : car toutes les parties sont pourvûes de cette vertu contractive, & quand elles se contractent vers des points opposés, elles se font réciproquement antagonistes.

XII. L'équilibre de cette vertu de ressort dans notre corps, dépend de l'égale distribution & impulsion du liquide dans toutes les parties propres à leur donner une tension égale.

XIII. Tout ce qui change donc le mouvement d'impulsion du liquide en quelqu'endroit du corps que ce soit, de maniere que ce liquide ne coule pas également dans les canaux ; & tout ce qui ôte l'équilibre en quelque partie le détruit par tout le corps : il y a donc deux causes de ce qu'on appelle l'équilibre, qui font la réfiftance des canaux, & l'influence du fluide.

xiv. Dès que l'équilibre ceſſe dans quelque partie du corps, les mouvemens d'ofcillation font d'abord changés dans cet endroit, & par une fuite néceſſaire dans tout le corps ; or ces mouvemens ofcillatoires font ceux que font quelques canaux lors qu'à l'occaſion d'une plus grande tenſion qu'à l'ordinaire, ils fe ramaſſent en eux mêmes;ce qui procede de ce que la réfiftance des vaiſſeaux prévaut, fur la force de l'influence du liquide, & l'équilibre n'eſt pas moins détruit quand la force de l'influence du liquide furpaſſe celle de la réfiftance des vaiſſeaux.

### Corollaire.

TOUTES les forces peuvent donc être dérivées d'un feul côté ; d'où il fuit très-fûrement que quelque nouveau mouvement peut fe faire en cette partie.

---

# CHAPITRE V.

## Des Acretez.

1. L'Equilibre du mouvement ofcillatoire n'eſt jamais plus anéanti dans le corps humain que lorſqu'il fe mêle

quelque corps étranger qui a de l'âcreté dans la cavité d'un petit vaiſſeau . & qu'il s'attache à ſes parois , & y demeure fixé.

II. Les âcres, comme on l'apprend des microſcopes, ſont compoſés d'une infinité d'aiguilles , dont les extrêmitez ſont très pointues ou très-aiguës , ou en forme de tranchans comme ceux d'un couteau ou d'une épée ; de ſorte que dans les pe its points qui leur réſiſtent ils peuvent ronger , piquer, couper , comme autant de petits coins.

III. Lorſqu'un corps âcre adhére aux parois de quelque petit vaiſſeau, toute cette vertu influente du liquide qui avoit coutume d'agir ſur differens points de ſes parois , agit alors ſur un point déterminé où le corps âcre s'eſt attaché , ce qui met le conduit en convulſion : & c'en eſt ici la preuve démonſtrative.

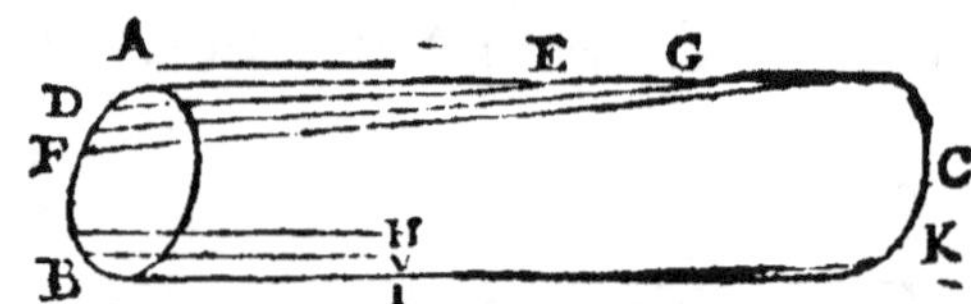


A.B.C. eſt la portion de que'que petit vaiſſeau dans la cavité duquel les lignes qui y ſont décrites marque le flux du liquide dans ſon canal. La ligne marquée

D. tombe fur E. celle qui eſt tirée d'F.
tombe fur G. & toutes ces lignes font
placées, pour marquer les fluides qui ont
une influence, & font une impulſion
égale ſur les points où ils ſe terminent,
& les tendent également. Et comme le
canal eſt capable de contraction, auſſi ſes
points ſe contractent également, & réſiſtent à l'impulſion, & ainſi le mouvement oſcillatoire reſte dans ſon intégrité.

Que ſi l'on ſuppoſe qu'il y a dans le
canal quelque corps âcre, comme H. I.
qui ſoit fiché dans le point I. il ne pourra
être enlevé par le flux du liquide du
point où il eſt adhérent, parce qu'autant
qu'il eſt pouſſé par B. H. autant il eſt re-
pouſſé par B. C. de là vient que tout ce
qui eſt contenu de fluide entre B. H.
heurtera contre la ſurface H. E. qui ſou-
tiendra la force de cette impulſion pendant toute la longueur qui ſe trouve depuis I. juſqu'à K. & qui a dû être ſoute-
nue par tous ſes points; mais toute la force qui eſt imprimée à la ſurface H. I. eſt
communiquée au point I. qui doit lui ceder, le canal étant flexible, parce qu'il eſt
plus preſſé que les autres points de cette
paroi, & ce canal étant élaſtique, plus il
eſt comprimé & plus il a d'action à re-
prendre ſon reſſort; ce qui fait que l'é-

quilibre du mouvement oſcillatoire eſt détruit, & que le vaiſſeau ſouffre des mouvemens convulſifs. Les corps qui peuvent plûtôt produire cet effet, ſont les ſels âcres, volatils & fixes, & les particules corroſives des métaux, qui bleſſent à cauſe de leur figure cet eſpace d'I à H. non en tant que fluides, mais comme ſolides.

## Conſéquences qui réſultent de cette démonſtration.

CETTE démonſtration établit les véritez ſuivantes.

I. Plus la particule attachée à la paroi du vaiſſeau eſt roide & moins flexible, & plus elle s'y eſt fichée profondément, & plus l'effet en doit être violent & fâcheux : c'eſt pour cela que les particules des métaux qui ont une figure aiguë, comme celles du ſublimé corroſif, du précipité rouge, & de ſemblables corroſifs, ont dans nos corps des effets beaucoup plus violens que toutes les particules qui ſont tirées des animaux & des végétaux ; parce que celles des métaux ſont beaucoup plus roides, & leur peſanteur fait qu'elles s'engagent plus avant dans la paroi des vaiſſeaux.

II. Plus une particule eſt peſante &

plus fon effet eft violent, & plus il a de durée, par la raifon que l'on vient d'alleguer.

III. Les chofes étant égales d'ailleurs, plus la force du fluide dans la portion B. H. eft grande & active, & plus l'effet de la particule introduite eft violent, & plus il s'y attache profondément ; d'où il arrive que la force du cœur excite plus fortement ce corps âcre à irriter l'endroit où il s'eft fixé.

IV. Par tout où ceffe le cours des humeurs dans les vaiffeaux, par tout auffi périt la vertu des médicamens & des venins. C'eft pour cela qu'un cauftique appliqué fur le corps d'un malade réduit à l'extrêmité & prêt à mourir, n'a prefque aucune action, au lieu que le même cauftique appliqué fur un corps fain & vigoureux, fait fon action dans l'efpace de deux heures.

V. Cela étant, la plus grande vivacité de quelque particule que l'on puiffe introduire dans les cadavres, n'y produit aucun effet.

VI. Les liquides font introduits felon des lignes paralleles dans les vaiffeaux cylindriques & dans les coniques, enforte que la particule âcre qui s'y fixe a un pareil effet dans les cylindres que dans le coniques, mais bien moins violent dans ceux ci.

Car la force du liquide de la particule fixée vers F. étant un peu preſſée vers G. (ce qui peut ſe faire aiſément, parce que les liquides ne réſiſtent pas de la partie oppoſée comme dans les vaiſſeaux coniques ) paſſent vers B. D. où ils trouvent un eſpace égal au premier A. C.

Ce n'eſt pas la même choſe dans les vaiſſeaux coniqnes ; car dans la ſeconde figure le fluide qui coule du côté D. C. vers la particule E. F. fixée au point F. après avoir paſſé par G. E. ne trouve pas un eſpace auſſi étendu que celui d'où elle couloit, & par conſequent le liquide dans ſon cours ne fait pas un ſi grand effort & une ſi grande compreſſion vers B. qu'il faiſoit dans le cylindre.

Suppoſons dans la Figure troiſiéme que les fluides ont leur flux contraire dans le vaiſſeau conique A. B. C. D. que nous conſiderons ici comme une veine, la liqueur qui coulera d'A. B. ne heurtera qu'avec peu de particules, la particule E. F. fixée au point F.

Qu'elle

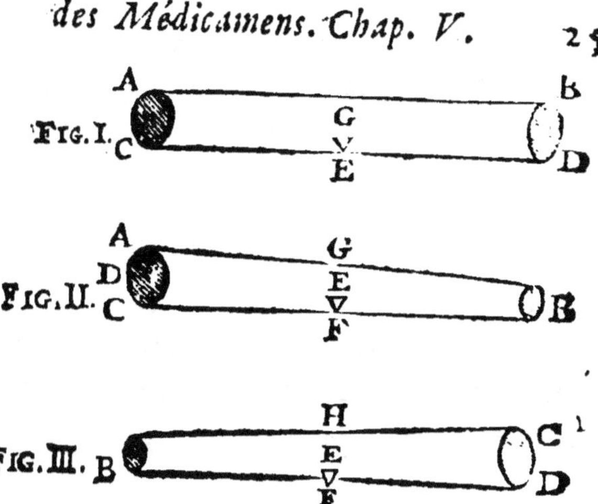


Qu'elle pousse un tant soit peu vers G.
le liquide ne résistant pas de ce côté-là ,
passera assez aisément , parce que le passage H. E. est presque également étendu que celui d'A. B. de sorte que la force imprimée à la particule du fluide qui
se jette dans le vaisseau n'a pour lors presque aucun effet ; d'où il arrive que les
corps âcres n'agissent en aucun endroit
avec moins de force que lorsqu'ils s'appliquent dans une cavité , qui d'étroite
devient plus large ; comme sont tous les
conduits des veines.

VII. Si le corps âcre se trouve attaché à l'extérieur du vaisseau , il produi t
le même effet que s'il étoit attaché dans
l'intérieur de la cavité ; parce que près-
sant également le point du liquide influant & le canal A. B. ce canal doit né-

C

ceſſairement être étendu, & par conſéquent comprimer la particule D. qui y
eſt attachée à laquelle il réſiſte, & comme elle ne peut ceder à cette réſiſtance
à cauſe de la preſſion de l'atmoſphere,
ou de quelqu'autre cauſe, il eſt d'une in-
diſpenſable néceſſité qu'elle pénetre le
côté du vaiſſeau, & qu'elle interrompe le
mouvement égal des fluides.

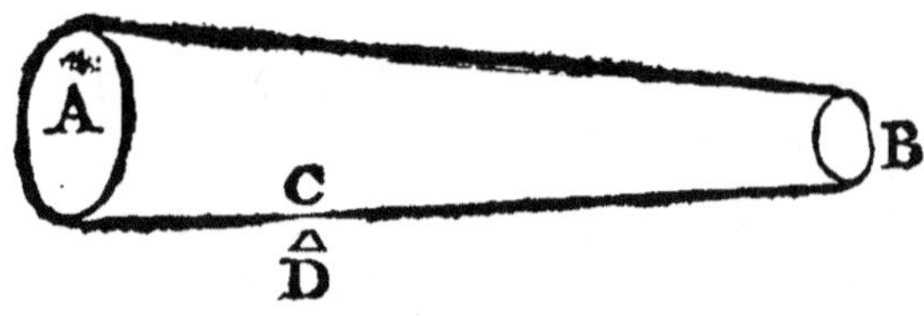


C'eſt ainſi que les emplâtres agiſſent,
& tous les rémedes irritans qui ſont appliqués extérieurement : & c'eſt pour la
même raiſon que nous eſtimons que l'action des médicamens conſiſte à lever l'obſtacle qui s'oppoſe au mouvement égal
des fluides.

VIII. Sur la précédente ſuppoſition
d'une ſeule particule, tout le reſte demeurant dans ſon état naturel, les ſécretions
peuvent être alterées & troublées, les
canaux dilatés, les ſecouſſes des parois
du vaiſſeau augmentées, & le mouvement d'oſcillation peut être détruit.

IX. La ſécretion n'eſt autre choſe que

la dérivation & féparation d'un liquide
avec un autre liquide : tout liquide eft
compofé de particules folides très-deliées,
& la maffe des liquides eft fort mêlée ,
comme la Chimie nous l'apprend; car differentes efpeces de folides peuvent fe
trouver confondues, dont le mélange forme un liquide , & cette mixtion peut de
nouveau former des folides.

### *Comment fe font les fécretions.*

T R O I S chofes font néceffaires pour
la fécretion. 1°. L'application du liquide aux orifices des canaux. 2°. La grandeur déterminée de ces orfices. 3°. Une
force fuffifante pour pouvoir pouffer le
liquide dans les canaux. Après cela s'il
arrive qu'une particule âcre fixée , par
exemple, dans les conduits rénaux foit
caufe qu'ils foient , ou plus dilatés qu'à
l'ordinaire , ou plus étroits , il y pourra
paffer des particules fluides d'un plus
grand ou d'un moindre volume ; ce qui
fera beaucoup varier les urines , qui feront tantôt claires & limpides , & quelquefois fort épaiffes.

Or fi la particule âcre eft comprimée
jufqu'à l'obliger de percer la paroi du
vaiffeau , elle fera une plaie à ce canal

égale dans toutes ses dimensions à celles de la particule âcre, & qui par la contraction des fibres du canal, pourra tellement s'accroître, que le fluide contenu dans ce canal sortira par la plaie ; & c'est delà que viennent les distilations d'urine, les salivations & d'autres évacuations contre nature qui se font assez fréquemment dans nos corps, quand il arrive de semblables plaies à des vaisseaux un peu considerables.

Que s'il arrive une plaie à quelques vaisseaux très - déliés ( comme peuvent être ceux des dernieres divisions du poulmon ) il ne sortira par une plaie semblable, qu'un liquide très-subtil sans teinture de sang, parce qu'il est rare qu'une telle ouverture puisse donner passage aux globules qui s'y présentent, & nous supposons que les particules âcres ne le font pas assez pour pouvoir dissoudre les globules du sang.

x. Ces corps âcres peuvent causer tumeur & inflammation à l'endroit sur lequel ils agissent, & aux parties voisines : car le liquide poussé par le cœur & qui s'est engagé dans les parois du vaisseau, pressera toutes les particules qui répondent à la plaie du vaisseau de sortir par son ouverture, & ces particules pressant

les parties voifines y exciteront tumeur &
inflammation. Auffi obfervons-nous dans
plufieurs maladies; 1°. Une douleur pon-
gitive produite par les particules âcres :
car la douleur n'eft autre chofe que la
féparation des parties de la fibrile nerveufe caufée par l'action de la particule
âcre , & cette féparation eft d'abord fuivie d'une tumeur , laquelle ayant donné
lieu à un écoulement liquide, la douleur
ceffe , comme on le voit à la goute & à
la douleur des dents.

xi. Les liquides qui s'arrêtent dans les
vaiffeaux , confervent leur caractere ,
c'eft-à-dire , que féjournant dans ces endroits ils s'y corrompent , deviennent
âcres, & fourniffent un fel alkali volatile,
& cette acrimonie des liquides les rend
capables de diffoudre les vaiffeaux de notre corps.

### *Corollaire.*

Il réfulte de tout ce qui a été dit ,
que les corps âcres produifent leurs effets
dans nos corps , en partie par leur propre
fubftance & figure , en partie par le mouvement des fluides dont les particules
heurtent les unes contre les autres ; car
quand un liquide eft en repos, il ne pro-

duit aucun effet, quoique le médicament
foit propre à en produire quelqu'un ; ce
qu'il eſt aiſé d'éclaircir par cet exemple:
Quoiqu'un couteau apliqué ſur un doigt
ſoit propre à couper, il n'y fera pourtant aucune ſection, à moins qu'il ne ſoit
pouſſé & excité à faire ſon action par
une force étrangere.

# CHAPITRE VI.

## *Des corps viſqueux.*

1. **O**N appelle un corps viſqueux celui qui s'attache & adhére fortement aux vaiſſeaux, ſans néanmoins pouvoir les pénétrer à cauſe de l'étendue de
ſa ſurface ; car ſi ſa ſurface peu étendue
lui permettoit de pénétrer le tiſſu des
vaiſſeaux, ce ne ſeroit plus un corps viſqueux, mais un corps âcre.

II. Un corps viſqueux peut s'attacher aux parois des vaiſſeaux en deux
manieres. 1°. Ou il ne touche la paroi du
vaiſſeau qu'en une ſeule partie, comme vers A. ou il touche ſes côtez de toutes parts comme de B. à C. l'effet de cette
particule eſt démontré par la Figure oppoſée dans l'un & dans l'autre cas.

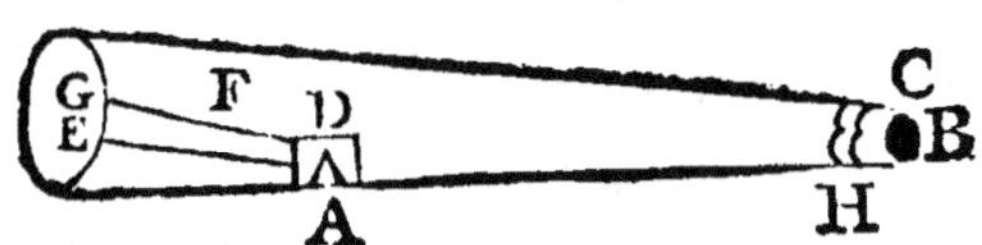

Suppofons une particule vifqueufe A. D. qui foit fi fortement attachée à un côté du vaiffeau A. qu'elle ne puiffe en être féparée par le liquide qui la preffe par derriere, & qui coule felon les lignes E. F. & G. H. elle foutiendra toute la force du liquide qui devoit être fupportée par la portion du côté qui remplit l'efpace entre A. & H. de maniere que la partie de la paroi où la particule vifqueufe eft adhérente, fe retirera vers l'extérieur du vaiffeau où elle fera moins preffée que les autres parties du même côté, & elle fe rétablira avec d'autant plus d'activité qu'elle fe fera plus éloignée; ce qui détruit l'harmonie ou l'équilibre du mouvement ofcillatoire dans ce vaiffeau : c'eft de là que vient la douleur fourde que l'on reffent dans toutes les maladies qui font caufées par l'humeur vifqueufe, qui ont leur fource dans la compreffion.

Suppofons maintenant en feçond lieu qu'une particule vifqueufe eft fi adhé-

rente qu'elle s'étend sur les côtez du vaiffeau jufqu'à B. C. fes effets fe peuvent
confiderer , ou par rapport au vaiffeau
auquel elle eft attachée , ou par rapport
aux vaiffeaux lateraux. Selon le premier
rapport , l'obftruction de petit vaiffeau
fera totale , & les vaiffeaux lateraux feront dans une grande diftenfion ; parce
que la particule vifqueufe fera pouffée
par le fluide qui la fuit , jufqu'à ce qu'il y
ait un équilibre entre la force du liquide &
la réfiftance des parois du petit vaiffeau ,
après quoi la particule reftera fans mouvement , & touchera entierement la cavité de ce vaiffeau , & caufera en même-
tems une grande tenfion à fes parois.

Or il eft certain qu il y aura enfin un
équilibre entre la force du fluide & la
réfiftance des parois du vaiffeau ; parce
qu'à mefure que la force du fluide diminue , la réfiftance du vaiffeau s'augmente.
Et l'on conçoit que la force du fluide diminue en ce que plus il s'éloigne du cœur
& plus il a de facilité à fe mouvoir ; &
l'augmentation de la réfiftance des côtez
du vaiffeau eft manifefte en ce que la cavité de ce vaiffeau diminuée de plus , & fa
cavité rendue toujours plus étroite dans
fon progrès, la portion plus étroite d'un
vaiffeau cônique ne peut pas s'étendre

auffi amplement que fa portion plus étendue , fi ce n'eft que le fluide foit pouffé
avec une plus grande force.

III. Nous avons jufqu'à préfent parlé de
l'effet que peut avoir la particule vifqueufe agiffant contre le vaiffeau auquel elle
eft attachée ; examinons maintenant ce
qu'elle fera contre les petits vaiffeaux lateraux.

Cette particule vifqueufe **A. B.** attachée au petit vaiffeau qu'elle bouche ,
empêche le fluide de le traverfer , ce qui
fait que le fluide tend vers le conduit la-
teral **C. D.** mais il ne peut y entrer qu'il
ne le dilate en même-tems.

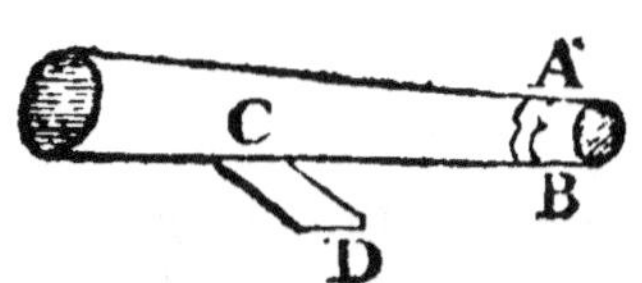


Or fa dilation augmente la force de contraction de fes côtez , & par conféquent
fon mouvement devient plus fort & plus
actif ; & de là le cours du fluide eft rendu plus prompt ; c'eft là ce qui fait que
dans les fiévres la chaleur fuccede immédiatement au friffon.

IV. Ce que l'on vient de dire fait voir
clairement que les plus grands changemens qui arrivent dans nos corps font

caufés par l'action des fluides, tant qu'ils heurtent les folides & qu'ils les détruifent, non pas que les fluides agiffent fur les folides comme étant la prémiere caufe qui attaque ces mêmes fluides.

# CHAPITRE VII.

### De la nature des liquides qui font dans notre corps.

TOutes les humeurs qui font dans notre corps viennent du fang. Nous ne fçaurions donc bien connoître leur caractere que nous n'ayons au préalable une parfaite connoiffance de la nature du fang.

Nous obfervons à la vûe que le fang eft tout femblable dans toutes fortes d'animaux ; comme dans les hommes, dans les quadrupedes, dans les poiffons, dans les oifeaux & dans les reptiles ; & qu'il eft toujours compofé de ces trois fortes de parties, qui font ; 1°. D'une eau prefque infipide, mais qui rend quelque odeur, & qui étant expofée au feu s'exhale en vapeurs, & par conféquent que ce n'eft pas un efprit falin, comme le veulent quelques Chimiftes ; car l'efprit peut bien diffoudre les huiles & non les fels ;

de plus tous les efprits font produits, ou par la fermentation, comme ceux qui font inflammables, ou par putréfaction, comme les falins ; de plus cette eau du fang fe glace comme l'eau commune quand on l'expofe au grand froid , & fe réfout de nouvaau en eau quand on la met dans un lieu chaud, au lieu que les efprits réfiftent aux atteintes du froid.

2°. Ce qu'on appelle la férofité du fang , eft une liqueur luifante lorfqu'elle eft dans fon état naturel , & devient jaunâtre lorfqu'on la trouble ; elle ne fe gele pas aifément au grand froid, & lorfqu'elle eft expofée à une vive chaleur, elle s'endurcit comme le blanc d'œuf.

3°. Pour ce qui eft de la partie du fang qui lui donne fa couleur rouge, elle fe réduit par le chaud auffi bien que par le froid dans une maffe rouge , ferme , ténace & fans goût. Si le fang que l'on tire dans quelque vaiffeau que ce foit refte en repos pendant quelque tems , fa partie aqueufe s'exhale d'abord , étant la plus fubtile, la férofité fe fépare enfuite, & plus il y en a , moins il refte de maffe , & après trois & quatre jours toute la partie rouge s'évanouit , & fe convertit en férofité : & fi ce fang a été tiré d'un corps malade , il change de couleur,

& paroît tantôt noir, tantôt jaunâtre, ou de quelqu'autre couleur peu naturelle.

Voilà ce qu'on remarque au fang feulement à la vûe : mais on découvre avec les microfcopes que le fang eft compofé de particules fphériques qui nagent dans un fluide tranfparent, que ces particules dans les grands vaiffeaux retiennent leur figure fphérique & leur couleur rouge, mais que cette figure devient ovale dans l'étroiteffe des vaiffeaux, & de rouge qu'elle étoit, devient jaunâtre.

On découvre de plus que chacune de ces particules fphériques eft compofée de fix autres moindres petites fphéres, & que chacune de ces fix en contient encore fix autres; que cette fubdivifion fe fait fucceffivement autant que ces inftrumens permettent de l'appercevoir ; & que ces particules ainfi féparées perdent leur rougeur.

Cette féparation ne fe fait que dans les plus petits vaiffeaux, elle femble n'être établie que pour rendre le fuc nerveux & la limphe d'une très-grande fubtilité. La féparation de ces petites fphéres que la rougeur abandonne, peut être excitée par des médicamens violens.

Il réfulte de ce qu'on vient de dire, que la chaleur n'eft pas la caufe perma-

nente qui entretient celle du sang ; puis-
que la chaleur épaissit le sang extravasé :
de plus il reste fluide dans les poissons
dont les corps sont plus froids, & ce même sang se coagule étant extravasé comme dans les hommes.

La cause qui entretient le sang dans sa
fluidité ne lui est pas propre & particuliere ; car si cette cause dépendoit de
la nature du sang, il seroit plus fluide
dans les grands vaisseaux où il y en a une
plus grande quantité ; au lieu que c'est
dans ces grands vaisseaux où il se fait des
coagulations plus considerables, comme on le voit dans les veines des corps
morts.

C'est donc l'action des solides qui contiennent le sang, qui est cause de la fluidité, parce que l'action de ces solides ne
cesse pas plûtôt, que le mouvement du
sang cesse aussi de se faire : ce qui est
confirmé par l'experience qui suit. Si l'on
examine au fort de l'hyver avec le microscope les arterioles d'une grenouille
engourdie, ou d'une chauve-souris, le
sang paroîtra grumelé dans ses petits
vaisseaux, & quoique l'animal approché
du feu se réchauffe, le sang grumelé ne se
dissoudra pas, & ne reprendra son mouvement que lorsque le cœur commencera

de se contracter ; dès lors le sang commence aussi de se mouvoir , & selon les differentes pulsations du cœur le sang reprendra sa premiere fluidité. Il faut voir là-dessus Lewenhock.

### *Les proprietez du sang.*

L E s proprietez du sang sont générales & conviennent à toutes sortes de liquides, ou elles lui sont particulieres. Ses proprietez générales sont ; 1°. Que tout liquide , souffre plûtôt d'être dépouillé de quelques-unes de ses parties que de mouvoir toute sa masse. 2°. Qu'il faut pour qu'il se meuve supposer trois conditions dans le liquide, sçavoir ; 1°. Une grande subtilité de parties par rapport à nos sens, c'est-à-dire , que ses parties soient si deliées, que l'on n'en puisse voir ni toucher aucune séparément. 2°. Une si légere cohérence entre ses parties qu'elles soient toujours prêtes à se séparer. 3°. Une pésanteur égale entre ses parties. 4°. Un mouvement en tout sens qui rende les parties du liquide comprimées d'un côté, en état de passer vers un point opposé.

Tous les liquides qui circulent dans notre corps sont poussés par le cœur,

dans lequel ils font plus fpiritueux &
aqueux que dans tous les autres vailleaux;
car de dix onces de fang forti immédiatement du cœur, on peut en féparer cinq
onces d'eau fimple ; ce qui fait voir que
le fang eft principalement compofé d'eau.

Cette partie acqueufe du fang fouffre
un changement qui procede de trois caufes qui font fes fels , fa partie féreufe ,
& fa partie rouge ; la maffe des dernieres & des plus petites particules de l'eau
ne peut être déterminée , étant toutes
auffi luifantes que l'air , ce qui fait que
le fecours des microfcopes eft inutile
pour les appercevoir : auffi peut on juger de leur petiteffe par le paffage qu'elles s'ouvrent dans les filieres des plantes
qui font invifibles, la machine même de
Boyle fait concevoir qu'elles peuvent
traverfer des pores que l'air même ne
peut pénétrer : d'où nous inferons que
les particules du fang par leur grande fi-
neffe & fluidité font très - propres à fe
mouvoir.

La péfanteur de l'eau par rapport à
l'air, eft comme environ de cent à cent un,
mais avant de nous expliquer fur fes proprietez, il faut expofer les proprietez particulieres aux liquides qui font comprifes
dans les quatre articles fuivans , ou plû-

tôt qui dépendent & font les fuites de ces quatre articles.

1°. Chaque particule de notre fluide a fa maffe, fa figure & fa folidité déterminée. 2°. La force & le mouvement de chacune de ces particules ont auffi leur propre détermination. Ce qui fait que chacune en particulier réfifte à fe parer de toutes les autres aufquelles elle eft adhérente. 3°. Chaque particule a fon degré de péfanteur qui lui eft particulier. 4°. Dans tous nos liquides il y a differens degrez de mouvement de projection qui les engage à couler en ligne droite. Enfin les particules de nos fluides dont nous venons de parler, peuvent être viciées en differentes manieres.

1°. Eu égard à leur volume, & cela en deux manieres, parce qu'elles peuvent avoir eu trop de grandeur, ou trop de petiteffe ; ainfi les médicamens qui conviennent en l'un ou en l'autre état de ces particules, font les réfolutifs & les coagulans.

Si un corps fain devient malade à caufe que les particules de fon fang font trop groffieres, la caufe de la maladie fera néceffairement interne & non externe: car tout ce qui entre dans le cœur lui vient des veines, & tout ce qui en fort, s'é-
chappe

chape par les arteres. Or tout ce qui entre dans les veines vient ou des veines
lactées, ou des lymphatiques, ou des
vaiſſeaux abſorbans des glandes ; mais les
bouches de ces vaiſſeaux ſont moins ouvertes qu'elles ne ſont proches de l'artere
& de la veine, ou du plexus réticulaire
par l'entremiſe duquel le ſang paſſe d s
arteres dans les veines, comme on s'en
convainc par le microſcope; c'eſt pourquoi
les petites bouches dès vaiſſeaux lactés
& des conduits abſorbans des glandes
qui aboutiſſent aux veines, d'où les ſucs
qu'ils contiennent ſont portés au cœur,
ſont ſi déliés que leur maſſe ne ſçauroic
empêcher la fluidité du ſang ; & Lewenhock a obſervé que les parti ules du chile & de la lymphe ſont beaucoup moindres que les particules rouges du ſang.
Cela ſuppoſé, il n'y a preſque aucun aliment qui puiſſe nuire à un corps ſain,
puiſque les particules groſſieres du chile,
ne ſçauroient entrer ni dans les vaiſſeaux
lactés, ni dans les abſorbans des glandes ;
d'où il s'enſuit que le vice du ſang doit
proceder d'une cauſe purement intérieure.

L'augmentation exceſſive du volume
des particules produit deux effets, qui
ſont ; 1°. Un obſtacle à la circulation des

D

liquides. 2 .Un pareil obſtacle à la ſe-
crétion des humeurs qui auroient dû être
ſéparées : car comme les vaiſſeaux tirent
doublement leur origine des arteres , ou
directement comme les veines , ou obli-
quement , ou lateralement comme les
glandes ou les conduits ſécretoires qui
ſont moindres que les arteres & les veines ; s'il arrive aux particules du ſang
d'être plus groſſieres que de coutume ,
celles qui doivent être ſépareés , ne pourront pas entrer dans les orifices des glandes, mais continueront leur droit chemin
par les veines ; de maniere que la ſécretion périt , & les vaiſſeaux ſécretoires
faute de ſucs qui les rempliſſent & les
tiennent en tenſion , s'affaiſſent & ſe flé-
triſſent: que ſi la groſſiereté des particules
eſt ſi fort accrue qu'elles ne puiſſent même entrer dans les veines , la circulation
ſe trouve arrêtée ; ce qui donne lieu à
differentes maladies , & enfin à la mort.

Ainſi tous les médicamens que l'on
peut employer pour diminuer dans le
ſang le volume augmenté de ſes particules , doit être capable de diviſer ſes molécules, de telle ſorte qu'elles ſoient proportionnées aux ouvertures des conduits
ſécretoires. C'eſt pourquoi ou il n'y a
point de rémedes propres à produire cet

effet, ou bien il faut fe fervir des rémedes mercuriels, ou des fels capables de
diminuer le volume des globules du
fang. Les maladies que produit ce vice
du fang, fur tout l'hydropifie, & toutes
les maladies inflammatoires.

L'on eftime que les particules du fang
font trop diminuées, quand elles font réduites à une telle ténuité qu'elles ne font
plus capables de foutenir la fanté ni même la vie. Ce vice du fang a deux
caufes, l'une externe, & l'autre interne;
l'interne peut être un liquide trop diffolvant, qui produit deux effets, fçavoir
d'avancer la circulation, & de deffecher
les vaiffeaux fécretoires.

Car. 1°. Le fang trop diminué par
rapport au volume de fes molécules paffe
beaucoup plus facilement dans les veines que dans les vaiffeaux lateraux, &
par conféquent, il fe porte de lui-même
en plus grande quantité dans les veines
qu'il dilate de plus en plus, & plus elles
font dilatées, & plus leur contraction eft
véhémente ; au moyen de quoi la circulation eft accelerée, & il fe fait un plus
grand froiffement de parties, un grand
accroiffement de chaleur, une raréfaction du fang extraordinaire, & une éruption hors de fes vaiffeaux.

2°. Comme dans cette difpofition du fang, il entre très-peu de fes particules, pour ne pas dire aucunes dans fes vaiffeaux lateraux, ces conduits n'étant plus tendus fe deffechent, leurs parois fe collent, & ne font plus qu'une fimple trame, ce qui caufe la phtyfie, le marafme, & differentes maladies chroniques, enforte que les coagulans font d'un ufage très-convenable pour corriger ce vice du fang, comme font les terveux, les abforbans & les fudorifiques.

On peut dire que les particulés du fang péchent encore en deux manieres par rapport à la figure; parce qu'elles font trop âcres ou trop émouffées, quoiqu'à vrai dire, leur figure mouffe ne puiffe caufer aucun mal, & qu'on ne doive pas par conféquent la regarder comme un vice. Deux caufes donnent beaucoup d'âcreté aux particules de notre fang; les unes font communiquées au fang du déhors, & les autres font engendrées dans le fang même.

Celles qui viennent du déhors, y font introduites, ou par les poulmons, ou par l'œfophage, ou par la peau où fe terminent les tuyaux fécretoires de fes petites-glandes. Celles qui entrent par les poulmons produifent de très-mauvais ef-

fets, parce qu'elles font très fubtiles, très-
folides, & incapables de quitter la place; celles qui font introduites par l'œfophage font contenues dans les alimens, ou font des préparations minérales, ou plûtôt de véritables poifons, qui font d'au-
tant plus pernicieux qu'ils ont plus de folidité, comme on l'a déja dit. Celles qui font infinuées par les pores de la peau, font d'autant plus nuifibles qu'elles
ont plus de fubtilité, témoin les cantha-
rides & le mercure.

Les particules âcres qui font engen-
drées dans le fang même, font celles qui par un froiffement exceffif, de mouffes & vifqueufes qu'elles étoient, deviennent âcres & pointues. Or ce froiffement fe fait en deux manieres. 1°. Par le féjour des liquides qui croupiffant fans mouvement contractent putréfaction. 2°. Par des liquides agités avec trop de vio-
lence, fans que l'on ait foin d'y joindre quelqu'autre liquide propre à les adoucir.

L'on a diverfes expériences du pre-
mier effet : car fi le fang d'un homme fain refte dans un vaiffeau pendant quel-
ques jours, il s'empuantit, s'aigrit, & contracte une odeur d'urine : par où il paroît que le fang qui croupit ne fe cor-

rompt pas moins que l'eau qui reſte ſans mouvement.

La pourriture d'un liquide eſt encore produite en l'expoſant dans un lieu chaud ou ſeulement tiéde : or par ce moyen les particules miſes en mouvement, agiſſant les unes contre les autres, contractent de l'acrimonie ; & ſi le mouvement du liquide eſt violent, pour lors les particules aqueuſes s'étant diſſipées , celles qui reſtent ſe coagulent comme ſi elles étoient condenſées par le froid.

Il arrive de là que les ſchirres s'engendrent également du trop grand chaud & du froid exceſſif. Mais s'il eſt ſûr qu'un mouvement violent cauſe des corruptions dans notre corps, comment eſt - ce cependant qu'une trop grande circulation peut cauſer l'acrimonie, comme l'experience le fait voir ? car ſi un homme ſain dont les excrétions & les rétentions n'ont aucune âcreté & ſont abſolument inſipides , vient à être atteint d'une fiévre ardente, ſon ſang par la rapidité du mouvement du cœur, & que l'obſtacle qu'il trouve à couler aiſément dans ſes petits vaiſſeaux où il eſt preſſé & froiſſé à l'excès, devient bien-tôt âcre, principalement ſi l'on manque à lui faire uſer de dilaïans , & il parvient même à un tel degré d'acrimonie, qu'il ronge ses propres vaiſſeaux , & produit intérieurement des des aphtes qui ne peuvent qu'à peine être guéries par une très grande quantité de délaïans. On voit par là qu'une trop rapide circulation dont la maſſe du ſang peut être ſoudainement agitée, peut cauſer intérieurement les mêmes déſordres que les poiſons les plus âcres & les plus actifs.

3°. Les particules du ſang péchent encore en deux manieres par rapport à leur ſolidité, c'eſt-à-dire , par excès & par défaut ; mais avant de parler de ces deux vices , nous avons quelque choſe à dire en général de la ſolidité.

Nous entendons par la ſolidité, une proprieté du corps directement oppoſée au vuide ; enforte qu'un corps eſt eſtimé d'autant plus ſolide qu'il ſe trouve moins de pores & moins étendus entre ſes particules. L'on ſçait par experience que la péſanteur d'un corps eſt toujours proportionnée à ſa ſolidité , de maniere que ſi deux corps d'une égale grandeur different à raiſon de leur péſanteur, il faut de néceſſité qu'il y ait plus de petits eſpaces vuides entre les particules de l'un qu'entre celles de l'autre.

Il n'y a dans la nature aucun corps

qui soit mathématiquement solide. Les corps les plus solides conservent plus long-tems leur mouvement que ceux qui le sont moins ; par la raison que la force qui résiste à leur mouvement venant du fluide qui les environne , toutes choses d'ailleurs étant égales , répond toujours aux mêmes surfaces ; c'est pourquoi comme il y a dans un corps plus solide un plus grand nombre de particules de matiere sous la même surface qu'il n'y en a dans un corps moins solide , il s'enfuit que les corps les plus solides sont plus difficilement arrêtés que ceux qui le font moins. C'est là ce que nous avons à dire de la solidité en général.

Les particules qui ont trop de solidité ont deux effets dans le sang , qui font de le trop subtiliser , & de troubler son mouvement d'oscillation : parce que , 1°. Les particules trop solides chassées du cœur reçoivent un plus grand mouvement que les autres, ( car la quantité de mouvement de quelque corps que ce soit, vient de la vîtesse de l'action qui se fait sur sa masse ) c'est pourquoi ces particules plus solides abandonnant celles avec lesquelles elles avoient été expulsées par le cœur , elles heurtent contre d'autres , les dissolvant par l'impetuo-

sité

sité de leur mouvement, elles rendent toute la masse du sang trop subtile.

2°. Notre liquide expulsé par le cœur, frappe en suivant des lignes directes les parois des vaisseaux; que si ces heurts se font également de toutes parts, les vaisseaux sont alors également tendus; mais si les vibrations se font plus vivement suivant une ligne, que selon une autre, le mouvement d'oscillation en est troublé. Or cet effet sera nécessairement produit, s'il se rencontre dans une ligne des particules trop solides, qui étendent les vaisseaux & en augmentent le diamétre, & troublent par conséquent le cours du liquide; changement qui donne souvent lieu à des polypes, & à d'autres obstructions qui se forment dans les vaisseaux: l'origine de ces particules vient du déhors, & leur solidité procéde absolument des causes extérieures.

Les rémedes propres à diminuer la pesanteur & la solidité des particules du sang doivent être composés de particules presque aussi pesantes que le sont celles de tous nos fluides, & comme les particules des animaux & des végétaux après leur derniere résolution, sont avec nos fluides d'une pesanteur quasi égale, c'est-à-dire, de cinq à six, notre corps sera maintenu dans ſon état de ſanté par l'uſage de ces rémedes , & il la retrouvera s'il l'a perdue.

Mais les corps qui ont plus de peſanteur , comme ſont le phoſphore , les huiles épaiſſes tirées des animaux, les ſels fixes extraits des végétaux, les acides que fourniſſent les métaux & toutes ſortes de ſouffres fort peſans, produiſent les effets d'une trop grande ſolidité que nous avons ci-devant déſignés ; il faut donc les éviter dans cet état maladif.

Un autre vice des particules du ſang à raiſon de leur ſolidité, c'eſt de n'être pas auſſi ſolides qu'elles devroient l'être. L'effet de ce vice eſt la pareſſe & l'ineptitude de ces particules au mouvement , ou ſi l'on veut , leur impuiſſance à mouvoir les autres parties trop ſolides , ce qui donne lieu à la lenteur & aux adhérences du ſang & des humeurs.

# CHAPITRE VIII.

### Des vices de toute la masse des liquides généralement considerée.

APrès avoir fait en particulier l'hiſtoire des particules de notre fluide, il eſt tems d'en examiner toute la maſſe. Deux conditions ſont requiſes pour qu'un corps mérite le nom de fluide. Il faut : 1°. qu'il ſoit diviſé en des particules auſſi déliées qu'on les puiſſe imaginer. Il faut : 2°, que ces particules puiſſent être facilement ſéparées les unes des autres.

Notre fluide peut être vicié en deux manieres ; ſçavoir, 1°. Par la trop étroite liaiſon de ſes parties. 2°. Par leur trop grande diſſolution, leur liaiſon trop étroi-te que l'on appelle autrement lenteur, qui eſt cauſée, ou par le trop de volume de chacunes de ſes particules en particulier, ou par le trop grand effort qu'elles font pour ſe lier les unes avec les autres.

Si cette lenteur arrive dans les grands vaiſſeaux, dans les oreillettes du cœur, ou dans les ventricules du cerveau, il s'y forme bien-tôt un polype qui eſt une maſſe ſolide qui répréſente le cuir d'un porc , & dont la ſolidité eſt proportionnée au tems de ſa durée.

Cette ſubſtance polypeuſe ſe rencontre ſouvent dans les cadavres de ceux qui ont été étranglés : car dans ces ſortes de ſuppliciés , le reflux du ſang étant empêché dans la grande veine, il régorge dans ſes branches laterales , & ces branches n'ayant pas aſſez de capacité pour recevoir & tranſmettre toute la maſſe du ſang, il n'y paſſe que ſa partie la plus ſubtile , la plus groſſiére n'y pouvant être admiſe , & le ſang continuant de s'y porter , ces canaux ſe trouvent enfin totalement obſtrués.

Si la lenteur ſe fait dans les petits vaiſſeaux arteriels, il ſurvient une inflammation accompagnée de pulſation & de douleur. L'inflammation eſt cauſée de ce que le ſang viſqueux & languiſſant qui eſt retenu dans ces artérioles, eſt pouſſé en avant par celui qui le ſuit : le ſecond ſymptôme eſt produit par la grande diſtention des vaiſſeaux qui eſt cauſe de la douleur : dans ce cas , la portion la plus ſubtile du ſang qui eſt retenue dans les artérioles , s'exhale quelquefois dans les plus petits vaiſſeaux lateraux quand ils ne ſont point obſtrués ; car autrement la portion la plus liquide fe corrompt, ce qui produit des puftules, la gangrene & d'autres facheufes maladies.

Si la lenteur du liquide fe trouve à l'orifice des vaiffeaux lymphatiques, il s'amaffe en cet endroit une certaine matiére plâtreufe & endurcie pour la raifon déja alleguée, qui eft que la partie la plus fubtile s'échappe par les branches laterales qui y font en grande quantité, & fi ce polype blanchâtre eft pouffé jufqu'aux extrémités des lymphatiques, il furvient en même tems une hydropifie & une tumeur œdemateufe.

Car ces vaiffeaux tendus & gonflés par leur liquide luifant, venant à fe rompre donnent auffi tôt lieu à l'eucophlegmatie, & à l'anafarque, & les tumeurs qui croupiffent aux mêmes endroits, contractant de l'acrimonie, ils produifent des abcès & la gangrene : fi ce liquide épaiffi s'attache aux extrémités de ces vaiffeaux, il s'en féparera une maffe limoneufe & trouble, laquelle en fe pourriffant, diffoudra les vaiffeaux mêmes, & réduira le malade dans un marafme dont il effuiera toutes les fuites.

Si la lenteur du liquide attaque les nerfs, elle caufera les maladies qui font particulieres à ces organes, peut-être

même l'apoplexie où tous les sens sont
abolis; ce qui pourtant arrive rarement,
parce que la liqueur des nerfs toute spi-
ritueuse ne peut pas se coaguler ni par le
chaud ni par le froid : mais quand les
nerfs externes sont affectés par la tension des arteres qui les compriment, il
en arrive assez souvent un défaut de sentiment & de mouvement dans tous les
membres.

*Les causes de la lenteur & viscosité du
fluide.*

Les causes de la lenteur dans notre
liquide sont differentes. 1o. La dissipation de leur partie la plus fluide ; de là
vient que le sang conserve sa fluidité
dans les veines tant que les vaisseaux
lymphatiques s'y déchargent, & le moyen
de rendre au sang sa premiere fluidité
c'est de lui rendre sa partie subtile qui
s'est dissipée.

2o. Une autre cause de la lenteur du
liquide, est un degré de chaleur au-dessus du naturel, & tout le monde peut
connoître à quel point est ce degré par
le moyen du Thermometre. Cette chaleur en faisant évaporer les esprits les plus
subtils du liquide, épaissit le sang, & la

verité eſt qu'il n'y a pas moyen de détruire la lenteur dans un liquide, tant
que ce degré de chaleur ſubſiſte, ni par
l'eſprit de ſel, ni par les rémedes huileux, ni par d'autres de quelque nature
qu'ils ſoient; car la chaleur exalte même
ces parties ſubtiles, quoique le liquide
ſoit enfermé dans un vaiſſeau bien bouché, comme il paroît par le ſang que
l'on met en digeſtion.

C'eſt pour cela que dans toutes les
maladies inflammatoires, il faut ſe pré-
cautionner avec ſoin contre la chaleur,
comme dans la petite verole & dans beaucoup d'autres, de peur que les liquides
ne s'épaiſſiſſent. La chaleur produit cet
effet dans toutes ſortes de liquides, excepté ceux qui procedent des excrétions,
comme l'urine, la ſueur, & quelques
ſucs ſécretoires, comme le ſuc pancréatique, la bile, la ſalive, la mucoſité,
qui bien qu'ils ſe coagulent en quelque
maniere, ſe diſſolvent auſſi de nouveau
avec beaucoup de facilité.

La troiſiéme cauſe de la lenteur du liquide eſt un froid exceſſif qui peut le
congeler : car ſi l'on expoſe à un grand
froid le ſang d'un homme ſain, ſa partie
groſſiere formera une eſpece d'iſle, &
l'aqueuſe ou la ſéreuſe ſe trouvera gla-

cée, comme on le voit dans ceux qui sont
morts de froid.

Cependant toutes les excrétions du
sang ne gélent pas facilement, comme la
bile & la sérofité qui ne se gélent qu'a-
vec peine ; pour la salive elle se géle aisément ; à l'égard de l'urine elle conserve
fluide, au milieu du vaisseau, sa partie spi-
ritueuse saline.

Enfin le froid produit des maladies sur-
prenantes. On observe que les viandes
qui ont été gélées se corrompent bien-
tôt après , & n'ont plus la consistance &
le goût qu'elles avoient auparavant.

La quatiéme cause de la lenteur du liquide est un repos qui arrive aux humeurs à contre-tems , lequel y cause , &
sur-tout au sang contenu dans les artéres , une coagulation : car si l'homme le
plus sain est subitement saisi d'une fraïeur,
il est aussi-tôt pâle & tremblottant. Et
si la passion est violente , & quelle dure
long-tems , il tombe dans la stupeur , le
liquide manque dans cerveau , & il ne
fournit plus les esprits nécessaires pour
le mouvement. De là viennent les obstructions ou coagulations dans certains
visceres , qui produisent par exemple la
palpitation dans le cœur ; ce qui a coutume d'arriver à ceux qui sont sujets à

fouffrir des défaillances, lefquels après
une efpace de tems, peut-être un quart
d'heure qu'ils ont été privés de mouvement & de fentiment, revenant à eux,
reffentent pour l'ordinaire des anxietés
fâcheufes autour de la région du cœur.

Car pour lors ce vifcére, par un mouvement avancé & redoublé s'efforce
de pouffer en avant une grande quantité
de fang qui étoit arrêtée dans fes ventricules & dans les vaiffeaux de leur voifinage,
ce qui occafionne la palpitation : que s'il
ne peut pas éloigner cette quantité de
fang, il fe forme un ou plufieurs polypes qui caufent la mort au malade.

La cinquiéme caufe de l'épaiffiffement
du liquide eft la jonction ou l'admiffion
dans le fang de plufieurs fubftances capables de coaguler; ainfi tous les acides que
l'on tire des minéraux par violente action
du feu, coagulent foudainement le fang,
plus lentement les efprits du fel, plus
lentement encore, mais auffi plus fortement, les efprits de vitriol & d'alun : cependant fi l'on fait injection de ces efprits
dans les veines, ils coagulent auffitôt le
fang, & ce fang que la laxité & l'ampli-
tude des veines charient bien-tôt jufqu'au cœur, & même jufques dans l'artére du poulmon, fuffoque en peu de tems
l'animal.

Il faut pourtant obſerver que tous les acides ne coagulent pas le ſang ; car le nitre & le ſel d'urine diſſolvent le ſang auſſi-bien que le vinaigre & d'autres eſprits acides tirés des végétaux. Les ſels alkalins l'épaiſſiſſent quelquefois, & quelquefois le diſſolvent. Quelques-uns coagulent le ſang, comme l'eſprit du vin, qui bien qu'il paſſe chez quelques-uns pour un délaïant très-ſubtil, venant à être injecté dans les veines, coagule tout ce qu'il y rencontre de liquide.

La ſixiéme & derniere cauſe de la lenteur du liquide eſt un mouvement exceſſif, & en même-tems l'obſtruction dans les petits vaiſſeaux, parce que dans toute obſtruction d'artere, le vaiſſeau ſe dilate, & l'obſtruction continuant il ſe rompt ; ce qui donne lieu à l'épanchement de la portion du ſang la plus liquide.

Cette diſpoſition du ſang à ſe coaguler n'eſt pas une maladie, mais une proprieté attachée au ſang dans l'état même de ſanté : puiſque l'expérience nous apprend que plus un homme jouit d'une ſanté parfaite, & plus ſon ſang extravaſé a de diſpoſition à s'épaiſſir & à ſe coaguler en fort peu de tems, au lieu que quantité de malades ont un ſang qui conſerve long-tems ſa fluidité, ſur-tout à

ceux qui font attaqués de l'eucophlegmatie. Le fang même des malades qui font
moribonds, ne fe coagule pas. En un mot
tout ce qui agite fortement le fang le
difpofe à fe coaguler, & ceux qui font
de violens exercices, donnant à leurs
mufcles de grands mouvemens, ont un
fang fort groffier.

A près avoir jufqu'à préfent fuffifamment infifté fur les caufes de la ténacité
& de l'épaiffeur du fang, il faut maintenant confiderer celles de fa trop grande
fluidité ; mais comme elle dépend de la
trop grande fubtilité de fes parties dont
on a déja parlé fuffifamment, il eft inutile d'employer beaucoup de tems à les
expliquer; il faut feulement obferver que
fi notre fang a befoin de fluidité, on lui
en peut donner à fouhait par l'ufage des
fels volatifs tirés des ongles, des cornes,
de la moëlle, & des autres animaux.

Une boiffon fort abondante diffout auffi,
attenue, & dilate puiffamment le fang &
les humeurs, comme les bois âcres de
gayac, de faffafras & d'autres femblables, & tous les fels fixes tirés des végétaux, minéraux, & métaux, qui font d'autant meilleurs qu'ils font plus pefans : de
forte que fi l'or pouvoit être rendu fluide fans rien perdre de fa pefanteur, ou

de fon volume, ce feroit un très excellent diffolvant.

---

# CHAPITRE IX.

## *De la pefanteur du fang.*

LA pefanteur des corps n'eft autre chofe que leur effort pour fe porter de haut en bas vers le centre de la terre ; la proprieté de ces corps eft toujours proportionnée à leur folidité. Tant que le fang circule dans le corps, il eft chaud & rarefié ; mais il n'eft pas plûtôt tiré hors du corps, qu'il fe refroidit & s'épaiffit : il n'eft donc pas poffible de bien juger de fa pefanteur par rapport à fon volume.

Mais ayant dans les differentes régions, tant froides que chaudes, pefé le fang auffi-tôt après l'avoir tiré de fes vaiffeaux, fa pefanteur s'eft trouvée comme de vingt-fix à vingt-cinq à l'égard de l'eau falée, & le ferum fe trouve à l'égard de la même eau comme de trois cens à trois cens cinquante-trois, de maniere que la férofité eft plus pefante que le fang environ d'une fixiéme partie, ce qui paroît contraire à l'expérience, puifque la férofité nage au-deffus de la maffe de la partie rouge, qui femble former une ifle au milieu de la liqueur féreufe, mais cela vient de ce que les parties qui compofent cette efpece d'ifle flotante, fe font converties par le froid & par une efpece de mutuelle réaction, dans une maffe plus folide & plus compacte; ce qui eft évident, parce que l'ifle & la férofité prifes enfemble, occupent moins d'efpace qu'elles n'en occupoient avant leur féparation.

La trop grande légereté du fang n'étoit pas encore bien connue par cette expérience, puifqu'étant pefé, fa péfanteur excédoit toujours celle de l'eau falée d'une vingt-fixiéme partie; fi cela étoit, cela pourroit venir de toutes fes parties aqueufes & fpiritueufes qui font plus légeres que l'eau falée.

Le fang devient plus pefant par fes parties végétales, confolidées & minérales, comme on le voit dans le fcorbut froid : car le fang eft alors très-compact & très-chargé de fels, & l'urine trèspefante ; ce qui vient d'un fel de faumure trop abondant, quoiqu'il foit très-bon & très néceffaire à la vie quand il fe trouve dans une jufte quantité ; mais dès que fa quantité excéde, il produit de trèsmauvais effets.

Les corps qui font plus pefans que le fang, comme les fels fixes, font entierement féparés par les urines : ainfi le fel marin après tous les changemens qu'il a foufferts dans le corps, fe trouve dans l'urine. Son ufage eft de délayer le fang. De là vient que les médicamens qui ont beaucoup de pefanteur font des poifons, parce qu'ils détruifent les vaiffeaux, & qu'ils précipitent les fécrétions.

---

# CHAPITRE X.

## *Du mouvement circulaire ou de projection.*

PAR le mouvement de projection l'on entend le mouvement des liquides dans leurs vaiffeaux circulatoires ; & comme plufieurs maladies, la vie, la fanté, & la vieilleffe dépendent de ce mouvement, il fera fort à propos d'examiner ce qui augmente, diminue, ou ce qui altere ce mouvement.

Le mouvement de projection s'augmente dèsque le corps fe meut avec plus de violence, comme il arrive lorfqu'un homme fe met à courir ; car auffi tôt le pouls eft plus fréquent, la foif furvient, la fueur, la perte d'haleine, & tous les accidens de la fiévre, qui ceffent auffi-tôt que cet homme eft en repos : mais s'il continue de courir au - delà de fes forces, ces mêmes accidens deviennent plus violens, tout le corps contracte une rougeur d'inflammation, & le Medecin regardant fon urine le croit fébricitant; & s'il s'obftine à continuer cet exercice, il devient véritablement malade. Ainfi la feule augmentation du mouvement circulaire ou de projection, fans qu'il arrive de caufe interne aucun change-ment aux fluides, peut caufer une ma-ladie.

Or fi l'augmentation de ce mouvement caufe des maladies, fa diminution en produit auffi de confiderables, & la cau-fe de la diminution de ce mouvement vient le plus fouvent de trifteffe ; car fi un homme naturellement affez guai étant à fe divertir avec fes amis, vient à rece-voir la nouvelle d'un grand malheur, auffi tôt accablé de douleur & faifi de crainte, il donne lieu à tous fes liquides de refter fans mouvement ; ce qui lui caufe bien-tôt une maladie, à moins qu'il n'en prévienne l'effet par l'ufage d'une grande quantité de dilaïans.

Le même raifonnement nous fera con-

noître que l'augmentation ou la diminution du mouvement circulaire du liquide
dans ſes vaiſſeaux , eſt la cauſe de pluſieurs autres maladies.

### *La cauſe du mouvement circulaire.*

La cauſe originelle de ce mouvement
circulaire ou de projection , eſt le cœur.
Si nos liquides n'étoient point arrêtés
par les canaux mêmes dans leſquels ils
coulent , & ſi la continuité de ces canaux n'étoit pas interrompue , ces liquides étant toujours en mouvement , continueroient toujours à ſe mouvoir , mais
il y a une réſiſtance dans les canaux , qui
interrompt leur continuité : les liquides
entrent près du cœur dans le canal veineux , & dans les oreillettes du cœur même , où ils s'arrêtent pendant quelque
inſtant : & comme aucun corps ne peut
ſe mouvoir par lui-même , il faut neceſſ-irement que nos liquides empruntent
de nouveau leur mouvement de quelque
cauſe exterieure qui agiſſe ſur eux au lieu
où ils ſe trouvent arrêtés.

Or cette cauſe eſt le cœur qui eſt un
muſcle très-fort , & qui reſſemble à une
feuille de lierre par ſa figure , au moyen
de quoi ſuivant les loix de la méchanique ,

que , une force très-médiocre peut vain-
cle.une très-forte réſiſtance.

## *Deuxiéme cauſe de ce mouvement.*

O UTRE cettre premiere cauſe il y en
a une autre qui eſt l'élaſticité des vaiſſeaux ou leur vertu de reſſort.,au moyen
de laquelle leurs parois étant fortement
étendues par l'influence des fluides , elles
ſe rétabliſſent auſſi tôt dans leur premier
état : car le liquide étant fortement pouſſé par le cœur dans les arteres , il les dilate auſſi-tôt , & comme elles ſont élaſti-
ques , dès que l'impulſion du cœur ceſſe, elles ſe reſſerrent ſans délai avec d'au·
tant plus de viteſſe qu'elles ont été plus
dilatées.

La ſortie du ſang hors du cœur , où
ſon mouvement de projection appartient
·abſolument à l'action du cœur, & non au
mouvement inteſtin du ſang , comme
quelques-uns ſe le ſont imaginés : en voici la preuve.

Les liquides qui ont été contenus &
renfermés dans un lieu étroit, s'en échappent enſuite par l'iſſue qu'ils trouvent
ouverte , ſecondés du mouvement inteſtin de leurs particules , & pourſuivant
leur mouvement de projection , ils pro-

duisent leur effet en trois manieres.

1º. Si leurs parties sont mises dans un mouvement assez violent par la chaleur, mais il n'y a pas dans notre corps de chaleur capable de causer ce mouvement ; car quoique le sang tiré hors de ses vaisseaux puisse recevoir le même degré de chaleur qu'a le sang de nos vaisseaux, cela n'empêche pas qu'il ne se corrompe : de plus, quoique les poissons ayent le sang froid, il ne laisse pas de circuler dans leurs vaisseaux, au lieu qu'ils meurent quand on l'échauffe.

2º. Un liquide dans les circonstances que l'on vient de supposer peut être mis dans son mouvement de projection par la vertu élastique de ses parties. Si un liquide doué d'une vertu élastique étoit enfermé dans un vaisseau exactement bouché, en faisant à ce vaisseau la moindre ouverture, une partie du liquide s'échapperoit aussi-tôt ; ce qui n'a pas lieu dans le sang, parce que son élasticité est balancée par la pesanteur de l'atmosphére qui l'environne, ce qui l'empêche de pouvoir s'étendre suffisamment pour produire son mouvement circulaire.

De plus, le sang contenu dans ses vaisseaux, ne peut pas se dilater par sa vertu élastique à cause de la compression qu'il souffre de l'air extérieur qui s'appefantit fur fa maffe; de forte qu'étant élaftique, il agit par fon élafticité felon le caractere de tous les corps élaftiques, c'eft-à dire, vers l'endroit où il trouve moins de réfiftance, qui eft vers le cœur; mais ce vifcére contient une portion de fluide qui agit avec une égale force, & par conféquent il ne peut en réfulter aucun effet.

3°. Le mouvement de projection du liquide peut fe faire par la fermentation; ma s l'ébullition du fang dans le cœur que l'on appelle fermentation, n'a jamais été obfervé dans ce vifcére.

La circulation du fang eft avancée par trois moyens. 1°. Par les fréquens battemens du cœur. 2°. Par l'augmentation de fa force. 3°. Par l'augmentation de la maffe du fang, les mouvemens du cœur continuant d'être auffi fréquens, parce qu'alors toute la maffe du fang fait dans le même efpace de tems le même circuit, que peut parcourir une moindre quantité de la même maffe; parce que la vîteffe de ce mouvement dépend de la preffion d'une particule fur une autre.

La circulation eft retardée; 1°. Par la diminution de la force du cœur. 2°. Par le relâchement des vaiffeaux & de la diminution de leur élafticité. 3°. Par l'ineptti tude des liquides à se mouvoir.

Ainsi la vîtesse du sang est augmentée,

1°. Par tous les médicamens qui rendent l'action du cœur plus vigoureuse , tels que sont ceux qui irritent les nerfs , comme les huiles aromatiques , les métaux , les cristaux , les alkalins caustiques , les salins, & beaucoup d'autres, parce qu'ils avancent la circulation , non pas pour mettre le sang en effervescence , mais parce qu'ils irritent les vaisseaux & les nerfs , & qu'ils augmentent par là leurs mouvemens oscillatoires.

2°. La vîtesse du sang est encore augmentée par les passions violentes qui échauffent le sang , comme la colere , les emportemens , la fureur, & d'autres semblables.

3°. La longue & violente action des muscles augmente la vitesse du cours du sang , parce que la fréquente action des muscles , le mouvement du sang est fortement excité dans les vaisseaux qui sont situés dans leurs intervalles.

4°. Cette vîtesse du sang est encore augmentée par l'augmentation de la respiration ; parce que la fréquence de cette action est très - propre à accelerer le mouvement du sang. La circulation est retardée par des causes contraires à celle

que l'on vient d'alleguer pour son acceleration.

---

# CHAPITRE XI.

## *Des Médicamens.*

Comme les differentes maladies qui arrivent à des parties de differente nature demandent differens reme-
des , il faut examiner leurs noms, leurs
classes , leurs vertus & leurs actions , &
dans toute cette recherche l'on peut réuf-
sir par deux divers moyens. 1°. Ou en faisant selon l'ordre de l'alphabet le dénombrement de tous les remedes simples avec
leurs vertus & leur usage, méthode qu'il
faut rejetter comme la moins utile. 2°. Ou
en parcourant tous les remedes ausquels
l'histoire naturelle attribue les mêmes
effets : méthode que Galien a le premier
mise en usage, & qu'après lui plusieurs
autres ont suivie, comme Dioscorides,
Paul Eginete, & tous les Botanistes , en
réduisant les médicamens sous de certaines classes, ausquels ils ont donné quatre vertus principales, qui sont. 1°. Les
vertus médecinales élementaires. 2°. Les
materielles. 3°. Les singulieres & spéci-

fiques. 4°. Les fubftantielles qui ne font connues que par l'expérience.

*Quelles font les qualitez élementaires selon Galien.*

1°. L'on fera bien-tôt informé de ce que cet Auteur a prétendu par des vertus élementaires, qand on entrera un peu dans fa penfée. Il dit que ce qui diftingue dans la nature un corps d'un autre corps, fe nomme qualité, & qu'il y a par conféquent autant de differens corps qu'il y a de differentes qualitez.

Or, ces qualitez font quatre principales ; fçavoir l'humidé, le fec, le chaud & le froid ; c'eft pourquoi il a réduit tous les corps fous quatre claffes, & comme ces qualitez fe trouvent rarement féparées, c'eft ce qui a été caufe qu'il a formé les differens tempéramens de leurs differentes combinaifons ; fçavoir tempérament chaud & humide, chaud & fec, froid & humide, froid & fec.

Les corps qui étoient cenfés n'avoir qu'une de ces qualitez furent par lui nommés des élemens, & il crut pouvoir en établir quatre ; fçavoir l'air qui eft fec, l'eau qui eft humide, le feu qui eft chaud, & la terre qui eft froide.

Il prétendoit que ces élemens & ces qualitez compofoient tous les corps de la nature, & agiſſoient differemment par rapport à leurs differentes qualitez ; & il diſoit la même choſe des médicamens, ce qui fut cauſe qu'il diſtribua leurs vertus en quatre claſſes, à raiſon du mélange de ces quatre premieres qualitez qu'il appella élementaires, par rapport aux élemens qui compoſent notre corps ; & il prétendit que ſelon que quelqu'un de ces élemens prédominoit, il en réſultoit différentes maladies. Il établit auſſi quatre degrés dans chacune de ces qualitez élementaires, ſelon leſquels l'un ou l'autre élement auroit le deſſus.

Les médicamens qui appliqués ſur un corps ſain n'y produiſoient aucun changement, furent par lui mis au premier degré comme les violettes & les roſes qui furent réputées froides & humides au premier degré, & qui peuvent pourtant être nuiſibles dans une maladie froide. Le deuxiéme degré eſt quand un médicament peut en quelque façon émouvoir le corps ſans lui nuire. Le troiſiéme degré d'un médicament eſt lorſque ſa vertu ne s'étend pas juſqu'à pouvoir détruire le corps par lui-même, mais juſqu'à pouvoir faire une impreſſion capa-

ble de le rendre malade ; & il ne faut ſe
ſervir de ces médicamens que lorſque
la maladie eſt dans un pareil degré  Le
quatriéme degré d'un remede eſt détruiſant par lui-même ; comme il eſt
dans l'euphorbe & dans tous les poiſons
qui étant appliqués au corps lui cauſent
la mort.

2°. Il appelloit matériel, tout ce qu'il
croyoit avoir des vertus qui dépendoient
d'une certaine proportion qu'il y avoit
entre elles & la matiere ; ainſi il diſtin-
guoit les vertus matérielles des élemens,
comme étant propres au corps, & il les
appella vertus manifeſtes, parce qu'elles
ſont compoſées , & que ce qui eſt compoſé eſt plus ſenſible que ce qui eſt ſimple : car toute matiere eſt au moins compoſée de deux élemens.

Sur ce principe, une herbe émoliente,
eſt dite amolir & relâcher par des vertus
materielles, & échauffer par une vertu
élementaire ou par ſa chaleur.

3°. Il a voulu que la vertu ſpécifique
dépendît des deux, des qualités précedentes combinées entre elles differemment , & que les médicamens de cette
eſpece euſſent une vertu propre à quelque partie particuliere, ou à produire
quelque particuliere opération , comme
font

font les purgatifs propres à évacuer une humeur particuliere , comme la férofité, la bile , les menftrues , & ainfi du refte , qui purgent, qui incarnent, cicatrifent, qu'il fait agir pour produire tous ces effets par des vertus fpécifiques.

4°. Il a voulu de plus, que certains remedes agiffent par des vertus qu'il a appellées fubftantielles , & il a doué de ces vertus inconnues felon lui-même, les médicamens dont les effets ne font autorifés que par l'expérience : tel eft felon lui, la vertu fomnifere de l'opium , qui n'agic ni par fon humidité , ni par fa fechereffe, ni par fa chaleur, ni par fa froideur.

#### *Quelles ont été les erreurs de Galien.*

GALIEN a donc principalement erré en ce qu'il s'eft efforcé d'expliquer par ces feules qualités les effets de tous les médicamens, & ne l'ayant pû faire à l'égard des venins, des alexipharmaques, des topiques , & beaucoup d'autres, il les a prétendu pourvûs d'une qualité divine & inconnue.

Il a encore erré en ce qu'il n'a admis que quatre qualités, puifqu'il y en a plufieurs autres que l'on peut mettre au même rang.

G

## *Définition du Médicament, & les claſſes des Médicamens.*

Le médicament eſt un corps, lequel étant appliqué au nôtre, détruit ſon état maladif. Tout médicament peut être conſideré, ou comme agiſſant contre les ſolides, ou ſeulement contre les liquides, ou contre les uns & les autres en même tems. C'eſt pourquoi l'on peut les réduire tous ſous ces trois claſſes générales.

Les médicamens qui agiſſent ſur les ſolides, agiſſent ou en diſſolvant, ou en détruiſant leur tiſſure & leur liaiſon, ou en bouchant leurs conduits, ou en les dilatant, ou en changeant la figure de leurs parois.

Ceux qui agiſſent ſur les fluides, operent, ou en alterant leurs proprietés, ou en les entraînant hors du corps. Cependant preſque tous les médicamens agiſſent, tant ſur les ſolides que ſur les fluides, parce qu'on ne peut qu'à peine alterer les fluides que les ſolides ne ſoiént en quelque maniere affectés, & réciproquement les ſolides à l'égard des fluides.

Cependant, les actions des médicamens, en tant qu'elles regardent les ſo-

lides se peuvent considerer indépendemment de celles qui agissent sur les fluides,
& réciproquement des actions des fluides indépendemment de celles qui agissent sur les solides; tout de même que
les Mathématiciens considerent la longueur seule d'un corps, sans avoir égard
ni à sa surface non plus qu'à sa profon-
deur, quoique ces trois dimensions ne
soient pas séparées dans un même corps.
Mais afin de mieux entendre ce qui
suit, il faut auparavant établir quelques
Théoremes.

### *Premier Theoreme.*

Un mouvement très-leger, seul, externe, & purement méchanique, peut
produire dans notre corps toute sorte de
changement, que quelque médicament
que ce soit, ait jusqu'à présent produit.
Car supposons qu'à un homme parfaitement sain, une plume soit agitée dans ses
narrines; il ne pourra pas se contenir un
moment sans que son corps soit agité
d'un mouvement convulsif, sans se courber & se redresser sans cesse, & sans être
tourmenté d'un éternuement continuel,
& d'autres agitations considerables, &
même très-fâcheuses.

Si l'on confidere feulement le nombre
des mufcles qui font employés pour faire
l'éternuement, & avec quelle contention
& quels efforts il fe fait, on ne pourra pas
s'empêcher d'admirer comment une caufe fi legere peut produire de tels effets;
en effet cette action ne fe peut faire fans
un mouvement très - violent des mufcles
des omoplates du bas ventre , du diaphragme , de la poitrine , des poulmons
& d'autres vifceres.

De plus , fi cette action dure , & qu'il
y ait de fréquentes réiterations d'éternuement, il fe fait une expulfion générale de tous les liquides; les larmes s'échappent involontairement , auffi-bien que
les mucofitez du nez, & de la falive , de
la bouche , du palais, & de l'afpre artere,
l'excrétion de l'urine & de la fueur, fans
aucun humide, chaleur ou froideur, fans
l'action des fouffres falins , & d'autres
fubftances irritantes ; on peut par la feule application d'une plume dans l'interieur des narrines , mettre en mouvement dans notre corps tous les folides &
tous les fluides.

Si un tel éternuement perfevere auffi
comme il fait effectivement en pouffant
dans les narrines la centiéme partie d'un
grain d'euphorbe , il furvient de violen-

tes convulsions qui durent long-tems , des cephalalgies , de excrétions involon-taires de l'urine, & des excrémens grof-fiers, des vomissemens, des ardeurs fé-briles , & d'autres fâcheux accidens, & la mort même.

### *Deuxiéme Theoreme.*

11. MAIS s'il se peut faire dans tout notre corps par un si grand changement à l'occasion d'un leger mouvement exte-rieur , que n'arrivera-t'il pas lorsque les nerfs seront interieurement affectés ?

Il s'ensuit de là que les corps très-le-gers peuvent exciter de grands change-mens dans toute notre machine , puis-qu'un corps ne peut agir sur les solides qu'il n'attaque en même-tems les fluides, & réciproquement agir sur les fluides , sans attaquer les solides. On peut ce-pendant distinguer les corps en ceux qui attaquent premierement & immédiate-ment les solides , & médiatement & se-condairement les fluides , & au contrai-re en ceux qui affectent immédiatement les fluides , & secondairement les so-lides.

*Troisiéme Theoreme.*

III. La méchanique de ce mouvement fait connoître que tous nos liquides peuvent souffrir des changemens, quoiqu'il ne leur arrive rien du dedans, comme le cas que nous venons d'alleguer nous en assure.

*Quatriéme Theoreme.*

IV. Le seul changement qui arrive aux esprits animaux sans aucune impression faite sur notre corps lui étant communiquée par l'attouchement d'aucun autre corps interieur ou exterieur, peut produire tous les effets que l'on peut attribuer en Medecine à quelque médicament que ce soit.

Pour cela, supposons qu'un homme fort sain d'ailleurs, soit sujet aux irritations nerveuses, ou à la passion histérique; que l'on donne occasion à cet homme-là dans sa plus parfaite santé de se mettre en colere, de concevoir une frayeur, ou de se livrer à la tristesse; il arrive aussi-tôt un grand changement à tout son état: car cinq livres ou environ de matiere transpirable qui avoient coutume de s'é-chapper par les pores de sa peau en vingt-quatre heures , prenant leur cours ailleurs, cherchent à s'échapper par les reins, & les conduits qui servent à ce transport , ceux qui séparent la liqueur & ceux qui servent à son excrétion en sont troublés ; qui est-ce qui connoît un diurétique qui ait de si grandes vertus ?

De plus , la liqueur dont on vient de parler , qui s'est évacuée, n'est pas de l'urine , mais une pure lymphe , qui a presque laissé dans le corps tout son sel, son esprit , son odeur & sa couleur d'urine. Il arrive par la même raison à d'autres particuliers étant saisis de peur, d'avoir des diarrhées : ce qui fait dire de ces gens si craintifs, qu'ils chient de peur. La colere fait aussi rendre quelquefois beaucoup de bile.

La crainte produit encore assez souvent des sueurs. Un objet dégoutant produit encore le vomissement à certaines personnes, aussi - bien que la narration de certains faits inventés exprès pour leur causer du dégoût. Il arrive d'abord à ces gens-là une éructation , puis un soulevement d'estomach, ensuite une expression de salive, & la convulsion de l'estomach succede, le vomissement, le flux de ventre & quelquefois une grande évacuation par la sueur.

Giiij

Un mouvement du corps auquel on n'eſt pas accoutumé ſuffit ſouvent pour cauſer toutes ſortes d'évacuations, comme il arrive à ceux qui voyagent ſur mer pour la premiere fois, qui dès qu'ils ſont balancés par le mouvement du vaiſſeau, deviennent pâles & inquiets, bien-tôt après chancelent, & ſont atteints de vertiges, vomiſſent enſuite fortement ; ce qui fait voir que notre machine eſt d'une telle conſtitution, que bien qu'il ne lui arrive rien de nouveau par l'atteinte d'aucun corps malfaiſant, il ſuffit que le mouvement méchanique des eſprits ſoit perverti pour être émue de toutes les matieres qu'elle pourroit l'être, par l'action des plus forts médicamens.

### *Cinquiéme Theoreme.*

v. Ce mouvement ſi ſurprenant peut être produit chez nous par l'application qui ſe fait à notre machine des particules qui émanent de certains corps qui lui ſont en averſion ; comme il arrive à quelques particuliers qui ne ſont pas plûtôt entrés dans une chambre où il y a un chat, un rat, du fromage, ou quelque fruit qui leur ſont odieux, que ſans même les appercevoir, ils en ſont telle-

ment émus, qu'il leur prend une fueur
qui les fait quelquefois tomber en défaillance, quelques uns tombent de leur
haut, & les hiſtériques ne ſont pas plûtôt frappés de l'odeur du muſc, qu'ils
s'en trouvent très-mal.

### *Sixiéme Theoreme.*

vi. On peut diviſer les médicamens en
des particules ſi déliées, qu'elles échappent à l'imagination, ſans néanmoins rien
perdre de l'activité qu'elles ont quand
elles ſont plus palpables. J'en vais donner
trois exemples tirés du regne mineral,
animal & végétal.

### *Premier Exemple.*

L'on ſçait par l'expérience des eſ-
ſayeurs de métaux, ſouvent réiterée,
que ſi l'on jette un grain d'or dans une
livre d'argent en fuſion, ce grain s'y
mêle ſi exactement, qu'il n'y a aucun
grain d'argent qui n'y prenne part : la
même choſe arriveroit auſſi quand on ne
mêleroit que la 1000ᵉ. partie de ce grain
d'or avec le même poids d'argent, &
cependant, l'or réduit en de ſi petites
particules, conſerve les proprietez qui

lui font particulieres; ce qui eſt manifeſte, en ce que ces particules ſi déliées ſe peuvent raſſembler & former de nouveau un corps ſemblable à celui qu'il formoit avant ſa diviſion.

On a encore une autre preuve du même effet; ſi l'on jette un grain d'or dans dix onces d'eau régule, il n'y aura aucune goute de liqueur qui ne contienne en ſoi une particule d'or, comme on en eſt ſûr par le goût; c'eſt donc pour cela que n'y ayant aucune proportion entre le liquide & le métal, il faut néceſſairement que le métal ſe diviſe en des particules très-déliées, ſans qu'il ſoit eſſentiellement changé, comme on le voit par ſa précipitation, & ſa nouvelle réduction en forme d'or.

Que ſi au lieu d'or on prend du cuivre, le même effet n'en ſera que plus évident : car ce cuivre donnera à tout le menſtrue la couleur verte. Les faits que l'on vient d'alleguer font voir pourquoi les corps métalliques diſſous & réduits en forme liquide produiſent des effets ſi conſtans; car c'eſt parce que chacune de leurs particules conſerve ſa figure, reſtant toujours roide & immuable, ce qui n'arrive pas aux végétaux.

*Deuxiéme Exemple.*

11. **Mais** pour sçavoir jusqu'à quel point de division peuvent être portés les corps tirés du regne des animaux, nous allons nous servir de l'expérience que Boyle a faite exprès pour nous en instruire. Pour cela il dévidoit la coque d'un ver à soie, & ayant reconnu que le filet de cette coque étoit long de trois cens aulnes, & Lewenhock s'étant de p'us apperçû que ce filet étoit double, il s'ensuivoit qu'il avoit six cens aulnes de longueur, & il ne pesoit que deux grains, & il étoit assez fort pour supporter le poids de deux grains; & si nous ajoutons que les Méchaniciens peuvent diviser un pouce en je ne sçai combien de millions de parties avant que sa figure par rapport à son essence en souffre aucun préjudice, il est facile d'en inférer l'immense divisibilité des parties animales, qui est encore justifiée par les corps odorans, & sur-tout par le castoreum, puisqu'étant mis dans une balance il ne perdit rien de son poids dans l'espace de quatre jours, quoiqu'il eût pendant ce tems là répandu beaucoup d'odeur dans une atmosphére d'environ trois

poids, & qu'ayant été exposé à un nouvel air, il y répandoit son odeur avec la même force, deux minutes après sans aucune perte sensible de son poids.

*Troisiéme Exemple.*

III. Pour ce qui est des corps des végétaux, si l'on prend un grain d'extrait de safran, & qu'on le jette dans dix onces d'esprit de vin, ce grain seul donnera sa teinture à tout l'esprit, & chacune de ses goutes aura le goût & l'odeur du safran.

Il est donc constant par tout ce qu'on vient de dire que les parties des médicamens peuvent se diviser d'une maniere incompréhensible ; & que bien que ces parties soient transparentes, & qu'elles échappent à nos sens, elles ne laisseront pas de produire dans nos corps des effets très-sensibles.

On peut pour cela se servir de l'exemple du verre d'antimoine, dont un scrupule étant mis en infusion & en digestion dans quatre pintes de vin, rend le vin si puissamment émetique, qu'en en faisant boire quatre onces à un malade, son estomach en souffre de si violentes convulsions qu'il en est presque renversé, sans néanmoins qu'il se perde rien du verre d'antimoine, qui reste en son entier au fond du vaisseau.

Les particules des médicamens selon les differens nerfs ausquels elles s'appliquent, produisent des effets fort variés. Par exemple le turbith minéral qui est composé du caustique, de vitriol & de mercure, si l'on en fait entrer un demi-grain dans les narrines, il rend toutes sécretions violentes ; & si on le donne intérieurement, il jette celui qui l'a pris, dans une langueur & dans une angoisse considerable : mais si on le donne en plus grande quantité, comme jusqu'à huit grains, il cause de grands vomissemens, des selles exhorbitantes, abbat les malades jusqu'aux sueurs froides, & cause à tout le genre nerveux de terribles irritations.

Boyle rapporte qu'un Colonel qui étoit attaqué d'une cataracte ayant pris un seul grain de turbith en forme de sternutatoire, en fut gueri par les violences que lui fit ce remede, qui lui causa d'abord une enflure de toute la tête, puis des selles abondantes & des sueurs.

Il est donc vrai de dire que selon la differente application d'un même médicament, il produit differens effets, ce

que nous ne connoiſſons que par l'expérience ; mais ſi l'on peut faire là-deſſus
quelque conjecture, il ne ſera peut être
pas mal à propos d'inſiſter un peu ſur les
conſiderations ſuivantes.

1°. La plus ou la moins grande ex-
poſition d'un nerf à l'exterieur, eſt cauſe
des differens effets qui en réſultent plus
ou moins conſiderables, & même des plus
violens & des plus fâcheux : car la tunique qui revêt les narrines eſt une expenſion nerveuſe qui n'eſt preſque recou-
verte d'aucuns tégumens , & tout nerf
qui doit devenir ſenſible , contracte une
ſubſtance molle & mucilagineuſe , comme il arrive ſur tout en cet endroit.

2°. Plus les nerfs ſont proches de leur
origine , & plus ils ſont ſenſibles, ce qui
fait qu'ils ſont plus aiſément irrités par
les corps les plus éloignés : ainſi les nerfs
olfactifs ſont beaucoup irrités par le turbith pris en forme de ſternutatoire ; au
lieu qu'étant appliqué ſur les nerfs mêmes, à peine y cauſe t'il quelquefois le
moindre ſentiment.

3°. La communication d'un nerf avec
d'autres nerfs peut faire varier les effets
d'un remede ; parce qu'il y a quelques
nerfs dont l'origine eſt differente, qui ont
le même progrès , & ne font qu'un mê-

me cordon ; mais comme tous n'ont pas le même concours, c'est la raison pour laquelle le même remede agit differemment en differens sujets.

4°. Selon qu'un nerf sur lequel on applique quelque remede , a son progrès vers de certaines glandes, certains émissaires & émonctoires, les effets de ce remede sont fort differens.

---

# CHAPITRE XII.

## *Les Classes des Medicamens.*

### PREMIERE CLASSE.

SUivant ce que nous avons dit un peu auparavant , les médicamens par leur premiere division, sont partagés en trois classes ; la premiere est celle des remedes qui agissent sur les solides : or par les solides nous entendons les dernieres parties que nous avons expliquées au Chapitre troisiéme. Ces médicamens agissent sur ces parties en leur causant de grands mouvemens, sans détruire leur cohérence.

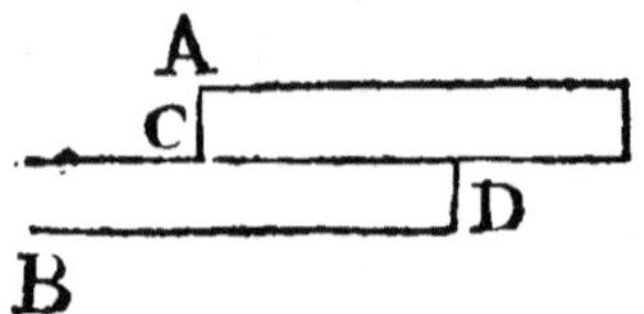


Par exemple que A. B. foient les deux
dernieres parties adhérentes à C. D. les
premieres peuvent être mûes fans féparation & fans folution. Les médicamens
de cette claffe font, 1°. Des irritans,
2°. Des refferrans, c'eft-à dire, qui font
que les folides ont moins de longueur &
plus d'épaiffeur, enforte néanmoins que
leur cohérence n'eft pas détruite : ainfi
les médicamens refferrans épaiffiffent les
corps, & les rendent plus fortement adhérens. 3°. Les relâchans qui rendent
les parties lâchement adhérentes, enforte
qu'elles font mobiles, fléxibles, dilata-
bles & très-déliées, 4°. Ce font les conftipans qui diminuent la capacité des canaux, à quoi il faut rapporter les emplaftiques conftipans, qui adhérent aux
canaux comme de la glu ; les enduifans
qui font plus fluides que les emplaftiques ; les obftruans qui rendent non feulement les canaux plus étroits, mais qui
en rempliffent entierement le diametre.
5°. Les chirurgicaux fpécifiques ; comme

me les farcotiques , les incarmans, cica-
trifans & femblables. 6°. Les diffolvans
que l'on peut divifer en fix claffes , qui
font des rubifians qui caufent une legere
inflammation ; les veficatoires qui détruifent par leur action les vaiffeaux
lymphatiques; les efcharrotiques qui détruifent non - feulement les petits vaiffeaux , mais le tiffu même de la peau ; les
corrofifs qui confument toutes les parties
fur lefquelles on les applique : les cauftiques qui détruifent les parties en les
brûlant , les pourriffans qui convertiffent nos parties dans un fluide putré-
fiant.

*Deuxiéme Claffe des Medicamens.*

La deuxiéme claffe des médicamens
comprend ceux qui agiffent fur les fluides,
en alterant toute leur maffe, ou en changeant leur maffe ou la figure de quelque
portion du liquide, comme font, 1°. Les
attenuans qui diminuent la maffe des particules. 2°. Les condenfans ou les incraffans
qui augmentent la maffe des mêmes particules, que l'on peut néanmoins diftinguer
à fon de leur maniere d'operer : car la
condenfation fe fait par un corps qui comprime les parties qui étoient auparavant

dans une entiere liberté , & qui se coagulent & se convertissent en de plus grosses masses ; ce qui se fait par une cause de condensation & de compression toute exterieure, comme de celle de l'air froid, & c'est de cette maniere que se forme la glace en hiver.

L'épaississement se fait lorsque cette combinaison des parties est occasionnée par la privation de la portion la plus liquide qui a été dissipée par la chaleur. 3°. Ceux qui introduisent l'acrimonie en changeant la figure des particules ; les particules âcres sont celles qui communiquent leur mouvement par de petites ponctions, & par consequent très-âcres, leur nature étant auparavant de se communiquer par un seul point, ayant observé que toutes les particules de nos fluides avoient une figure mousse.

C'est ici que l'on doit placer ceux qui pourrissent nos liquides ; or cette putréfaction arrive quand ces liquides par le froissement de leurs parties sont mutuellement rendus âcres & piquans, plus rapides dans leur mouvement, & de doux qu'ils étoient, fétides & puants, & cette puanteur vient pour l'ordinaire de l'huile volatile que les sels ont rendue âcre ; de maniere que le sel montant avec tout ce qui en exhale, frappe désagréablement l'odorat.

Les adoucissans contraires aux précedens, tiennent le quatriéme lieu : ils temperent l'âcreté des liquides en émoussant leurs pointes.

5°. Les changeans qui changent les liquides sans que l'on appercoive la maniere dont se fait ce changement : ce genre de remedes est fort douteux, & l'on met sous cette classe tous ceux dont la maniere d'agir nous est inconnue.

6°. Les dilayans regardent toute la masse du liquide, au lieu que les précedens agissent sur chaque molecule en particulier. Ces délayans sont donnés à nos fluides, pour empêcher le contact de leurs parties adhérentes, pour interposer d'autres parties entre celles qui tendroient à s'unir trop étroitement.

7°. Viennent les coagulans, qui réunissent les parties des fluides, ou en faisant exhaler leur portion la plus dissoute, ou en y ajoutant des glutinans, ou en serrant les parties les unes contre les autres. 8°. Les émouvans qui donnent du mouvement aux particules. 9°. Les retenans, qui diminuent le mouvement des particules, & les tiennent en repos.

*Troisiéme Classe des Médicamens.*

La troisiéme classe des médicamens est de ceux qui agissent également sur les solides & sur les fluides. On les subdivise en cinq classes, qui contiennent tout ce que les Anciens ont établi sur des raisonnemens tirés de l'expérience.

La premiere classe de cette subdivision contient les classes précedentes, en ce que les médicamens que renferment ces classes agissent par des actions combinées.

Sous la seconde classe font compris tous les médicamens qui hâtent la circulation du sang, qui excitent les sécretions, & qui avancent l'excrétion des fluides féparés de la masse du sang; & comme il y a differentes liqueurs qui se déchargent en differéns endroits du corps, il y a aussi differentes classes de médicamens qui aident & favorisent ces excrétions.

Il y en a, 1°. qui excitent les larmes. 2°. Des apophlegmatismes, qui avancent l'excrétion des mucositez du nez; & l'on peut mettre en ce rang les sternutatoires, qui poussés dans les narrines en tirent immédiatement les sérosités. 3°. Ceux que l'on appelle sialagogues qui excitent le crachement. Les uns font externes comme les mafticatoires , les autres internes comme les remedes mercuriels & les vomitifs.

4°. Les expectorans excitent la fécretion du phlegme hors du poulmon 5°. Les cholagogues qui font fortir la bile hors du corps. 6°. Les phlegmagogues qui aident à l'évacuation de la bile fubtile hors du foie , du fuc pancréatique & inteftinal. 7°. Les mélanagogues qui évacuent l'atrabile. 8°. Les laxatifs qui en irritant les fibres des inteftins , avancent l'expulfion des matieres qu'ils contiennent. 9°. Les lubrifians qui rendent les parois des inteftins plus gliffantes. 10°. Ceux qu'on nomme eccoprotiques qui en augmentant un peu le mouvement periftaltique des inteftins, avancent la fortie des excrémens. 11°. Les diurétiques qui excitent l'urine. 12°. Les diaphorétiques qui favorifent la tranfpiration. 13°. Les emmenagogues qui procurent l'écoulement des menftrues. 14°. Les ariftoloches qui donnent iffue aux vuidanges. 15°. Les céboliques qui procurent l'avortement , & facilitent l'accouchement.

La troifiéme claffe comprend encore plufieurs médicamens que les Anciens avoient confufément rangés comme font

les attractifs , qui font paſſer les liquides
d'un lieu dans un autre ; les repercuſſifs ,
qui repouſſent au dedans du corps une
matiere diſpoſée à ſortir au déhors : les re-
frigerans , qui s'oppoſent au progrès de
la chaleur contre nature ; les échauffans ,
qui augmentent la chaleur naturelle ; les
émoliens qui rendent plus fléxibles les
parties qui étoient trop roides ; les maturatifs , qui diſſolvent les humeurs coagulées , & les diſpoſent à l'évacuation ; les
ſuppurans qui rendent les liqueurs diſſoutes , homogénes & d'une conſiſtance
égale , de maniere qu'elles s'ouvrent une
iſſue plus facile ; les endurciſſans qui
donnent de la force & de la roideur aux
fibres , & rendent les parties rélâchées
plus affermies ; les réſolutifs , qui divi-
ſent les matieres coagulées , & les mettent en état de circuler ; les difcuſſifs , qui
diſſolvent un liquide extravaſé , ou qui
croupit dans ſes vaiſſeaux , le diſpoſent
à couler & excitent les ſolides à pouſſer
les liquides , enſorte que tous les difcuſſifs
ſont réſolutifs ; les apéritifs qui attenuent
un liquide , & procurent ſon iſſue après
l'avoir ſubtiliſé ; les aſtringens , qui font
que les parois des vaiſſeaux s'approchent
l'une de l'autre : les ſtiptiques qui ferment les ouvertures des vaiſſeaux : les

expurgatifs, qui diffolvent les matieres contenues dans les vaiffeaux & les expulfent : les déterfifs, qui liquefient les excrémens endurcis, & les chaffent, & enlevent les fibres mortes fans douleur : les catharétiques ou purgatifs, qui détergent plus fortement, pénetrent davantage dans l'intérieur, & enlevent même la chair faine : les corrofifs, qui font des déterfifs & des mondifians très-actifs, parce qu'ils enlevent jufqu'aux parties faines & vivantes.

### *Quatriéme Claffe des Médicamens.*

La quatriéme claffe comprend auffi divers médicamens ; fçavoir les topiques, qui n'agiffent qu'autant qu'ils font appliqués fur quelque partie du corps en particulier, à laquelle ils conviennent fingulierement. Ces médicamens par rapport aux differentes parties du corps font rangés fous differens genres.

1°. Les céphaliques qui font propres aux maladies de la tête, dont toutes les maladies douloureufes menacent de ruption, à caufe de la tenfion des membranes du cerveau, qui dépend elle - même d'une diftenfion extraordinaire caufée par l'abondance du fang ou de quelqu'autre humeur, ou bien d'une obſtruction de quelques conduits, de maniere que les relâchans, les diſſolvans, les réfrigerans, ſont convenables en ces occaſions, & deviennent ainſi céphaliques.

Les ophtalmiques qui conviennent aux maladies des yeux, ſont ou chauds ou froids ; les odontalgiques qui remedient aux douleurs des dents, tels que ſont les cauſtiques, les corroſifs, les narcotiques que l'on applique ſur le nerf même ; les otalgiques qui appaiſent les douleurs d'oreille, & relâchent les fibres extrêmement tendues : car il n'y a point de membranes qui ayent coutume de ſe tendre ſi fortement que le timpan qui revêt le conduit auditif ; il faut y appliquer les remedes chauds, comme l'eau ou le lait tiéde ; mais il faut quelquefois auſſi les appliquer froids afin de remedier aux accidens cauſés par la liqueur amere des oreilles.

Les ſtomatiques, dont on ſe ſert pour les inflammations de la bouche, des gencives, du palais & de la gorge, qui ſont guéries comme les autres inflammations ; & ſi la gangrene y ſurvient, on ſe ſert de l'huile de tartre, parce que les alkalins n'y ſont pas propres, à cauſe qu'ils corrodent les dents.

Les

Les arteriaques qui remedient quelquefois affez aifément aux irritations de
l'afpre artere , en amoliffant ce canal &
l'enduifant d'une douce humidité, ce que
l'on obtient par l'huile d'amendes douces
& les éclegmes , qui ne réuffiffent pourtant pas toujours , parce que ces irritations font fouvent caufées par l'obftruction des glandes intérieures ; & dans ce
cas-là on employe avec plus de fuccès la
vapeur de l'eau chaude, & les décoctions
émollientes avec l'orge , la reglifle , la
mauve & d'autres femblables.

Les thorachiques & pulmoniques, qui
émouffent les matieres âcres engagées
dans les poulmons, relâchent les voies,
& l'on ne peut douter que ces remedes
ne foient fort convenables quand les humeurs font piquantes ; mais ils font nuifibles dans la peripneumonie pituiteufe',
qui ne cede pas au fouffre ni à fon baume , & qui fe trouve mieux de l'efprit de
fouffre tiré par la campane.

Les cardiaques qui font ou froids ou
chauds ; car dans une trop grande ardeur
ou bouillonnement, on fe fert avec fuccès pour rétablir les forces des acides
froids compofés de fuc de citron ou de
vin du Rhin, mais dans un état de froideur,
toutes fortes d'aromates qui rempliffent

I

foudainement les vuides , fuppléent au lieu des particules qui fe font diffipées, & animent celles qui fubfiftent.     .

Les ftomachiques qui font froids ou chauds ; car dans les maladies chaudes de l'eftomach, les citronades, limonades, le vinaigre, & de femblables ingrédiens font fort convenables , & dans les maladies froides de ce vifcere , il faut employer les remedes chauds.

Les fplanchniques qui levent les obftructions des vifceres , entre lefquels les eaux minérales chalybées tiennent le premier rang , auffi-bien que tous les remedes tirés du Mars & du Mercure ; les remedes âcres , les diffolvans & aromatiques.

Les inteftinaux font de deux fortes, fçavoir, 1°. Les carminatifs qui diffipent les vents. Or les vents font des particules élaftiques de l'air , enfermées entre deux extrémités, ferrées & bouchées par la convulfion, l'air s'y rarefie & s'y étend, & cette diftenfion caufe la douleur, que l'on ne peut appaifer qu'en tirant l'air de fa prifon, afin de prévenir les inflammations, la gangrene, le fphaecle , les hernies, & d'autres maladies. Tout carminatif n'agit donc qu'en ouvrant ces extremités, quoique les Anciens ayent crû que les carminatifs diffipoient les bulles d'air, au lieu qu'elles ne font que détruire l'action fpafmodique ; & tous les fâcheux accidents que caufent les vents , ne doivent pas être attribués à leur acrimonie pernicieufe , mais à la feule dimenfion convulfive.

C'eft pour cela qu'il n'y a point de meilleurs carminatifs que l'opium & tous les remedes propres à détruire les convulfions , en calmant les efprits , & embarraffant les acides : car fi nous fuppofons que quelqu'un ait pris de l'arfenic , fon ventre fe gonflera avec excès , & cette tumeur en prenant de l'huile telle qu'elle foit , l'acide qui caufe le fpafme en pourra être abforbé , comme en prenant de l'huile de tartre , tirée par défaillance mêlée avec beaucoup d'eau.

Les femmes hiftériques font fouvent attaquées de coliques convulfives , & leur fondement eft fouvent fi étroitement fermé , que l'on n'y fçauroit introduire le tuyau le plus délié : l'orifice de leur eftomach fe trouve auffi pour lors exactement fermé ; & le meilleur remede que l'on puiffe y rapporter eft l'opium , le caftoreum , & le gallianum pris dans l'eau chaude.

Les feconds remedes inteftinaux font appellés anthelmintiques , propres à tuer les vers qui sont engendrés dans l'estomach & dans les intestins, comme sont les émetiques & les forts purgatifs, ensuite les corps qui ont des asperitez comme les têtes épineuses des anguilles jointes avec le beurre, & avallées à jeûn; au surplus des coquillages grossierement broyés, ou des coquilles d'huitres qui irritent ces insectes & les font mourir.

Les remedes dits héphatiques, qui ne sont autre chose que les apéritifs, comme tous les salins qui n'ont pas d'âcreté, mais qui sont attenuans, comme le sel de tartre, le sel polycreste, & d'autres semblables.

Les cystiques, qui purgent la vessie du fiel, tels que sont les catharétiques & les émetiques; les spléniques qui conviennent à la ratte, comme sont les apéritifs; les mésenteriques qui sont particuliers au mésentere, comme sont les salins, les savoneux, ou bien les aromatiques & les irritans; les néphretiques qui brisent le calcul, qui en excitent l'issue, quoiqu'il soit fort incertain si les premiers existent.

Les histeriques qui appartiennent à la matrice, qui sont ou les irritans, ou les topiques, ou les anticonvulsifs; les artritiques ou neurotiques, que l'on prétend

agir fpécifiquement fur les nerfs, fur les
membranes qui couvrent les os , & fur
les ligamens des jointures.

*La cinquiéme Claffe des Médicamens.*

La cinquiéme claffe contient les antidotes ou les alexipharmaques, qui réfiftent fingulierement aux venins, comme
les venins agiffent en trois manieres, 1°.
En mettant les folides en convulfion; 2°.
En jettant les liquides dans une trop
grande fufion; 3°. En brifant les vaiffeaux, & en faifant croupir les liquides
extravafés. Il y a auffi trois fortes de remedes, qui agiffent, ou fur les folides,
ou fur les fluides, ou fur les uns & fur
les autres.

Les venins agiffent par la force de leur
acrimonie : car fi l'on fait prendre à un
chien deux onces de vitriol, il excite d'a-
bord une grande chaleur dans fon eftomach, il y fait une érofion, & y excite la
convulfion, & ces fymptômes font calmés
par les antidotes qui s'oppofent à l'acrimonie, comme l'eau, l'huile, les gelées
& quelques autres : car il n'y a pas d'antidotes qui détruifent fpécifiquement les
venins, & ils n'agiffent fur eux que par
une action méchanique.

I iij

# I. PARTIE.

*Des Médicamens qui agissent sur les solides.*

## CHAPITRE I.

*Des Medicamens irritans.*

Nous avons jusqu'à présent parlé des differentes Classes des Médicamens, nous venons maintenant à l'histoire plus particuliere de chacun des articles que nous avons annoncés , & nous allons parler d'abord de ceux qui agissent sur les solides , entre lesquels on donne le premier rang aux irritans.

On appelle un medicament irritant, lorsqu'il augmente le mouvement d'oscillation de la fibre motrice ; il faut que l'augmentation de ce mouvement soit donné à la fibre au point même d'où l'augmentation de l'oscillation commence.

Cette augmentation peut avoir deux causes : sçavoir , 1º. Une particule libre du vaisseau qui n'y est pas annexée, qui se jettant par sa propre impétuosité vers ce point, le met hors de sa situation naturelle ; mais aussi - tôt que l'impulsion de cette particule cesse d'agir, la fibre se contracte ; ce qui fait que le point qui étoit hors de son lieu s'y rétablit, & se contracte d'autant plus qu'il avoit été plus éloigné de sa situation ordinaire. Les causes de cet effet ne sont pas de longue durée, & s'évanouissent bien-tôt.

2°. L'autre cause dont les effets sont plus durables, peut être une particule qui s'est attachée aux parois du vaisseau, ou intérieurement dans le cours du fluide, ou par des causes extérieures. En parlant des médicamens âcres, nous avons expliqué comment des particules fixées dans les fibres, les irritent.

*Les conditions qui constituent les irritans,*

Sont, 1°. Que la pointe irritante soit si déliée qu'elle puisse entrer dans les plus petits canaux, & s'insinuer dans les plus petites porosités. 2°. Qu'elle soit si âcre qu'elle puisse par son éguillon faire une ouverture aux canaux, par laquelle elle puisse s'y glisser. 3°. Que cette pointe âcre & déliée soit assez lon-

gue pour se pouvoir montrer au-dessus de
de la superficie du canal qu'elle a traver-
sée, sans quoi elle devient une particule
nutritive.

Il s'ensuit de là que tout irritant est
âcre, mais il ne s'ensuit pas que toutes les
particules âcres & déliées doivent passer
pour irritantes, parce qu'elles peuvent
être si petites, qu'il n'y en a aucune qui
s'éleve au dessus de la surface du tissu où
elles se sont fixées. 4°. Il faut que la
particule irritante soit si fortement attachée au lieu où elle s'est glissée, qu'elle
y reste long tems.

### *Les causes qui font l'irritation,*

SONT, 1o. Toutes celles qui sont capables de faire des plaies : or faire plaie
dans une partie, c'est y faire une solution
de continuité, par un instrument dur &
aigu, c'est-à-dire, qui puisse appliquer
l'impression de son mouvement sur peu
de points ; de là vient, 2°. Que les orties & d'autres plantes qu'on appelle brûlantes, causent des irritations. 3°. Les
sels de toute espece sont irritans. 4°. Toutes les huiles peuvent être irritantes en
deux manieres. 1o. En s'introduisant dans
les petites ouvertures des conduits qu'el-

les obſtruent, ce qui engage les liquides
à ſe porter avec impétuoſité vers ces extrêmitez obſtruées; ainſi une onction d'huile d'olives faite ſur un endroit du corps,
le fait rougir & ſe gonfler, & cauſe même quelquefois la fievre par la tranſpiration interceptée. 20. En ce qu'elles ont
naturellement de l'acrimonie, ou qu'elles
ſont rendues telles par artifice.

5o. Les ſavons naturels ou artificiels,
comme ſont tous les ſucs des végétaux,
parce qu'ils renferment le mélange d'une
huile & d'un ſel. 6o. Toutes ſortes d'eſprits ; 7o. Toutes les terres qui ont des
pointes; 8o. La chaleur ſouvent appliquée
ſur les parties, à quoi il faut rapporter
tous les ſouffres & les ſels metalliques ;
parce que bien que tout métal, ſoit aſſez
doux par lui même, comme ſont l'or par
exemple & l'argent tant qu'ils ſont en
maſſe, mais qui étant diſſous par des ſels
ou des eaux fortes, il s'en fait des cauſtiques très-irritans ; 9o. Tous les mouvemens violens qui viennent du déhors ;
1o°. Un froid rigoureux qui agit d'abord
ſimplement en refroidiſſant, mais qui excite enſuite une vive chaleur; ce que nous
expérimentons encore mieux dans les fievres, qui commencent d'ordinaire par
un froid, une horreur, un tremblement

qui sont suivies bien-tôt après d'une chaleur extrême.

---

# CHAPITRE II.

## *Des Resserrans.*

LEs resserrans sont des médicamens qui ramenent deux points de la fibre motrice éloignés de l'un de l'autre vers un contact plus prochain, & qui les rend plus adhérens. Pour mieux comprendre cet effet, supposons dans la premiere des Figures suivantes, qu'A. B. est un très-petit solide qui est adhérent à C. D. & qu'E.F. est aussi adhérent à ce petit solide.

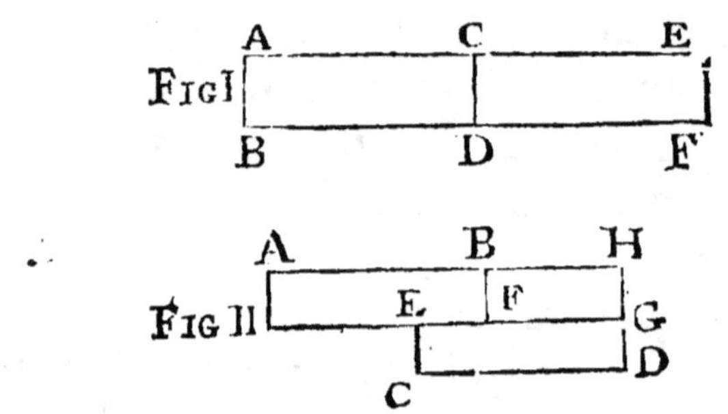


Ensorte que ce sont deux solides directement posés les uns auprès des autres : cela supposé, je dis que ces deux solides ne peuvent se resserrer ; parce que la particule A. B. solide & compacte ne peut pas pénétrer la particule E. F. à laquelle elle eſt attachée, qui n'eſt pas moins ſolide & moins compacte, & ne peut pas par conſéquent accourcir la ligne A. E. c'eſt-à-dire, qu'elles ne peuvent pas ſe reſſerrer.

Que ſi nous ſuppoſons dans la ſeconde Figure que la particule A. B. eſt adhérente à l'autre C. D. compriſe entre les points E. F. cela ſuppoſé, il eſt facile de concevoir qu'une particule peut changer de ſituation, de maniere que d'A. B. elle devienne E. H. d'où il arrive que les particules C. D. par les points compris entre E. G. ſoient déja adhérentes, & qu'ainſi la longueur qu'avoient deux particules ſera rendue moindre, c'eſt-à-dire, qu'il ſe fait un reſſerrement des parties; & il réſulte de là que nos moindres ſolides ne peuvent pas par eux-mêmes ſe reſſerrer, & conſequemment qu'il ne peut pas ſe faire aucune contraction ſimplement entre deux des moindres particules, non plus qu'entre pluſieurs qui ſont également proches les unes des autres.

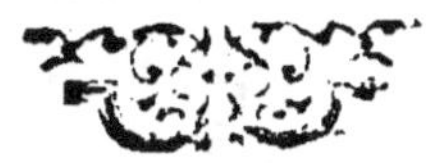

*Théoremes qui servent à expliquer la con-*
*traction des fibres motrices.*

Les causes de la contraction ou du
resserrement des particules se peuvent réduire aux quatre Theoremes qui suivent.

### Premier Theoreme.

Tout cé qui interrompt la continuation
d'une fibre, en procure la contraction naturelle, comme on vient de le démontrer;
ainsi les arteres, les veines, les fibres
blessées & coupées, se resserrent, & le
feu, les corrosifs, & tout ce qui peut
causer des plaies, font des causes de contraction. Donc plusieurs médicamens resserrans, en blessant les fibres, font l'action qui leur est propre.

J'entens par blesser les parties, diviser
& couper violemment les petits vaisseaux;
car tout notre corps n'est composé que
d'un nombre infini de ces petits vaisseaux,
& ces petits vaisseaux n'ont pas leur progrès selon la longueur des grands vaisseaux ; mais ils s'arrangent les uns avec
les autres, & s'entortillent comme autant
de petites cordes ; de maniere qu'avant
qu'à travers cette infinié d'entortillemens

les grands vaiffeaux foient atteints, on
en détruit un grand nombre de petits.
Ces petites venules & arterioles coupées
fe contractent auffi-bien que les vaiffeaux
qui font encore plus petits, & les médicamens qui bleffent ces vaiffeaux, font
caufe de leur contraction, & c'eft ce que
font tous les remedes qui ont de l'a-
crimonie. De forte que la contraction
des vaiffeaux ainfi procurée, eft un effet
de l'extravafion des liquides.

### Deuxiéme Theoreme.

Tout ce qui peut par fon effort tellement dilater les canaux, que leur diametre perde en longueur ce qu'il acquiert
en largeur, avance leur contraction ;
c'eft ce que font les médicamens reftau-
rans & les irritans, il faut entendre cela
des fibres caves : c'eft pour cela que les
lévres des plaies font féches & arides.

### Troifiéme Theoreme.

Tout ce qui détruit les caufes
qui rendoient les vaiffeaux tendus, avance leur contraction ; ce qui fe fait par toutes fortes d'évacuations, comme on le
voit clairement dans tout ce qui agit fur

les nerfs : d'où s'enfuit la falivation , puis le marafme ; car les vaiffeaux trop defemplis fe contractent , & tout le corps s'amaigrit. Le même effet réfulte de tous les remedes trop échauffans qui ont coutume de beaucoup diffiper les corps les plus liquides.

### Quatriéme Theoreme.

L'INTRODUCTION des petites particules dans les furfaces des plus petits tiffus , avance la contraction ; car fi quelque liquide s'infinue entre deux fibriles continues , fes fibriles fe contractent à proportion du liquide qui s'y eft infinué ; car ce liquide ainfi engagé en éloignant ces fibriles l'une de l'autre , & leur faifant prendre une ligne courbe , au lieu de la ligne droite , il accourcit par néceffité toute la longueur de la fibre.

Il en réfulte ainfi de merveilleux effets, car ces cordes deffechées étant plongées dans l'eau, fe contractent & fe roidiffent comme les cordes des inftrumens de mufique : nos nerfs , & notre cœur même jetté dans l'efprit de vin , fe contracte & s'en durcitfortement.

L'efprit de vin & l'huile de térebentine caufent encore de femblables con-

tractions, parce qu'ils adhé ent aux endroits où ils se sont glissés & s'y consoli-
dent; ce qui est cause de differens symptômes qui naissent de l'abus que l'on fait
de ces remedes. Il est bon de remarquer
ici combien tous les resserrans sont dangereux, lorsqu'ils sont introduits dans
les petits vaisseaux, parce qu'ils se coagulent avec eux.

### Premier Corollaire.

LA solidité de quelque fibrile peut
s'augmenter par ce moyen, en ce qu'une
particule qui se glisse entr'elles, s'attache
à leurs parois, & s'y coagulant, elle
leur donne une plus grande solidité.

### Deuxiéme Corollaire.

DONC toutes choses d'ailleurs égales,
la contraction des fibres augmente leur
action sur les fluides qui y sont contenus.
Donc la force du corps est augmentée par
la contraction des fibres; d'où vient aussi
que tous les hommes dont les fibres sont
en contraction sont plus robustes.

# CHAPITRE III.

## *Des Relâchemens.*

LE relâchement est un changement qui arrive aux solides, par lequel ils peuvent être plus allongés sans se rompre qu'ils ne faisoient auparavant ; il est donc évident que la flexibilité & la dilation sont compris dans cette définition : car il ne se fait aucune flexion ni dilation, à moins que le corps ne s'allonge en quelque maniere.

Cet allongement se peut considerer ou par rapport à toutes les petites fibres, ou à l'égard des petits vaisseaux qui sont composés de ces fribiles. On ne peut pas concevoir cet allongement dans les plus petites fibres ; car pour que ces fibriles les plus petites pussent s'éloigner les unes des autres, il faudroit nécessairement que quelques particules lubrifiantes s'insinuassent entre ses petites fibres ; ce qui ne pourroit se faire entre des filets si délicats sans leur causer une solution de continuité. Ce relâchement médical ne se peut donc obtenir que dans nos derniers canaux qui sont composés de ses petites

fibriles

fibriles, qui étant roides & privées de leurs liquides, ensorte que leurs parois se touchent, leur relàchement devient impossible, & l'on ne peut le rétablir qu'en leur fournissant de nouveau les liquides qu'ils ont perdus, que les lubrifier & les rendre susceptibles du mouvement de flexion.

C'est pourquoi l'on doit convenir que les relâchans sont des médicamens qui en entrant dans les canaux, écartent leurs parois les unes des autres, & les ramolissent en les humectant. 1°. Comme l'eau tiéde prise intérieurement, ou appliquée extérieurement, les bains, les fomentations. 2°. Toutes les huiles tirées des végétaux & de leurs semences meuries & bien douces, & non exprimées des plantes qui ont de l'âcreté, comme l'huile d'amendes douces, de lis, de lin, & d'autres semblables.

3°. Du regne animal l'on tire la moëlle des os, qui étant filtrée dans leurs cavités par des filieres très-déliées & très-subtiles, aussi-bien que la graisse, & sur-tout celle de l'épiploon. 4°. Les décoctions des farines & gluantes en forme d'émulsion, comme sont celles d'orge, de semences de lin, & d'autres semences dont on tire de l'huile par expression, & des herbes huileuses & laiteuses sans acrimonie,

K

ainſi que dès herbes qu'on nomme émolientes.

50. De tous les corps ſavoneux, principalement de la bile des animaux qui eſt
fort émoliente. On trouve par là comment réſoudre un problême qui conſiſte
à ſçavoir pourquoi l'eau relâche d'abord
un cuir, & le roidit enſuite : car étant ma-
ceré dans l'eau il eſt moux & flexible,
puis dès qu'il eſt ſec, il eſt plus dur &
plus roide qu'il n'étoit auparavant, parce
que l'eau qui le pénetre d'abord eſt un
fluide qui pénetre le cuir, le ramollit, &
la partie la plus ſubtile du fluide s'étant
diſſipée par la chaleur, ce qui en reſte
étant plus conforme à la nature du ſolide,
ſe lie avec les parties ſolides du cuir, &
les rend plus fermes. Les relâchans ont
deux principaux effets, qui ſont premie-
ment de dilater les plus petits canaux : en
ſecond lieu, de rendre la circulation des
humeurs plus facile.

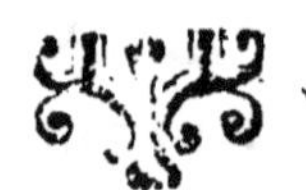

# CHAPITRE IV.

## *Des conftipans ou obftruans.*

LES corps conftipans, obftruans, ou opilatifs, font ceux qui bouchent tellement les conduits des vaiffeaux, qu'ils empêchent le commerce de la vie : de forte que tout obftruant ou conftipant agit, ou en s'attachant extérieurement à un canal qu'il comprime, ou intérieurement aux parois des canaux qu'il remplit. L'on a lieu de douter qu'il y ait des obftruans de la derniere efpece, pour les raifons fuivantes. 1º. Parce que les vaiffeaux lactés font fi déliés, qu'il femble qu'il n'y puiffe rien entrer d'étranger capable d'y faire obftruction comme dans les autres vaiffeaux. 2º. Si de tels obftruans, conftipans ou opilatifs pouvoient s'introduire dans les vaiffeaux lactés, ils feroient d'abord portés aux poulmons où ils produiroient leurs mauvais effets ; parce que depuis leur entrée dans les vaiffeaux lactés jufqu'aux poulmons il paffe toujours d'un canal plus étroit dans un plus large, comme on le fçait par l'anatomie, & dès qu'ils font arrivés dans l'artere pulmonaire, ils commencent à paſſer d'un canal plus large en de plus étroits, & enfin dans les conduits les plus étroits de ce viſcere, qui ſont en effet les plus petits de tout le corps ; de ſorte que ces corps obſtruans y cauſeroient des obſtructions encore plûtôt que par tout ailleurs.

3º. De plus le ſang eſt beaucoup plus broyé & ſubtiliſé dans les poulmons qu'ailleurs par la compreſſion de l'air extérieur, & par conſéquent moins diſpoſé à produire les obſtructions. Notre ſang eſt naturellement diſpoſé à ſe coaguler dès qu'il eſt en repos ; mais il n'eſt pas en repos à moins que le mouvement du cœur & des arteres ne ſoit fort diminué : ainſi l'on peut appeller des obſtruans internes, toutes les cauſes qui affoibliſſent les reſſorts du cœur & des arteres, ce qui ſe fait pour l'ordinaire également par tout le corps, mais qui eſt premierement apperçû dans les poulmons. Il ſe fait obſtruction dans un endroit particulier, quand, par quelque cauſe particuliere le liquide reſte dans l'inaction en cette partie, de ſorte que ces obſtruans n'agiſſent qu'en coagulant nos humeurs.

### Des enduisans.

LES obſtruans ou conſtipans proprement dits ſont de deux ſortes ; ſçavoir,
1°. les enduiſans & les emplaſtiques, ſont
toutes les huiles tirées par expreſſion,
priſes intérieurement ou appliquées extérieurement qui ne ſe mêlant pas avec
le liquide, empêchent qu'il ne coule dans
ſes canaux, comme on le voit dans un
papier enduit d'huile. 2°. Les ſemences,
les farines & les mucilages, comme celle de pavot, de laitues, & d'autres ſemblables, comme les gelées, les quatre ſemences froides ; 3°. Les huiles compoſées bouillies avec les plantes ; 4°. Les
huiles diſtilées des végétaux ; 5°. Tous
les baumes naturels liquides.

### Des emplaſtiques.

ON appelle emplaſtiques les corps qui
joignent les parois des conduits comme
avec de la glu. Ils ont deux principaux
effets, 1°. De boucher & enduire pluſieurs conduits en même tems. 2°. De
faire croupir & corrompre le liquide
dans ſes conduits, en l'empêchant de ſe
mouvoir.

*Les differentes Classes des emplastiques.*

Il y a cinq classes d'emplastiques, 1°. Toutes les farines paitries avec l'huile & un peu d'eau ; 2°. Tous les sucs tirés des végétaux qui font tenaces & gluans, & qui ne peuvent se dissoudre que dans l'eau, parce que les plantes rendent trois sortes de liquides ; le premier qui ne peut être dissous que dans l'esprit de vin , & que l'on appelle l'huile ; le second qui est épais , & peut se dissoudre dans l'eau , qu'on nomme le baume , qui est composé d'huile & d'une mucosité , & s'il s'y joint un peu de terre , ce troisiéme corps s'appelle gomme ou liqueur gommeuse, qui étant devenu encore plus solide par la dissipation de sa partie saline, s'appelle résine , & est le troisiéme corps emplastique.

Le quatriéme, sont toutes les gelées ou décoctions épaissies par une longue ébullition , soit qu'elles soient tirées des parties solides des animaux ou des poissons, comme l'ictiocole dont on fait une glu très-exquise, parce que l'Auteur de la nature pour empêcher que les poissons ne fussent sans cesse blessés par l'eau salée qui les environne , a parsemé leur peau de plusieurs glandes qui séparent

une huile , qui rend leur peau fort balſamique , & très - propre étant bouillie à
fournir la glu, que l'on nomme colle de
poiſſon ou ictiocole.

La cinquiéme eſpece ou claſſe de corps
emplaſtiques eſt compoſée de ceux que
fourniſſent les quatre claſſes précedentes,
comme les cataplaſmes.

Les effets que produiſent les enduiſans, obſtruans, conſtipans , ſont , 1°.
D'empêcher le cours des liquides & de
les arrêter dans leurs conduits ; c'eſt pour
cela que lorſque nous voulons conſerver
les cadavres , nous les enduiſons de liqueurs onctueuſes qui empêchent l'entrée
des fluides. Le ſecond effet des obſtruans,
eſt de produire tout ce que la chaleur naturelle a coutume d'effectuer dans toute
eſpece de vaiſſeau fermé ; car les liquides arrêtés dans leurs conduits , ſont
preſſés par derriere , alterés & augmentés ; ce qui cauſe des tumeurs, qui ſe
trouvant auprès des artéres , donnent
lieu à des inflammations , & quand elles
ſont proches des vaiſſeaux lymphatiques,
elles produiſent des tumeurs veſiculaires
ou des œdemes : & ſi elles approchent
des plus petits vaiſſeaux, elles y font naî-
tre des tumeurs flatueuſes, comme il arrive à la goute par l'application d'un em-

plâtre, qui empêche le transport du liquide ; ce qui fait paroître la partie tendue
comme par des vents. Lorsque l'obstruction & l'inflamation continuent, & que
la chaleur naturelle subsiste , il se fait un
aspostême. Si cette chaleur est augmentée
à l'excès, elle causera la gangrene ; si tout
le liquide est exprimé , il se formera un
schirre ; si cette matiere endurcie est de
nouveau mise en mouvement , il en ré-
sultera un cancer ; & si un grand nombre de vaisseaux se trouve détruit, tant
par les obstructions que par l'action de la
chaleur naturelle , ce grand désordre sera
suivi du sphacele qui est la mort de la
partie. Enfin si ces corps emplastiques
sont appliqués sur des cadavres où il n'y
a plus de vertu vitale , ils ne produiront
autre chose que de retarder un peu le progrès de la pourriture.

---

# CHAPITRE V.

## *Des remedes Chirurgicaux spécifiques.*

LEs médicamens Chirurgicaux spécifiques , sont distingués en sarcoti-
ques, ou incarnatifs , en cicatrisans, & en
ceux qui produisent le cal ; & ces médicamens

mens font tous fans action quand ils font appliqués fur un cadavre ; mais pour qu'ils agiffent , il faut fuppofer une libre circulation du fuc vital.

Les médicamens farcotiques font ceux qui détruifent ce qui empêchoit la concrétion & la féchereffe des vaiffeaux ; ceux qui engendrent le cal, font ceux qui ôtent les obftacles qui s'oppofent à la nutrition & à l'accroiffement dans les petits vaiffeaux offeux & cartilagineux.

Il y a quelques conditions requifes dans nos fluides , & quelques autres dans nos folides pour mettre ces médicamens en état d'operer avec fuccès.

Il faut, 1º. Que nos fluides foient doux & paifibles ; 2º. Qu'ils foient en mouvement dans les plus petits vaiffeaux ; 3º. Qu'ils foient un peu gluans, parce que les actions de ces médicamens fe font dans les plus petits vaiffeaux , & les plus délicats qui different peu de fluide ; de maniere que les fluides qui les traverfent doivent être exemps de toute acrimonie , de crainte qu'ils ne détruifent ces vaiffeaux fi déliés ; ils doivent auffi avoir ces qualitez afin qu'ils coulent aifément au travers de ces vaiffeaux ; ils ne doivent pourtant pas être affez fubtils pour s'en pouvoir échapper, mais d'une confiftance

qui leur permettre d'adhérer aux vaiffeaux.

Les conditions néceffaires aux vaiffeaux font, 1o. Qu'ils foient propres à recevoir le fluide. 2o. Qu'ils foient flexibles
& capables de dilatation afin qu'ils puiffent s'étendre. Tout cela fuppofé, les
effets de ces remedes feront, 1°. Aux canaux féparés de s'unir par anaftomofe. 2o.
Aux extrêmitez des canaux par l'impétuofité du liquide, de ne s'étendre qu'autant qu'il faut pour laiffer paffer la matiere de la tranfpiration infenfible, &
même fuffifamment pour donner iffue à
la fueur : & cette derniere méthode eft
fort convenable pour guérir une plaie
fans cicatrice, mais elle réuffit rarement,
& une plaie guérit plus promptement &
plus aifément en fuivant la méthode ordinaire, & pour lors la partie cicatrifée
n'eft plus difpofée à la tranfpiration.

3°. Il fe fait un accroiffement & une
féchereffe aux vaiffeaux, quand ils réfiftent affez fortement pour ne pas permettre aux liquides d'entrer dans leur canal ; ce qui forme un cicatrice par le féjour du fuc nourricier dans les derniers
vaiffeaux où il s'aglutine & fe coagule, parce que tout liquide qui s'arrête dans fon
vaiffeau, s'unit & fe coagule avec lui, ce

qui forme une cicatrice à la partie bleffée,
qui devient par là plus folide, plus dure,
plus blanche dans la fuite du tems, moins
fenfible, & moins tranfpirable que les
autres parties. C'eft ce qui fait que la preffion de l'atmofphere rend les parties qui
ont été bleffées quelquefois plus fenfi-
bles : & pour prévenir ces fenfations douloureufes, il faut dans le traitement des
plaies, maintenir les vaiffeaux dans une
molleffe qui leur permette de s'étendre :
mais il arrive fouvent aux Chirurgiens
pour abréger la cure, d'augmenter tellement la force des vaiffeaux, qu'ils réfiftent plus que les liquides ne font d'effort ; d'où il arrive qu'ils ne peuvent y
entrer, ce qui eft caufe que ces vaiffeaux
s'applaniffent, & qu'il fe forme un cal.

De tout ce qu'on vient dire, il s'enfuit
que les médicamens dont il s'agit, doivent avoir une égale action fur les fluides
& fur les folides ; & pour cela ils font externes ou internes.

Les internes font, 1o. Ceux qui fourniffent un chyle doux, & qui ne font chargés d'aucuns fels, ni d'aucune huile âcre
ou aromatique, ou d'aucunes terreftreités
âcres ; 2o. Qui fourniffent un chyle fubtil, mais un peu lent ; car il né doit pas
avoir affez de fubtilité pour rendre la

lai e trop humide ; les plus convenables
ſont les décoctions ou les bouillons faits
avec des chairs de cette qualité. 3o. Les
décoctions de farines douces, comme
d'orges, d'avoine, de froment, de gruau,
& toutes les émulſions tirées de ces mêmes ingrédiens. 4º. Ceux qui enlevent
l'acrimonie prédominante.

Ces remedes chargés d'acrimonie ſont
ou ſalins, ou acides, ou huileux, ou ter-
reſtres, ou combinés de quelques - unes
de ces qualitez. Nous avons pour combattre chacun de ces acides en particulier
des remedes qui leur ſont oppoſés &
propres à les modérer : car tout acide peut
être dompté quand on l'embarraſſe dans
une huile, ou qu'on le délaye dans l'eau,
qu'il eſt émouſſé par des mucilages, ou
qu'il eſt abſorbé par des ſels alkalins qui
lui ſont contraires.

Les ſels alkalins ſont maîtriſés par l'eau,
l'huile, le mucilage, les acides. Les huiles âcres ſont rendues telles par les aromates, ou par les aulx, ou par des huiles tirées par expreſſion devenues rances; mais
on ne les rectifie pas aiſément, parce
que les huiles ſont adhérentes, & qu'elles ne cédent pas à l'eau, à moins que l'on
n'y joigne quelque ſel acide, & un peu
de mucilage.

Les âcres terrestres sont des corps durs & tranchans, comme du verre pilé, des cristaux, des métaux, des demi-métaux, & tous les solides si bien réduits en menues parties, qu'ils puissent s'insinuer dans tous les canaux & pénetrer leurs parois, ce qu'ils ne font qu'avec peine ; & lorsqu'ils y sont profondément engagés, il est difficile de les en détacher, & l'on n'y peut réussir, qu'en relâchant les vaisseaux, en les humectant avec beaucoup d'huile & d'eau.

5°. Il faut se servir de remedes capables d'atténuer les humeurs grossieres ; car si le pus est trop épais, la plaie ne sçauroit se consolider : le meilleur de ces remedes est l'eau tiéde toute pure ; on y peut pourtant ajouter les sels alkalins fixes, parce que les volatils se dissipent trop promptement, & sont trop irritans quand on en met une forte dose.

6°. L'on peut employer les remedes qui donnent aux liquides un mouvement égal & paisible, tels que sont ceux qui les tiennent dans une douce fléxibilité, comme l'eau moderément chaude. Ce sont là les remedes internes qui peuvent concourir à la guérison des plaies.

Les remedes externes, sont ceux qui sont propres à maintenir l'équilibre entre la réſiſtance des vaiſſeaux & la force des liquides , qui coulent dans leurs canaux , en ſorte que les vaiſſeaux ne réſiſtent pas plus ni moins qu'ils ne doivent au mouvement des liquides : que ſi les vaiſſeaux ſont diſpoſés à garder cet équilibre avec les liqueurs qu'ils contiennent , la plaie en ce cas-là guérira ſans laiſſer aucune cicatrice.

Les remedes qui peuvent y contribuer, ſont ceux, 1o. Qui relâchent les vaiſſeaux comme l'eau tiéde ; 2º. Ceux qui arrêtent le progrès de la corruption , comme tous les médicamens ſpiritueux , que l'on dit être mondifians, & propres à réſiſter à la pourriture alkaline, qui ſont tous les ſalins hors les alkalins; toutes les huiles, tous les baumes , comme la térebenthine , les baumes de Copahu & du Perou, toutes les teintures ſpiritueuſes compoſées d'eſprit de vin & de liqueurs balſamiques ; comme ſont celles que l'on tire de l'abſinthe, du ſcordium , & d'autres menſtrues réſineuſes & huileuſes ; les baumes naturels , l'onguent aromatique , & le baume préparé avec ces mêmes aromates.

Car tous les aromates contiennent quelque choſe de balſamique , qui vient de leurs parties huileuſes, & qui en peut être

tiré par l'efprit de vin. Tous les cérats,
onguens, huiles, mais les plus doux, auſſi-
bien que les emplâtres, dont un feul peut
fuffire, fimplement compoſé de cire,
d'huile & de térebenthine.

30. Ceux qui deſſechent les vaiſſeaux
trop humides : car quand la chair fura-
bondante s'éleve trop, cette chair fon-
geuſe fait manifeſtement entendre que
les vaiſſeaux qui ſont trop tendus par la
quantité du liquide qui les gonfle & les
remplit à l'excès, doivent être deſſechés.
C'eſt ce que les Chirurgiens appellent
conſumer les chairs.

Ces remedes deſſechans ſont les os des
poiſſons calcinés à un feu lent & pulvé-
riſés, ceux de ſeche, des machoires de bro-
chet, qui ſont des abſorbans ; mais ſi l'on
en continue trop long-tems l'uſage, ils
deſſechent fortement, & produiſent une
cicatrice. Toutes les pierres qui ſe tirent
des poiſſons, les perles, & d'autres de
même nature. La colophone briſée eſt
encore un bon deſſiccatif. Elle eſt compoſée de térebenthine cuite dans l'eau,
puis ſi bien deſſéchée qu'on puiſſe la mettre en poudre ; & c'eſt le dernier remede
dont on ſe ſert pour deſſecher les fiſtules.

Toutes les terres ſont auſſi de bons deſſechans, comme la craie, le bol, la brique,

L iiij

dite oſteocolle , la terre des métaux, comme la chaux de vitriol bien édulcoré , la pierre hématite , le ſafran de Mars , tant apéritif qu'aſtringent , la céruſe , le minum , la chaux d'étain , & tous les abſorbans du liquide. 40. Tous les remedes qui reſſerrant les vaiſſeaux , les fortifient , comme l'alcohol du vin , l'huile de térebenthine preſque brulante.

# CHAPITRE VI.

### *Des Diſſolvans , ou qui cauſent de la douleur.*

LA douleur eſt une perception déſaſagréable qui accompagne la forte diftenſion de la fibre nerveuſe; car il ne ſe fait aucune tenſion dans une partie nerveuſe , c'eſt-à-dire, en quelque endroit du corps que ce ſoit , qu'elle n'y cauſe de la douleur , quoique rien d'âcre ni de corroſif n'en ait approché , comme il paroît dans les tortures que l'on fait ſouffrir aux criminels. Que s'il arrive à une partie d'être étroitement liée , trop comprimée , contuſe , corrodée , coupée & brûlée , le ſentiment de douleur l'abandonne; en effet ſi l'on coupe à un chien le nerf

qui fe diſtribue à ſa cuiſſe , ſi l'on fait enſuite à cette partie toutes ſortes de mauvais traitemens , l'animal n'en reſſentira
aucune douleur.

Il s'enſuit de là que notre corps ne
peut ſouffrir aucune douleur , à moins
qu'un nerf ne ſoit bleſſé ; & comme il
peut être bleſſé en differentes manieres ,
ainſi ſelon les differens degrés de ſa blef-
ſure , nous devons ſouffrir des douleurs
fort differentes.

La contorſion de la partie nerveuſe, &
la douleur qui en réſulte en même-tems
ont deux degrés : le premier eſt très-leger,
& ſe remarque quand la tenſion du nerf ſe
fait d'une maniere ſi aiſée , que celui qui
la ſouffre s'apperçoit encore que la force
des fibres prévaut beaucoup ſur l'attaque
qui lui eſt livrée ; ce qui ſe connoît par
un prurit qui eſt un état moyen entre le
plaiſir & la douleur.

Le deuxiéme degré eſt quand il ſe
fait ſolution de continuité , au moyen de
quoi la douleur & le prurit ceſſent dans
les parties qui ont ſouffert cette ſolution. Donc tout ce qui eſt cauſe qu'une
partie irritée par une légere tenſion demeure dans le même état , cauſe du plaiſir , parce que le malade s'apperçoit que
la force des fibres ſurpaſſe encore l'at-

teinte qui a été donnée au nerf au lieu
que la contorsion du nerf cause de la douleur pour deux raisons; 1°. A cause de
ce qui précedoit la solution de continüi-
té, comme sont l'érosion, l'inflammation, la distraction.

2°. Par rapport à ce qui succede à la
solution de continuité, qui est le ressort
perdu des fibres nerveuses; ensorte par
exemple que ce qui étoit soutenu par
cinq fibres, après la solution n'est plus soutenu que par une seule;

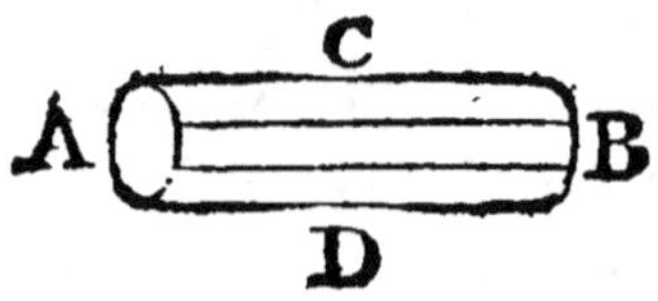


Par exemple, que dans la Figure opposée
A. B. C. D. il y ait un nerf composé
de cinq fibres; si par quelque cause que
ce soit, il s'est fait une solution de continuité aux fibres qui sont contenues entre A. B. qui doivent soutenir toutes ensemble l'impétuosité ou la force pongi-
tive. A. B. de maniere qu'il y en ait une
qui reste en son entier, cette derniere
soutiendra toute la force des autres ponctions; & c'est cette violence qui cause la
douleur; mais lorsque cette fibre est aussi

coupée, le fentiment & la douleur périffent dans cette partie.

*Des caufes de douleur & de fes degrés.*

La douleur peut être caufée, 1°. Par
tout ce qui peut donner lieu intérieurement à une diftenfion des vaiffeaux, fçavoir en ce que par cette diftenfion il fe
fait le plus fouvent une folution aux fibres
les plus tendres. 2°. La même caufe fait
que tout ce qui comprime les vaiffeaux
extérieurement peut exciter de la douleur. 3°. Tout ce qui, de quelque maniere que ce foit, caufe aux fibres une grande tenfion, comme les contorfions qui
leur arrivent, produit le même effet. 4°.
Tout ce qui peut faire une folution à
quelques fibres, les autres reftant en leur
entier.

Enfin la folution de continuité fe peut
faire, ou par un inftrument difpofé à cet
ufage, comme par une épée, ou par des
médicamens âcres, ou par l'action du feu.

*Le premier degré de chaleur.*

Le prurit ou le chatouillement font ex-
cités, 1°. Par les médicamens rubifians,
parce qu'on obferve que le prurit caufé

la rougeur. 2°. Tout ce qui cauſe une légere inflammation, cauſe auſſi un chatouillement qui eſt le premier degré de la douleur : ainſi toute puſtule rouge excite un prurit, & quand elle eſt trop frotée elle cauſe de la douleur : ainſi tous les animaux qui entrent en chaleur, ont de la rougeur à leurs parties génitales, en contractent auſſi à l'occaſion d'une ſeule penſée, & leur verge ſe tend, parce que ces petits nerfs ſont irrités, de ſorte que toutes les eſpeces de prurit ſont autant d'eſpeces d'inflammations.

Or, l'inflammation eſt cauſée par l'interruption de la circulation du ſang dans les dernieres arteres & dans les premieres veines ; ce qui fait que ſa partie la plus groſſiere y eſt arrêtée, pendant que la plus ſubtile s'engage dans les conduits latéraux, & c'eſt ainſi que ſe forme la rougeur.

Les cauſes de la rougeur des parties du corps, ſont 1°. Toutes les frictions, c'eſt-à-dire, des compreſſions & des relâchemens réciproques, enſorte que les canaux ſont tantôt fermés, & tantôt hors de tenſion ; & cette action réciproque produit une ſenſation agréable.

2°. Toutes les fomentations & applications d'émolliens & de délayans tiédes

foit en dédans ou en déhors : car ces fomentations par leur chaleur , diminuant
la preſſion de l'air , & relâchant les vaiſſeaux par leur humidité, font qu'il y entre
beaucoup de ſang qui y cauſe la rougeur.

3°. Tous les emplâtres d'une conſiſten-
ce ſerrée ſans âcreté , mais tenaces &
gluans , interceptent la tranſpiration en
bouchant les pores , & par ce moyen
accumulent les humeurs.

4°. Les cataplâmes & tous les corps
empâtés, avec de l'eau & cuits en con-
ſiſtence de bouillie , & tenans par conſequent le milieu entre les emplâtres &
l'eau, agiſſent conformément à l'eau d'une
part comme la fomentation; & d'un autre
côté comme l'emplâtre par leur ténacité.

5°. Toutes les ſuctions , ſoit par les
ſangſues , ou par les ventouſes , ou par
quelqu'autre cauſe qu'elles puiſſent ſe
faire , en ôtant la preſſion de l'air, déterminent le ſang vers les parties où elles ſe
font.

6°. Toute forte de chaleur qui prévaut
ſur celle de notre corps , parce qu'elle
augmente le mouvement des fluides.

7°. Tous les âcres irritans qui pénetrent les fibres des parties externes, c'eſt-
à-dire , de l'épiderme , & qui ſe gliſſent
dans les conduits qui font au-deſſous,

s'attachent aux parois des petits vaiſſeaux, & pouſſés par le mouvement naturel des liquides, agiſſent tellement ſur ces petits vaiſſeaux, qu'ils ſont par là rétablis dans le premier degré de leur diſtribution.

Ces remedes ſont, 1°. Toutes les plantes aromatiques dans leſquelles le ſel & l'huile prédominent, comme la rhue, la moutarde, le creſſon d'eau & le cultivé, le cochlearia, le raifort, les orties, & d'autres de même qualité, qui toutes examinées par l'analyſe Chymique, paſſent pour contenir beaucoup d'huile & beaucoup de ſel.

De plus, les orties examinées par le microſcope, font voir deux petits dards, qui étant lancés dans notre corps, y cauſent inflammation & des mouvemens de tremblement ; de maniere qu'étant appliquées ſur les membres paralytiques, languiſſans & engourdis, elles y produiſent de bons effets.

2°. Les animaux en fourniſſent de pareille vertu : car les fourmis qui donnent beaucoup de ſel & d'huile, produiſent le même effet ſur nos corps ; les chairs, & les peaux corrompues qui donnent auſſi beaucoup d'huile & de ſel alkalin volatil, qui en irritant les parties y cauſe une légere inflammation. Les pigeons

même nouvellement tués appliqués chaudement fur notre corps , & les y laiffant
jufqu'à putréfaction , y caufent aufli un
prurit & une légere inflammation.

3°. Tous les corps naturels qui contiennent quelque fel alkalin , foit fixe ,
foit volatil , foit de faumure ; de plus ,
tous les acides fans acrimonie ; tous les
corps huileux ou falins tirés , foit par fermentation , par diftillation , ou par expreffion , pourvû qu'ils ne foient pas
trop âcres,

Cette inflammation ou ce prurit, ou
ce premier degré de douleur ; produit
deux effets : 1°. Le froiffement des folides , 2°. L'abord plus abondant du liquide dans les vaiffeaux latéraux & fécretoires.

### *Le deuxiéme degré de chaleur.*

Tous les épifpaftiques excitent le fecond degré de douleur , je veux dire
tous les médicamens qui engagent le liquide à fe porter vers les parties fur lefquelles on les applique , avec tant d'impétuofité, que les petits vaiffeaux les plus
délicats en font brifés : & la liqueur épan-
chée fans bleffer l'épiderme , s'élevant en
veffies , y eft retenue ; il faut donc que

les médicamens emplaftiques foient compofés de parties âcres & fubtiles qui paf-
fant au travers de l'épiderme fans le bleffer, s'attachent aux parois des petits vaiffeaux qui fervent à l'excrétion des fueurs,
ou qui donnent iffue à l'infenfible tranfpiration , & qui contiennent la lymphe,
& qu'ils les brifent , fans détruire l'épiderme , parce qu'il a très-peu de vaiffeaux , & que le principe de fa vie eft
très-foible.

Les médicamens qui produifent les
effets dont on vient de parler, font 1°.
Tous les phœnigmes, c'eft-à-dire, tous
ceux qui font propres à rougir la peau,
fur laquelle ils font appliqués, comme
la femence de moutarde, laquelle étant
appliquée fur quelque endroit du corps
que ce foit , rougit d'abord la peau , &
fi elle y refte feulement pendant deux
heures, elle y excite des veffies.

2°. Tous les remedes qui ont beaucoup de fel volatil & d'huile pénétran-
te , comme la renoncule , les racines de
tapfie , de raifort fauvage , de flamme,
de pain de pourceau, d'oignons , d'aulx,
les fucs d'euphorbe , de tichimate , de
pomme épineufe, & d'autres fucs femblables âcres & purgatifs, des leffives fa-
voneufes long-tems appliquées , des le-

vains

vains âcres, la fiente de pigeon , & fur
tout de ceux qui mangent beaucoup de
féves , parce que l'excrément de ceux-ci
contient plus de fel âcre ; les cantharides
& quelques venins , les piqueures des
abeilles , des guefpes , & d'autres femblables infectes.

3°. Le feu qui étant éloigné rougit
feulement la peau , mais qui agiffant de
plus près excite des veffies , même fur
les cadavres , parce qu'il fe meut par lui-
même, au lieu que les autres vefficatoires
font d'eux-mêmes fans action , & ne peuvent agir qu'ils ne foient mis en action
par une caufe étrangere.

4°. Tous les remedes falins & alkalins , tant volatils que fixes , toutes les
huiles âcres aromatiques , l'urine em-
puantie , la chair corrompue. Il faut
donc employer ces remedes quand il faut
par de grands mouvemens ébranler les
obftructions des vaiffeaux , & les entraîner par la forte action des irritans.

*Corollaires.*

PREMIER Corollaire. Tous ces médicamens, à l'exception du feu, tiennent lieu
de caufes inftrumentales.

Deuxiéme Corollaire. Ils n'agiffent que
fur les parties folides.

M1

## *Le troisiéme degré de chaleur.*

LES médicamens escharrotiques excitent un troisiéme degré de douleur. L'escharre chez les Anciens s'appelloit le foyer des Dieux : c'est de là qu'on a été porté à regarder l'escharre comme une croute formée par l'action du foyer. Ces médicamens ne different des vessicatoires que du plus au moins, en ce qu'ils déchirent non-seulement l'épiderme, mais qu'ils rongent aussi les chairs.

On range dans cette classe ou dans ce troisiéme degré, 1°. Les escharrotiques proprement dits, qui détruisent les petits vaisseaux, de maniere que les sucs qu'ils contiennent s'en échappent, & la partie la plus subtile de ces sucs se dissipant, il se fait un épaississement de la plus grossiere, qui se desseche & forme ensuite une croute, & cette croute empêche l'évaporation des sucs qui sortent des vaisseaux rompus, & ces sucs croupissant sous ces croutes, contractent beaucoup d'acrimonie, & corrosion, facilitant son progrès, lui donne lieu de passer outre, & de tout détruire comme si le feu y avoit fait son impression.

2°. Tous les corps des végétaux, ani-

maux , & foſſiles qui ont aſſez de force pour détruire les petits vaiſſeaux ,
en faire épancher le liquide, & en épaiſſiſſant ſes parties les plus déliées , les
couvrir d'une croute.

C'eſt ainſi qu'agiſſent le vitriol, l'arſenic , l'eau forte , la pierre infernale, &
d'autres cauſtiques ſemblables. Les Anciens ont mis dans ce rang les cauſtiques
ſuivans, 1°. Le feu qui eſt le plus actif
de tous les cauſtiques ; & c'eſt pour cela
même que l'on appelle cauſtiques les médicamens qui agiſſent à peu près à la maniere du feu, qui ſont ,

1°. Les eſprits acides foſſiles , tirés
du ſel marin , du vitriol , du ſouffre, &
diſtillés par l'action d'un feu très-violent.

2°. Les métaux diſſous par ces eſprits
acides ſalins , réduits en criſtaux , comme
les criſtaux de Soleil & de Lune, auſſi-
bien que les mercuriels.

3°. Les demi-métaux diſſous dans ces
mêmes eſprits , comme la cadmie , l'antimoine, & d'autres ſemblables.

4°. Les eſprits alkalins des animaux ,
que l'on a coutume de tirer de toutes les
parties de l'animal à l'exception du chyle
& du lait : car dans la diſtillation après
l'eau, & le phelgme qui ſe ſéparent d'a-
bord, le ſel volatil monte, puis la liqueur

puante qui eſt l'eſprit , & qui étant appliquée ſur le corps , eſt un cauſtique
très-prompt & très-actif,

5º. Les eſprits acides pareillement tirés des animaux.

6º. Les ſucs des végétaux les plus âcres ,
comme de la renoncule , de l'euphorbe ,
la laureole & ſemblables.

La deuxiéme eſpece de cauſtiques contient les ſeptiques, qui cauſent aux chairs
du corps vivant le même changement
qu'a coutume de produire un air chaud
& humide, auquel les chairs d'un cadavre peuvent être expoſées, qui n'eſt autre
choſe qu'une grande putréfaction.

Car les humeurs d'un cadavre agitées
par la force de la chaleur, entrent dans
un mouvement conſiderable, & cette
chaleur accompagnée d'humidité amoliſ-
ſant les fibres, diſpoſe la voie de l'évaporation ; ce qui fait que les parties balſamiques aqueuſes & les plus ſubtiles des
humeurs ſe diſſipent bien-tôt, après quoi
le ſel volatil très-âcre & très-fétide ſe
met en évidence : d'où il arrive que ce
qui reſte de ſolide & de liquide, ſe convertit dans une maſſe putride toute diſſoute, c'eſt à-dire , que le cadavre ſe corrompt abſolument. L'arſenic cauſe la même putréfaction, quand on le mêle avec

les oignons rôtis, qui conservent encore de
l'humidité ; ce que fait aussi le mercure
sublimé aux corrosifs humides, farineux,
mêlés avec les cataplâmes.

### *Corollaires.*

PREMIER Corollaire. Tous les médicamens qui excitent la douleur, depuis le
premier degré de titilation jusqu'à l'entiere destruction du sujet, ne différent
que du plus au moins, en ce qu'ils opérent avec plus au moins de violence.

Deuxiéme Corollaire. Tous les caustiques, à l'exception du feu, n'agissent
pas par leur propre vertu ; car si on
les applique sur une peau dessechée, &
qu'ils y restent sans être mûs, ils n'ont
aucune action, mais s'ils sont joints à
quelque liquide, dans un corps qui soit
dans un mouvement continuel, ils font
de grands effets ; ainsi la plus forte huile
de vitriol congelée appliquée sur une
partie séche, n'a pas la moindre efficace,
au lieu qu'étant mêlée avec les liquides du corps vivant, elle produit bientôt tous les effets qu'on en peut attendre.

## II. PARTIE.

### *Des Médicamens qui agissent sur les fluides.*

NOus avons dit, il y a déja du tems, que notre fluide se pouvoit considerer, ou par rapport à ses dernieres particules solides séparément prises, ou comme une masse qui est toute composée des mémes particules. Si on en considere le fluide suivant la premiere idée qu'on s'en peut former, il peut souffrir quatre changemens. 1°. Chacune de ces particules peut augmenter son volume, ou le diminuer ; 2°. Elle peut recevoir differentes figures ; 3°. Elle peut être rendue plus ou moins solide ; 4°. Elle peut se mouvoir d'une maniere ou d'une autre. Si on le considere selon la seconde idée, il peut agir selon un mouvement circulaire ou de projection plus prompt ou plus tardif.

# CHAPITRE I.

## *Des atténuans & des diſſolvans.*

LEs médicamens atténuans ſont ceux qui ſont propres à diminuer toutes les molécules du liquide ; & ils ſont appellés en même-tems réſolutifs, en ce que diſſolvant les particules du même liquide qui étoient coagulées contre l'ordre de la nature, ils les rétabliſſent dans leur état naturel. Les uns & les autres agiſſent donc en faiſant des diviſions.

Or, la diviſion ne peut ſe faire qu'en deux manieres ; ſçavoir, 1°. Quand le corps qui diviſe ſe gliſſe dans les pores de celui qu'il doit diviſer, & ſépare ainſi ſes particules les unes des autres. 2°. Par le froiſſement extérieur des differens corps.

La premiere maniere de diviſion ne ſe fait que par des fluides, ou par ceux qui en ont le caractere ; la ſeconde a lieu dans tous les corps qui peuvent exciter du mouvement dans nos fluides. Mais il faut obſerver que la vertu des médicamens ne ſe doit pas ſeulement déterminer par la raiſon, mais auſſi par l'experience,

de crainte de tomber dans les erreurs où
tombent fréquemment ceux par exemple,
à qui la grande fluidité de l'esprit de vin,
fait croire qu'il est doué d'une vertu at-
ténuante, au lieu qu'il coagule promptement le sang, comme on le sçait par expérience.

Tout cela ainsi supposé, les médicamens atténuans sont donc tous les corps
naturels qui sont capables d'ôter aux particules le penchant qu'elles ont à se réü-
nir : cette pente peut avoir deux causes,
sçavoir, 1º. Ou la vertu attractrice des
particules, dont chaque particule de la
matiere semble être pourvûe, ce qui n'est
pourtant pas encore assez connu, & n'a
pas encore été jusqu'ici assez clairement
expliqué. 2º. Ou d'une compression faite
par quelque cause extérieure : comme il
arrive à deux glaces de miroir très-exac-
tement polies, qui étant justement posées
l'une sur l'autre, sont réciproquement si
bien comprimées par l'air qui les environne, que l'on ne peut le séparer sans
leur faire une grande violence.

Dans cet exemple nous considererons
l'effet que font les particules opposées
les unes aux autres, comme un pur effet
de la cause postérieure qui produit leur
union; en sorte que la séparation des particules

ticules les unes d'avec les autres que l'on appelle atténuation, se fait simplement en détournant le poids qui les comprimoit : mais dans notre corps ce poids comprimant n'est autre chose que l'amas d'une grande quantité de liquide dans un lieu fort serré qui fait que les parties sont pressées les unes contre les autres.

Les meilleurs atténuans dans le cas dont il s'agit sont donc, 1°. Les évacuations, comme la saignée pour remplir les vaisseaux sanguins, la salivation, le flux excité des urines, le flux de ventre, & d'autres pareilles évacuations : car en ôtant une partie des fluides, la portion qui reste dans les vaisseaux se meut avec plus de liberté, & facilite l'entrée des autres atténuans.

Mais il est bon de remarquer, 1°. Que bien qu'une juste évacuation des vaisseaux sanguins contribue beaucoup à l'atténuation du sang, elle lui est pourtant nuisible quand elle est poussée trop loin ; parce qu'alors les vaisseaux ne peuvent pas se contracter suffisamment pour pousser en avant le sang qu'ils contiennent : ce qui fait que le sang séjourne & se coagule.

2°. Tous les délayans sont encore des atténuans, qui par l'interposition de leurs particules séparent les corps les uns des autres.

Parmi ces derniers remedes l'eau tient le premier rang, étant le meilleur de tous les délayans.

2°. Tous les sels alkalins doux & volatils, comme les esprits de corne de cerf, de sang humain, d'urine, ou tirés des parties des animaux.

3°. Tous les sels alkalins fixes tirés des plantes par incineration qui ne font pas trop âcres ni corrofives.

4°. Tous les sels volatils armoniacs qui font compofés d'un sel volatil, & d'un acide unis enfemble, de maniere cependant que l'alkalin prédomine & non l'acide, parce qu'autrement il fe feroit une coagulation.

5°. Tous les sels volatils huileux combinés du sel volatil & de l'huile.

6°. Tous les sels foffiles, comme le fel marin, le nitre, le borax, & non les métalliques; car ceux-ci font épaiffiffans, parce qu'ils font compofés d'une terre diffoute dans les acides.

7°. Les favons artificiels, qui tous fans exception diffolvent & atténuent toujours, auffi-bien que les faveurs naturelles des plantes, c'eft-à-dire, leurs fucs aromatiques.

8°. Les extraits de ces mêmes plantes, & enfin toutes fortes de vins, pourvû qu'ils ne foient pas dominés par l'acide.

9°. Il y a encore d'autres atténuans, fçavoir tous ceux qui diminuent par le froiffemènt des parties des liquides , ce qui peut fe faire en deux manieres. 1°. Par l'augmentation du mouvement inteftin des fluides. 2°. Par la force augmentée des folides. Et ce mouvement inteftin des fluides eft augmenté en quatre manieres.

1°. Par la chaleur , mais qui n'eft pas à la verité d'un grand effet dans cette occafion ; parce que notre chaleur naturelle ne doit pas être regardée comme caufe , mais comme un effet du broyement du liquide ; & à l'égard de la chaleur artificielle , quand elle eft violente , elle deffeche les parties , & quand elle eft foible , elle n'y caufe aucun changement. Il n'y aura donc qu'une chaleur humide qui rehauffe avec moderation , comme celle des bains & des fomentations , qui puiffe être en cette occafion d'un bon ufage. Cependant il arrive fouvent que ces bains & ces fomentations , felon l'état des malades aufquels on les adminiftre , coagulent plûtôt les humeurs qu'ils ne les atténuent.

2°. Par l'efferveffence ; mais cette efferveffence , felon qu'elle eft définie par les Chimistes, qui prétendent que c'est un combat qui se fait entre des sels opposés au moyen d'une grande ferveur, ne peut pas se faire dans notre corps, non plus que celle qui se fait entre l'huile & les esprits acides, comme entre l'esprit de vin & l'esprit de nitre, ainsi que celle qui arrive entre les substances terreuses & les acides.

3°. Par la fermentation, qui ne peut aussi se faire dans nos corps, où les choses requises pour la fermentation ne se trouvent pas, ni même les effets qui en résultent ; sçavoir la production des esprits ardens, puisqu'ils ne se trouvent jamais dans nos liquides.

4°. Par la putréfaction ; mais comme elle ne se trouve que dans les liquides corrompus, ou du moins tout prêts à se corrompre, si elle se trouvoit dans notre corps. Enfin toutes ces quatre causes, à l'exception de la chaleur humide, ne contribuent en rien pour atténuer les liquides dans notre corps.

5°. Le mouvement des solides s'augmente en deux manieres, qui sont 1°. Par tout ce qui peut par une violence extérieure y exciter de grandes oscillations. 2°. Ou par les irritans intérieurs. C'est au premier moyen que l'on doit rappor-

ter les frictions qui comprimant & relâchant alternativement les vaisseaux en
leur superficie, augmentent leurs froisse-
mens & leurs mouvences.

*Corollaires.*

PREMIER Corollaire. Il est donc évident que l'action des atténuans & des dissolvans ne peut être si aisément conçue &
déterminée que quelques-uns se l'imaginent. On s'étonne souvent pourquoi une
légere inflammation ne se dissipe qu'avec
beaucoup de peine, & pourquoi le sang
épanché & coagulé à l'occasion d'une con-
tusion y est long-tems adhérent : dont la
raison est néanmoins, que les médicamens
doivent plûtôt agir sur la partie affectée
que sur tout le corps.

Mais d'où ces médicamens peuvent-ils
prendre leur déterminaison vers cette
partie ? Car supposons qu'un particulier
a pris trois scrupules de sel volatil pour
atténuer le sang coagulé en quelque partie
du corps que ce soit, cette quantité de
sel se mêle avec toute la masse du sang
qui est au moins de trente livres : quelle
sera donc la quantité de ce sel qui par-
viendra à la partie blessée selon les loix
de la circulation ?

Deuxiéme Corollaire. Il est donc de la prudence du Medecin de prévenir plûtôt la coagulation du sang , que de travailler à le dissoudre lorsqu'il est coagulé.

# CHAPITRE II.

### *Des incraffans & des condenfans.*

LE médicament incraffant ou conden-fant, est celui qui éloignant les particules les plus subtiles des liquides , rassemble & réunit plus étroitement les plus grossieres.

Il est constant par les experiences qui ont été faites en Angleterre , que les corps outre leurs particules solides , ont encore plusieurs conduits qui peuvent physique-ment passer pour des vuides qui résistent au corps qui doit y entrer.

Il s'ensuit de là que le médicament in-craffant agit en diminuant ces conduits ; ce qui arrive par la compression des par-ties solides , qui fait que ces parties s'ap-prochent de plus près les unes des au-tres : ce qui ne se peut faire que les par-ties les plus liquides & les plus subtiles ne soient chassées hors de leurs conduits.

Les médicamens incraffans font, 1°.
Toute chaleur affez violente, foit du feu,
du foleil, ou caufée par fa friction; &
fon effet eft de donner du mouvement
aux liquides, & par conféquent d'augmenter leur froiffement vers les vaiffeaux;
ce qui donne lieu à l'expulfion des parties
les plus liquides, qui abandonnent ainfi
les parties les plus groffieres & les moins
mobiles qui fe coagulent.

Il n'y a donc aucun liquide dans notre
corps qui ne s'épaififfe au feu; & par
conféquent la chaleur épaiffit les liquides,
& fi elle les diffout quelquefois, elle le
fait agiffant fur les folides & en les irritant.
Mais le feu n'atténue jamais immédiatement & par lui-même les fluides & ils ne
s'épaififfent que lorfque fon irritation eft
finie.

2°. Tous les mouvemens violens des
mufcles font encore des incraffans : car
premierement ce mouvement augmente la féparation de Sanctorius, de plus
il procure l'évacuation de la lymphe par
la fueur, & ce qui ne peut pas s'en échapper s'épaiffit; ce mouvement atténue les
humeurs, pourvû qu'il ne foit pas violent,
ce qu'il fait en augmentant la vertu de
contraction dans les nerfs, & en les excitant à agir plus fortement fur les fluides.

Mais si le mouvement des muscles est trop violent, Hypocrate nous avertit que le sang se rôtit en quelque maniere ; ce qui produit le Causus. à moins qu'on ne prévienne ce symptôme, en bûvant beaucoup d'eau.

3°. Une autre espece de médicament incrassant, est un mouvement de circulation excessif, parce qu'il augmente les applications des particules du sang aux parois des vaisseaux ; car telle qu'est la vîtesse du fluide à la vîtesse des particules, l'application des particules l'est tout de même à l'égard des vaisseaux : de maniere que si la vîtesse du mouvement de projection est double, toutes choses étant d'ailleurs égales, la dérivation des particules vers les côtez du vaisseau sera aussi augmentée du double; & comme cette dérivation laterale est moindre que le cours direct du sang, les côtez n'admettront que les particules du sang les plus liquides en assez grande quantité : d'où il arrive que les particules qui coulent en ligne directe, s'épaissiront, & se rendront solides par la vertu vitale qui les poussera par derriere. Ce mouvement direct atténue aussi quelquefois le sang; mais ce n'est qu'en bûvant beaucoup, afin que ce qui s'est perdu du liquide soit remplacé.

4°. Tout mouvement excrétoire beaucoup augmenté, est aussi une maniere de
remede incrassant, parce que les parties
les plus liquides sortent hors du corps en
trop grande quantité, comme il arrive
dans les sueurs excessives, dans les super-
purgations, dans le diabete, & autres semblables évacuations.

5°. Toute cause extérieure qui comprime les vaisseaux, devient un remede
incrassant, parce qu'elle chasse hors du
corps les portions des humeurs les plus liquides, comme il paroît dans ceux qui entrent dans les mines où la pression de l'air
est grande ; car ils sont d'abord saisis de
froid, parce que le passage du sang à travers des plus petits vaisseaux est un peu
empêché ; bien-tôt après ils ont une sueur
qui n'est pas causée par la chaleur du lieu,
comme on en est convaincu par le Ther-
mométre, mais parce que le cœur conserve
sa vertu pendant que la capacité des vaisseaux est diminuée ; c'est pourquoi la même quantité de sang passe dans les mêmes
canaux qui sont fort étrécis ; ce qui augmente le mouvement & le broyement du
sang qui fournit une sueur plus abondante.

6°. Il faut mettre au nombre des incrassans tous les médicamens qui peuvent

augmenter ou exciter les précedens, comme font tous les irritans , les fudorifiques, les émetiques & femblables , dont l'abus épaiffit les liquides. C'eft pour cela que les maladies qui dépendent de l'épaiffeur des fucs ont un mauvais fuccès , fi l'on employe les fudorifiques au lieu des délayans.

### Corollaires.

Premier Corollaire. Tous les remedes qui épaiffiffent le fang à un degré convenable fortifient notre corps , & le difpofent à vivre long-tems. Car lorfque le fang n'a pas affez d'épaiffeur , les liquides font dérivés en trop grande quantité dans les vaiffeaux latéraux , & jettant le corps dans l'inanition , fes forces périffent , qui confiftent dans la grandeur des arteres & des veines dans lefquelles il coule une fuffifante quantité de fang d'une confiftence affez ferme & affez épaiffe , telle que l'on voit celle du fang que l'on tire à des payfans & à des gens d'un rude travail.

Deuxiéme Corollaire. Quand le fang eft trop fubtil, on peut en donnant aux mufcles un mouvement violent, l'épaiffir & le rendre plus groffier , comme on l'obferve dans les Phtyfiques.

# CHAPITRE III.

## *Des Médicamens qui produisent l'acrimonie.*

Nous entendons par l'acrimonie une certaine figure d'un corps par laquelle il peut appliquer son caractere sur la petite surface d'un autre corps. Les corps âcres peuvent être d'une infinité de figures differentes ; ils peuvent être d'une figure cônique, pyramidale, ou de toute autre telle qu'elle soit ; ainsi une épée, un couteau, un plan incliné, un coin, ou d'autres semblable, instrumens, sont des corps âcres.

Leur force ou plûtôt leur mouvement, comme celui de tous les autres corps, peut être consideré en deux manieres ; ou absolument, ou particulierement & spécifiquement. Le mouvement absolu des corps est celui qu'il tient de la vertu d'un autre corps qui est du même poids ; le mouvement spécifique d'un corps est celui qui est pris de sa résistance considerée par rapport à son mouvement absolu.

Par exemple, supposons deux corps

dont l'un a un degré de pesanteur, & un degré de vîtesse, & que l'autre ait deux degrez de pesanteur & autant de vîtesse ; le mouvement absolu du premier sera au mouvement absolu du second comme la vîtesse du premier par rapport à son poids à la vîtesse du second par rapport à son poids, c'est-à-dire, comme d'un à quatre.

Si nous supposons après cela que ces corps dans une autre résistance soient frappés, de maniere que la résistance que le second rencontre, soit quatre fois plus considerable que celle qui s'est opposée au premier, leurs mouvemens spécifiques feront égaux ; que si la résistance du second corps excéde encore de beaucoup celle du premier, pour lors le mouvement spécifique du premier prévaudra sur le mouvement spécifique du second.

De là vient que moins la surface contre laquelle une particule âcre heurte fortement, a de résistance, & que plus cette particule a de poids & de vîtesse, & plus son effet est considerable. Tout corps naturellement doux peut devenir âcre, & réciproquement tout corps âcre peut être adouci ; mais il peut y avoir dans notre corps deux sortes d'âcres, ou qui y sont nés tels, ou qui y sont apportés d'ailleurs.

Les corps doux deviennent âcres en deux manieres, 1°. En changeant de figure; 2°. En éloignant les enveloppes dans lesquelles ils font embaraffés. Dans l'état de fanté, il n'y a prefque pas chez nous de corps âcres; car s'il y en a quelques-uns, ils font auffi-tôt chaffés hors du corps, comme la bile & l'urine. Il n'y a donc point de corps âcres engendrés chez nous à l'exception de ces deux-là : car la partie aqueufe de nos humeurs qui compofe chez nous la plus grande partie de nos liquides, ne devient jamais âcre, comme on peut l'inferer de la diftilation du fang.

Les parties terreftres ne fe convertiffent prefque jamais en acrimonie, du moins on n'en a point jufqu'à préfent d'experience. Il s'engendre quelquefois des particules âcres dans le calcul; mais ce font des parties falines qui font mêlées avec les terreftres : c'eft donc en d'autres parties qu'il faut chercher la fource des âcretez.

L'huile dont nous ufons, eft une matiere très-douce par elle-même, puifqu'elle adoucit les plaies lorfque l'on en fait injection : cependant elle contracte aifément de l'acrimonie : car lorfqu'il arrive à quelqu'un d'avaler beaucoup d'huile, il rend bien-tôt des rots fort puans ; & l'huile se convertit bien - tôt dans une substance très-âcre, capable d'ulcerer & de brûler les os.

Les sels sont aussi très-âcres, s'ils sont froissés par un grand mouvement, & alterés par la chaleur ; & ils deviennent âcres par trois causes. 1°. Tout ce qui augmente la vîtesse du sang, & conséquemment son froissement, est très-propre à produire chez nous des sels âcres. 2°. Tout ce qui atténue les liquides, engendre souvent des sels âcres ; car il se fait par là une multiplication d'angles, d'où dépend l'acrimonie : 3°. Toute sorte de résolution de quelque maniere qu'elle se fasse, produit le même effet, parce que toutes les parties qui s'étoient accrues, étant dissoutes, n'étant plus un assemblage globuleux, croissent dans toutes leurs dimensions.

L'acrimonie s'engendre aussi chez nous de la putréfaction qui résulte du séjour des humeurs : car par la chaleur & par le mouvement des vaisseaux voisins l'humeur qui séjourne est agitée, d'où vient le changement de la figure de ses particules.

*Trois fortes d'âcreté dans le corps.*

Il s'engendre chez nous trois fortes d'â-
creté, 1°. Une âcreté acide qui provient
du féjour des alimens tirés des végétaux,
qui venant à s'arrêter long-tems dans l'eftomach, deviennent très-âcres, à moins
qu'ils ne foient joints à d'autres nourritures tirées des animaux : cependant le lait
quoiqu'il vienne des animaux, en doit
être excepté, parce qu'il ne laiffe pas de
s'aigrir très-fouvent dans l'eftomach.

2°. Il s'y engendre un âcre huileux,
puifque fi tous les liquides de notre corps
font expofés à une chaleur qui foit égale
à notre chaleur naturelle, ils fe diffolvent
& contractent une grande puanteur,
c'eft à-dire qu'ils fe pourriffent ; & cette
putréfaction procede du fel volatil &
de l'huile : car fi l'on diftile enfuite le fel
& l'huile, ce qui refte eft infipide & fans
odeur, & fi l'huile eft féparée du fel, elle
n'a plus de mauvaife odeur : ce qui fait
voir que l'huile n'emprunte fa mauvaife
odeur que du fel, qui doit pourtant
être diffout pour exciter une mauvaife
odeur.

3°. Il s'engendre encore chez nous
un âcre alkalin ; or, les âcres qui font

apportés du dehors dans notre corps font differens, comme les foffiles, & les mineraux, qui entrent dans le corps avec toutes leurs forces, ne font pas facilement changés, comme le fel gemme, le borax, l'armoniac des Anciens, le vitriol, le nitre, tous les fels métaliques. Les fubftances terreufes font auffi de ce nombre, comme l'alun, ou ceux aufquels on donne fauffement le nom d'huiles, comme l'huile de pétrole.

Les acides âcres qui font ou volatils ou naturels, comme les fucs de tous les fruits d'Eté ; fçavoir, des cerifes, des pommes, & d'autres femblables, ou bien ils font fabriqués par l'art, fçavoir par la fermentation ; comme le mouft dont on fait du vin, & du vin du vinaigre ; ces fortes d'âcres font très-legers, mais les fixes font plus pefans, & par confequent plus âcres ; parce que plus l'acide eft pefant, & plus il eft acide, comme on le voit par le vinaigre & l'huile de vitriol, car le poids du premier eft à l'égard du fecond comme d'un à trois.

Les acides fixes font tous les fels foffiles quand ils font rendus liquides, comme l'huile de vitriol & d'autres de même qualité. Les alkalins âcres qui font ou volatils ou fixes, & qui font mêlés avec

des

des terreftreités. Les volatils ne contiennent point d'eau, ce qui rend les fixes plus
âcres, parce qu'ils font plus pefans.

Les corps âcres & huileux qui font tirés ou par expreffion ou par diftilation :
les premiers font toujours fort doux par
eux-mêmes, & ce n'eft qu'avec le tems
qu'ils deviennent âcres. Les derniers font
prefque tous âcres, & s'ils ne font pas di-
gerés dans notre corps, ou que le principe de vie ne les ait pas adoucis, ils contractent une extrême âcreté, enforte qu'ils
font auffi brûlans que le feu même ; &
font en même tems âcres & tenaces ; cela
doit s'entendre des fpiritueux, comme
font tous les efprits fermentés qui font
très-âcres, comme on le voit dans l'efprit
de vin.

Les fels tirés des végétaux font ou effentiels, comme le miel, la manne, le
fucre ; ou artificiels, qui font tirés des fucs
des plantes qui ont acquis leur maturité
& qui font fucculentes, par expreffion, ou
qui font épaiffis par la chaleur ; au lieu
que le froid les change en criftaux que
l'eau peut diffoudre ; & tous ces fels font
les moins actifs, ou ils fe développent par
la fermentation, comme le tartre, qui
après la dépuration du vin fe trouve
adhérent aux côtez du vaiffeau.

Tous les âcres aromatiques qui abordent en hûile & en sel unis ensemble, sont tous chauds, odorans, & d'un goût âcre, comme le poivre, le gingembre, l'oignon, l'ail, la canelle, la casse odorante, le gérosle, la noix muscade, le cardamome, le galanga, le macis, nos aromates d'Europe, qui agissent tous par irritation, & s'ils sont pris en trop forte dose, ils brûlent l'estomach & les autres visceres. Enfin tous les médicamens qui causent de la douleur, dont on a parlé dans le Chapitre des dissolvans.

---

# CHAPITRE IV.

### *Des adoucissans.*

LEs adoucissans sont ceux qui émoussent les particules âcres de nos humeurs, non pas en changeant leur figure, mais en les enveloppant, & en les enfermant, pour ainsi dire, dans une boëte: ainsi quand un étui ou une gaisne contient des aiguilles, un couteau, & d'autres instrumens piquans ou tranchans, on peut dire en quelque façon qu'elle adoucit leur âcreté.

Ces remedes adoucissans sont généraux,

ou particuliers & fpécifiques. Les généraux font ceux qui enveloppent également tous les corps âcres de quelque nature qu'ils foient ; les particuliers & fpécifiques, font ceux qui n'agiffent que fur une efpece d'acrimonie particuliere.

### *Plufieurs Claffes d'adouciffans.*

Les claffes des adouciffans généraux font,

1°. Tous les huileux qui font de quatre fortes, 1°. Les huiles nouvellement tirées par expreffion des femences farineufes qui font parvenues à leur maturité : comme les huiles que l'on tire des amendes, des avelines, des quatre femences froides, grandes ou petites, des femences de pavot, & d'autres femblables.

2°. Toutes les infufions aqueufes des légumes farineux que l'on réduit en mucilages vifqueux & tenaces, comme des femences d'hipericon, de lys blancs, de folanum, de violiers, de tréfle odorant, de bouillon blanc, des femences de coings.

3°. L'huile diftilée de cire qui eft la feule exemte d'âcreté.

4°. Les huiles naturelles tirées des animaux, comme le beurre nouveau, la créme de lait , les graisses , & sur-tout la moëlle des animaux , les graisses qui sont autour des os , & principalement celle qui s'amasse autour du mesentere & des reins ; celles des poules , des canards & des oyes.

Ces adoucissans sont de très-bon usage, lorsque l'on a des signes d'une grande âcreté dans les humeurs ; les poisons même les plus actifs peuvent être énervés par ces remedes : on les donne intérieurement & avec beaucoup de succès lorsque le sang est tout rempli de particules âcres : ainsi quoiqu'un malade attaqué du plus fâcheux scorbut soit très-languissant , s'il continue de prendre à jeûn pendant un certain tems , de la crême de lait , du nouveau beurre, sur-tout de la moëlle des animaux , qui est le meilleur remede , il sera guéri de sa maladie comme par une espece de miracle.

La même moëlle contribue aussi beaucoup à soulager ceux dont les os sont si secs qu'ils ne peuvent se mouvoir sans faire du bruit. Ceux qui ont cette goute vague qu'on nomme Rhumatisme , tirent aussi un grand secours de prendre tous les matins deux onces d'huile de lin.

2°. Toutes plantes insipides sans odeur, qui sont parvenues à leur maturité, dont

on ne peut tirer d'huile , foit en forme d'é-
mulfion , d'infufion , de décoction ou réduite en pâte ; qui ne peut fouffrir les huiles crues de la premiere claffe , qu'ils ufent
de celles-ci , parce qu'elles contiennent
des parties huileufes qui font cachées &
enveloppées, lefquelles opérent en partie à raifon de leur qualité gluante & vifqueufe, qui embaraffe les âcretez de notre
corps , & en partie à raifon de leur huile.

Il faut mettre dans cette claffe les décoctions d'althea, & de bourache, de mauve , de toutes les efpeces de gramen , de
blanche urfine , mercurielle , pariétaire ,
violiers, bouillon blanc, lys blancs , concombres , courges , melons , citrouilles ,
pavot, nymphea , confoude , femences
de coings , & fucs de fraizier : toutes les
préparations de ces plantes font adoucif-
fantes, & on les peut employer indifferem-
ment & fans choix ; ainfi la phtyfie eft
guérie par le feul ufage de la laitue.

Il faut pourtant obferver que les médicamens de cette deuxiéme claffe n'ont
pas d'effet, lorfque l'âcre eft vifqueux
& épaiffi, mais ils ont un bon fuccès dans
les acrimonies chaudes ; c'eft ce qui a porté les Anciens à prefcrire contre les poifons , les laitues , les mauves, les concombres , &c.

3°. Toutes les femences dont on peut tirer de l'huile , & dont on peut faire des cataplâmes & des émulfions , comme font les amendes , les piftaches, l'orge, l'avoine , le froment, le feigle , le ris , le millet, les noix , les avelines , les femences de courges, de melons , de concombres, de citrouilles , de lys, de nymphea, de lin,& le refte.

4°. Les gommes vifqueufes & infipides , comme celle de l'adagan, de cerifier, de pommier , de poirier , &c. diffoutes dans l'eau ; car elles produifent de très-bons effets , & guériffent les urines fanglantes dans la petite verole.

Toutes les parties des animaux qui jouiffent d'une bonne fanté , & qui font coagulées , à l'exception de la bile & de l'urine, font des médicamens adouciffans, parce qu'on peut les appliquer fur les yeux & fur les plaies, fans qu'elles caufent aucun fentiment de douleur. Ainfi toutes les parties gluantes que fourniffent les animaux après leur coction, peuvent fervir de remede , parce que leurs œufs, leurs chairs & toutes leurs parties folides , hors la graiffe, peuvent fe convertir en gelée.

Or , ces gelées ne font autre chofe que le fuc nourricier exprimé des parties fo-

lides par la coction, comme on le voit par
la corne de cerf: car il n'en reste après la
coction que la tête morte; ensorte que la
chair cuite jusqu'à la consomption de
l'humide étant distilée, ne fournit rien
qu'une huile empireumatique. Les décoctions & les gélées des tendons des
membranes, des intestins, des visceres,
font des adoucissans: c'est pour cela qu'un
grand nombre de maladies causées par
l'acrimonie des humeurs, font guéries par
l'usage de ces sortes de bouillons.

### *Plusieurs Classes d'adoucissans spécifiques.*

LES classes des adoucissans spécifiques,
font 1°. Tous les absorbans qu'on nomme des terrestreités, dont quelques-uns à
cause de leur figure, doivent pourtant
être estimés capables de blesser & de causer des plaies; cependant ils adoucissent,
en ce que se joignant à un acide acrimo-
nieux, ils l'énervent en l'absorbant; ainsi
la limaille d'acier, quoiqu'érissée de
pointes âcres, ne laisse pas d'affoiblir
l'huile de vitriol.

Les yeux d'écrevisses, les coquilles
calcinées, les coraux, les perles, toutes
les coquilles qui renferment des animaux;
toutes sortes d'os de poissons, la nacre

de perles, toutes les chaux qui réfultent des parties des animaux qui ont été brû- lées : toutes ces matieres abforbent les acides, & leur étant jointes elles con- ftituent un troifiéme corps qui fe trouve fort adoucï.

Il faut ranger fous cette claffe certai- nes efpeces de pierres, comme la pierre de bezoard, la pierre hyftérique; nom- mée autrement pierre de pore, qui étant d'ailleurs infipides, n'ont d'autre vertu que d'adoucir; mais fi elles ont quelque goût, elles peuvent en ce cas agir d'une autre maniere; ainfi la pierre hyfterique qui eft naturellement favoneufe, agit en irritant, fans avoir rien en elle qui la faffe differer des autres irritans.

Les acides font encore abforbés par toutes les terres naturelles, comme font l'argile, toutes les efpeces de craies, le bol d'armenie, & d'autres femblables. Certaines chaux des métaux produifent le même effet, ainfi que leurs marcaffites, auffi-bien que l'acier, le plomb, & l'étain réduits en poudre: on les applique fur les acides, & les venins les plus âcres & les plus pernicieux peuvent être adoucis; ainfi le mercure fublimé bien broyé avec la limaille d'acier perd toute fa force, & ne peut plus nuire, ainfi le vitriol raffafié

d'acier

d'acier devient un remede innocent. Ainſi la pierre infernale jointe à la limaille d'acier ou à quelqu'autre ſemblable, perd ſa vertu cauſtique, & même en la pilant ſimplement avec des yeux d'écreviſſes

. Tous les acides par rapport aux alkalis, ſont des adouciſſans quoiqu'en les conſiderant en eux - mêmes, ils ayent une âcreté très-conſiderable : tels ſont,

1°. Les ſucs récemment exprimés de fruits mûrs & acides, comme ſont les ceriſes, les neſles, les raiſins, les poires, les pommes, les groſeilles, les mûres, & d'autres ſemblables, qui ſont d'excellens remedes dans les maladies où l'alkali domine, comme dans la peſte, la petite verole, la rougeole, les fievres ardentes, &c.

2°. Le petit lait qui tend à s'aigrir, le lait de beurre, le lait même qui tend à l'aigreur, tout cela abſorbe les alkalis, tant fixes que volatils : auſſi Tulpius a t'il obſervé qu'une diarrhée toute fâcheuſe cauſée par l'alkali d'une bile prédominante, fut guérie par le ſeul lait de beurre : & il a pareillement obſervé qu'une fievre tierce avoit éte guérie par la boiſſon fréquente du même lait.

3°. Tous les fermens acides tirés des fruits d'Eté, ou des ſubſtances farineules que l'on nomme des aigres, diſſolvent plûtôt les humeurs qu'ils ne les coagulent ; ce qui fait que les vins de Moſelle & du Rhin ſont très - convenables dans toutes les maladies qui ſont accompagnées d'une grande ſoif, & produites par une bile très - viciée, pourvû que l'on y ajoute un tant ſoit peu d'eſprit de ſel armoniac.

Les acides diſtilés & fermentés, auſſi-bien que le tartre cru qui eſt un aigre ſec, ont ici leur place ; il y faut auſſi admettre les pultes qui ont reſté pendant quelques jours dans un lieu chaud, & qui tirent à l'aigreur.

4°. Tous les acides tirés des foſſiles les plus peſans, qui abſorbent beaucoup l'alkali, mais qui lui font avant de l'abſorber une éroſion conſiderable. Ils ſont ou naturels ou artificiels, 1°. Naturels, comme l'huile de petrole, 2o. Artificiels rendus tels par la diſtilation, comme l'eſprit de ſel marin, celui de ſouffre, de vitriol. Ces eſprits raſſaſiés d'alkali, adouciſſent le corps où ils ſe trouvent, comme on le voit au tartre vitriolé.

3o. Tous les alkalis par rapport aux acides. On entend communément par les alkalis trois ſortes de ſels, ſçavoir, 1°. Tous les ſels fixes tirés des cendres des végétaux ; qui ſont tous très-corroſifs, mais fort opposés aux acides, & après le combat qui se fait entr'eux, ils font un corps très-adouci. 2°. Tous les sels volatils tirés par distilation des végétaux après leur putréfaction. 3°. Les sels alkalins volatils tirés des animaux par distilation, que l'on appelle urineux. Toutes les parties corrompues des animaux fournissent cette sorte de sel fétide alkalin.

4°. Tous les esprits ardens par rapport aux acides : ainsi l'alchool du vin joint à un esprit acide, comme ceux du nitre ou du vitriol ou du sel, ou digeré avec l'eau forte, ou distilé, détruit toute leur acidité.

Toutes ces choses bien réfléchies, il est aisé de juger quels sont les antidotes des Méchaniciens ou des Chimistes propres à combattre les venins, par où nous entendons tous ceux qui produisent leurs effets par leur figure & par leur mouvement, comme font les verres, les cristaux, & les métaux pilées, dont on compose les antidotes qui sont propres à embarasser ces poisons ; mais il y a d'autres venins qui agissent par coagulation, dont on parlera dans la suite.

# CHAPITRE V.

### Des Médicamens qui changent les corps.

CEs médicamens qui changent les corps, font ceux par lesquels les figures des particules qui composent les fluides, font tellement changées, qu'elles en deviennent plus ou moins propres à leur causer des ponctions ou des irritations. On estime que ces remedes font en grand nombre, quoiqu'il y en ait très-peu : & en effet le broyement des solides sur les fluides qu'ils contiennent, semble être la seule cause efficiente & immédiate du changement de figure qui arrive aux particules de ces fluides. Car les changemens qui pourroient arriver aux fluides par l'effervescence, ou par la fermentation, comme on l'a déja dit, n'ont pas lieu dans notre corps.

1º. Par le broyement les particules les plus visqueuses, les plus grossieres, & les moins mobiles font frappées par les pointes des autres parties ; d'où il arrive que les particules les plus roides, font confondues avec les plus flexibles. On conçoit par là pour quelle raison les sels introduits dans les corps, font tellement changés , qu'ils perdent toute leur âcreté après vingt-quatre heures.

2°. Les parties les plus flexibles font celles qui font plus aifément changées , parce qu'elles ont plus de furface & moins de folidité , & elles font par conféquent moins de réfiftance ; d'où il s'enfuit que les particules qui ont des angles font facilement changées , car les angles feront écornés , & ces particules d'anguleufes qu'elles étoient, deviennent moufleufes & globuleufes. Or , ce broyement varie felon la differente vîtefle de la circulation des fluides dans notre corps , de forte que changer les fluides , c'eft changer le degré de vîtefle de la circulation.

Il s'agit préfentement de fçavoir quel degré de vîtefle peut fuffire pour produire ces differens changemens. Pour réfoudre cette difficulté , fuppofons qu'un particulier a pris differentes fortes d'alimens & de buiffons, comme des chairs falées, des acides , & le refte. Si le mouvement circulaire eft régulier , il adoucira ce fratras de nourritures & les rendra falubres; mais fi ce mouvement eft augmenté par la fiévre , ou par quelque caufe que ce foit, il fe formera de ces alimens une maffe groffiere , dépravée & tendante à la putréfaction.

P iij

## Conclusion.

Nous concluons de là, 1° Qu'un mouvement circulaire doux & égal adoucit toutes choses ; 2°. Qu'un moindre mouvement convertit les fluides, & sur tout le chile, dans une matiere acide, ce qui fait que les maladies des femmes & des enfans qui sont phlegmatiques, sont produites par l'acide, & que ces malades sont soulagés par les volatils, les chalibez, & les absorbans. 3°. Que la vîtesse du mouvement étant augmentée, toutes les particules des fluides contractent une certaine âcreté que l'on appelle alkaline & volatile.

---

# CHAPITRE VI.

## *Des Délayans.*

LES délayans sont ceux qui étant mêlés avec les fluides augmentent encore leur fluidité, sans néanmoins leur causer aucun changement.

On appelle fluide cette masse dont les moindres particules sont continues les unes à l'égard des autres, & peuvent pour-

tant se séparer avec beaucoup de facilité.
Rendre un corps plus fluide, c'est donc
faire ensorte que sans agir avec plus de
force, ses particules puissent se séparer
avec plus de facilité.

Cela peut cependant se faire en deux
manieres, sçavoir, 1°. En divisant chaque particule en de plus deliées; maniere
qui n'est pas praticable. 2°. En les délayant, ou en y joignant quelqu'autre
chose qui doit avoir les conditions suivantes, 1°. Que tout ce qui doit être
délayé soit fluide; 2°. Qu'il soit plus fluide que l'humeur qu'il doit délayer; 3°.
Qu'après son mélange, il conserve sa
qualité de fluide.

Un corps pourvû de ces trois conditions, à l'exception de l'eau, ne se trouve
point dans la nature. On dit que le vin
est un délayant; mais sa vertu délayante
dépend de sa qualité aqueuse qui se trouve
jointe à sa vertu irritante; les huiles rendent plûtôt une masse impénétrable que
de la délayer; les esprits fermentés coagulent souvent une masse, loin de la dissoudre; les sels qui sont solides, n'ont
pas conséquemment les conditions requises aux délayans, mais ils peuvent
bien atténuer les particules en les irritant;
les terrestreités qui sont solides ne sont

pas délayantes. Ainsi lorsque l'on a besoin d'un délayant, il faut à coup sûr se
servir de l'eau.

### Premier Theoreme

L'EAU aidée par la chaleur est plus délayante, ainsi l'eau chaude est un très-
excellent délayant.

### Deuxiéme Theoreme.

LES particules salines augmentent beaucoup l'action de l'eau chaude par leur irritation ; de maniere que si nous joignons
à l'eau de sel marin, le polycreste, le sel
armoniac, ou le borax, nous aurons un
parfaitement bon délayant.

### Troisiéme Theoreme.

LE mouvement de la respiration augmenté, & même le volontaire, sont d'un
grand secours : de sorte que lorsque l'on
a besoin d'un prompt délayant, comme
dans l'état de plénitude & dans la peripneumonie, ou d'autres cas semblables, il
faut que les malades forcent leur respiration autant qu'ils peuvent; parce qu'outre l'effet propre du poulmon qu'ils pro-

curent par cette action redoublée, qui est
l'atténuation des humeurs, l'estomach &
les intestins se trouvent aussi comprimés
par cette action réiterée; ce qui fait que
le délayant aqueux qu'ils contiennent en
sort plûtôt, & passe plus promptement
dans les vaisseaux lactés; & le conduit du
chile se trouvant successivement plus fortement comprimé, le cours de la liqueur
est conséquemment avancé dans ce canal.
C'est par la même raison que le mouvement des muscles augmente le trajet des
liquides dans toute l'habitude; ce qui est
d'un grand secours dans les maladies chroniques, où il est certain que les liquides
sont épaissis; & si ceux qui sont attaqués
de ces maladies, marchent beaucoup,
dansent, sautent, courent, & font de
violens exercices, & boivent en même-
tems beaucoup d'eau, ils s'en trouveront beaucoup mieux, ainsi qu'ils feront
montant à cheval, souffrant les secousses
des chariots les plus rudes, & de semblables agitations.

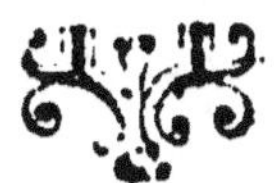

# CHAPITRE VII.

### Des Coagulans.

LEs médicamens coagulans font ceux qui changent les parties qui compofent le fluide dans une maffe ferrée & compacte, en forte que plufieurs particules foient mûes fous une même furface : ce qui peut fe faire en deux manieres, 1°. En expulfant les particules les plus fluides qui fe trouvent entre les parties du même corps. 2°. En uniffant entr'elles les particules fluides, & en interpofant entre ces particules quelque chofe de plus folide & de plus liant ; en forte que les plus groffes maffes s'échappent, & ne foient plus en état de continuer leur cours. Les drogues qui coagulent le fang de cette maniere, font toujours pernicieufes, & il n'eft prefque pas permis de les donner intérieurement fans qu'elles caufent la mort aux malades.

### Diverfes Claffes des Coagulans.

LES claffes des médicamens qui coagulent nos fluides de la premiere ma-

niere, font de deux fortes, 1°. Les expri-
mans ou expulfifs proprement dits, 2°.
Les abforbans qui admettent dans leurs
porofitez les particules intermédiaires les
plus fluides de tout le liquide ; ce qui fait
que le refte du liquide devient plus
épais. Les premiers de ces médicamens
diminuent la quantité de nos humeurs,
& les derniers l'augmentent; mais ces derniers n'opérent pas fi aifément fur nos humeurs que quelques-uns fe l'imaginent :
car ils ne peuvent pénétrer les alimens
laiteux.

### *Premiere Claffe des coagulans.*

LES coagulans de la premiere claffe
font parmi les végétaux tous ceux qui
étant mêlés avec le vitriol de Mars, donnent au liquide une teinture noire très-
défagréable à la vûe ; comme par exemple la noix de Galle, qui, mélée avec nos
liquides, comme avec du lait, du blanc
d'œuf, de la falive, les coagule, ainfi
que le fuc de rofes rouges nouvellement
exprimé, & prefque tous les fucs avant
leur maturité, les noix & principalement
leurs écorces, l'écorce & les fleurs de gre-
nadier, les fucs récens d'acacia, de né-
fles, de verjus, de grofeilles, de coings,

& plusieurs autres semblables étant retenus dans la bouche, coagulent la salive ;
& s'ils se mêlent avec le sang dans cet état,
& que l'on en fasse injection dans les veines, ils le coagulent , & forment des polypes dans le cœur & dans l'artere du
poulmon : quelques-uns de ces sucs dans
leur maturité , ne laissent pourtant pas
d'atténuer un peu le sang.

2°. Les esprits acides fermentés , sur-
tout ceux qui ont leurs forces très-con-
centrées , c'est-à-dire, qui sont parvenus
à une extrême acidité : car les simples acides, comme le simple vinaigre, ne coagulent pas , mais sont plus propres à délayer.

3°. Tous les esprits fermentés & ardens portés à cette derniere subtilité qui
les fait nommer alkool , & qui peuvent
s'enflammer comme la poudre à canon ,
se peuvent tirer de tous les végétaux par
la fermentation qui les rend d'abord vi-
neux, plus les change en vinaigre ; car si
on les distile avant qu'ils ayent contracté
de l'acidité, il se fait un esprit inflamma-
ble qui coagule la salive : ce qui fait voir
que c'est bien mal à propos que de certains Praticiens mal instruits, ordonnent
ces sortes d'esprits quand les humeurs sont
trop tenaces.

Parmi les foſſiles, l'on a pour coagulans, 1°. Les ſels vitrioliques, comme ſont les vitriols de Mars, de plomb, de lune, de cuivre, de mercure ; & l'alun ou le mercure ſublimé, s'ils ſont donnés en ſi petite quantité qu'ils ne faſſent qu'irriter ſans diſſoudre les parties : ainſi la pierre infernale en très-petite quantité, coagule, & diſſout étant employée en plus grande quantité.

2°. Tous les eſprits acides que l'on tire des foſſiles par l'action d'un feu violent, comme l'eſprit de ſouffre, lequel étant apéritif n'eſt pourtant tel qu'en irritant les ſolides; mais on le conſidere ici comme agiſſant immédiatement ſur les liquides, & il coagule quand on l'y joint : l'eſprit de ſel produit le même effet, ainſi que les eſprits des ſels gemme, marin, de vitriol, de nitre, d'eau-forte & d'alun ;& l'eſprit de nitre ainſi que l'eau forte, ſont les plus forts coagulans.

Tous les eſprits ont ſur nous une double action. 1°. Ils agiſſent ſur les ſolides & les fortifient, c'eſt-à-dire, qu'ils les excitent à ſe contracter en les irritant; ce qui eſt cauſe qu'ils réſiſtent à une plus forte diſtenſion, & par conſéquent à une action du cœur plus vigoureuſe ; ce qui augmente leur mouvement réciproque,

& leur action fur nos liquides en devient plus confiderable ; d'où s'enfuit l'atténuation des liquides , la diffipation de leurs particules les plus fubtiles , & enfin la coagulation des plus groffieres.

2°. Ces efprits étant mêlés avec nos liquides dans une quantité fuffifante , ils les coagulent d'abord ; & nous voyons par là comment un même médicament peut être tout enfemble & diffolvant & coagulant.

### *Deuxiéme Claffe des Coagulans.*

DANS la feconde claffe des coagulans confiderés comme abforbans , il faut mettre , 1°. Toutes les terres naturelles brûlées , & qui étoient graffes auparavant , comme le bol , la craie , toutes les terres à potier , les terres argilleufes , qui plus elles font brûlées & fubtiles , & plus elles font abforbantes.

2°. Tous les coquillages réduits en cendres par la force de l'eau , comme la chaux , les coquilles brûlées , les pattes d'écreviffes , les huitres , les coraux , la nacre de perles.

3°. Toutes les parties folides & fluides des animaux brûlées , comme leurs os leurs cornes , leurs chairs , leurs membranes, qui étant réduites en cendres font coagulantes & ftytiques, comme le foie, le bec, & le fang brûlés, & généralement tout ce qui peut fe réduire en cendres fans goût.

4°. Les chaux des métaux, qui font confumés par un feu violent ; comme le colcothar de vitriol, qui étant tenu dans la bouche épaiffit la falive, & comme le vitriol de Mars, lequel après avoir fouffert le feu de reverbere, étant appliqué fur le fang, le rend dur comme une pierre.

---

# CHAPITRE VIII.

### *Des Médicamens qui donnent du mouvement.*

ON peut confiderer dans notre corps deux fortes de mouvement, 1°. Le mouvement inteftin des particules, pour lequel nous ne nous intereffons pas beaucoup ici. 2°. Celui par lequel nos fluides coulent fans ceffe dans nos vaiffeaux durant tout le cours de notre vie. De maniere que les médicamens qui excitent le mouvement feront ceux qui accelerent le mouvement de nos liquides dans leurs vaiffeaux. Pour hâter le mouvement circulaire du fluide, quatre conditions font requifes.

1º. La forte action du cœur fur le fluide, d'où dépend le principe du mouvement : cependant comme cette action n'eft pas connue mais interrompue, pour que le mouvement ne périffe pas, il faut, 2º. La contraction des arteres, laquelle étant pofée, il faut, 3º. La fludité de la matiere qui doit couler dans les vaiffeaux, qui n'eft autre chofe que l'écartement facile des parties du fluide les unes à l'égard des autres fans une notable réfiftance : Il faut 4º. La flexibilité & la liberté des vaiffeaux, c'eft-à dire, très-peu de réfiftance vers leurs extrêmitez, afin qu'ils fe puiffent dilater & détendre avec toute la liberté poffible.

Ainfi tout ce qui eft capable d'augmenter les forces du cœur & des arteres, la fluidité du liquide, ou la flexibilité des vaiffeaux, eft en même tems capable de donner du mouvement, & fur-tout ce qui peut augmenter les forces du cœur : parce qu'en augmentant le mouvement de ce vifcere, on augmente auffi la fecrétion des humeurs, & particulierement celle du liquide des nerfs, qui influant fur le cœur avec plus d'abondance, lui donne de nouvelles forces, qui ne peuvent

vent

vent manquer encore de donner vigueur à la circulation fang & d'en avancer le progrès.

*Trois Claſſes de Médicamens propres à donner du mouvement.*

## Premiere Classe.

La premiere de ces claſſes comprend 1°. Les irritans de toute eſpece , qui affectant les nerfs, excitent une ſécretion d'eſprit plus abondante, & avancent ainſi beaucoup leur diſtribution & leur pro-grès; ce qui augmente la force du cœur, en ſorte que dans les maladies de langueur où le mouvement circulaire s'affoiblit, dans les apoplexies & d'autres maladies ſemblables, l'on a coutume d'irriter les nerfs par des odeurs déſagréables, ou en tirant ſoudainement les poils.

2°. Tous les irritans relâchans , c'eſt-à-dire, tous ceux qui rendent les vaiſſeaux flexibles & propres à admettre aiſément les fluides, que nous avons déja déſignés. 3°. Tous les remedes qui atténuent le ſang dont nous avons auſſi parlé. 4°. Tous ceux qui donnent de l'acrimonie aux liquides dont nous nous ſommes pareillement expliqués. 5°. Tous les délayans,

fur lefquels nous nous fommes auffi fort
étendus.

## *Deuxiéme Claſſe.*

La feconde claſſe contient tous les remedes qui hâtent le mouvement du fang
dans les veines , entre lefquels la compreſſion des veines tient le premier rang.
Cette compreſſion peut fe faire en deux
maniéres , 1°. En frottant les parties depuis leurs extrémitez vers le cœur. Les
bains peuvent auſſi tenir leur rang. 2°. En
remuant beaucoup les muſcles. Ce remede a plus de fuccès contre l'hydropifie ,
la paſſion hifterique , les pâles couleurs ,
que beaucoup d'autres remedes donnés
intérieurement : la refpiration étant augmentée , la vîteſſe du fang eſt auſſi plus
grande : car la veine pulmonaire étant
enfuite comprimée par l'air qui eſt contenu dans les poulmons, elle eſt en même tems défemplie du fang par cette compreſſion : c'eſt pour cette raifon que l'é-
ternuement, le chant, la toux, le ris, font
falutaires aux leucophlegmatiques.

## *Troifiéme Claſſe.*

La troifiéme claſſe comprend les remedes qui détruifent les vices attchés aux
fluides. Or le liquide peut pécherou pour

être en trop petite quantité , ou pour
être trop épais ; s'il y a si peu de liquide
qu'il ne suffise pas pour entretenir la continuité du cours du sang dans ses vaisseaux,
son mouvement s'arrêtera nécessairement,
parce qu'il faut toujours pour entretenir
la continuité de ce mouvement, qu'une
premiere portion du liquide soit immédiatement suivie & poussée par une autre;
nous supposons pourtant que cette continuité est interrompue, il faut donc que ce
défaut du liquide soit réparé : c'est pour
cela que dans les corps fort échauffés ,
& qui se trouvent épuisés par des sueurs
trop abondantes , le petit lait est d'un
grand secours en rétablissant l'abondance
du liquide ; quand le liquide a trop d'é-
paisseur , il faut se servir des incisifs , des
délayans & des atténuans.

# CHAPITRE IX.

### *Des Médicamens qui arrêtent le mouvement.*

LEs remedes qui arrêtent le mouvement font ceux qui enlevent ou qui diminuent les caufes de fon acceleration, dont on a parlé dans le précedent Chapitre, comme font ceux qui calment l'irritation des nerfs, qui épaiffiffent le fang, qui abforbent les plus fubtiles parties du liquide, qui empêchent le mouvement des mufcles & de la refpiration; de plus, il y en a quelques-uns qui font fingulierement propres a empêcher l'irritation des nerfs, comme l'opium, & comme le quinquina dans les fiévres intermitentes.

# III. PARTIE.

## *Des Médicamens qui agissent en même tems sur les Solides & sur les Fluides.*

LEs médicamens qui agissent en mê-me tems sur les solides & sur les fluides, ont souvent differens noms & produisent divers effets, selon qu'ils sont appliqués sur les differentes parties du corps. Ainsi la racine de jalap appliquée sur la peau, agit comme un vessicatoire; & cette même racine approchée des glandes des intestins, n'agit que comme un simple hydragogue. Si l'on donne ce même remede avec la thériaque & l'opium, il devient sudorifique, parce qu'il est poussé vers les parties intérieures, & si l'on applique cette racine mêlée avec un jaune d'œuf sur une playe, elle y sert de médicament déterfif, & elle y excite de la douleur. De même aussi lorsqu'il se trouve au fond du gosier quelque vais-seau, dont le liquide s'échappe, l'esquine réduite en poudre le restreint , & arrête l'écoulement du liquide.

Ces sortes de médicamens qui agissent également sur les solides & sur les fluides, peuvent aisément se renfermer sous deux classes.

L'on peut comprendre sous la premiere tous les médicamens qui accelerent la circulation du sang , & ceux qui la retardent ou qui l'affoiblissent , dont nous avons ci-devant fait mention. La deuxiéme contient ceux qui avancent les sécretions , comme font ceux dont nous allons parler.

---

## CHAPITRE I.

*Des Médicamens qui engendrent le lait.*

LES médicamens galactophores , ou qui engendrent le lait qui est séparé du sang par les glandes des mammelles; ce qui est évident en ce que si une nourrice boit à jeûn quelque liquide qui ait de l'odeur & de la couleur , un quart d'heure après son lait se trouve empreint de la couleur & de l'odeur de ce liquide : mais si la nourrice s'abstient de boire & de manger pendant douze heures , son

lait devient fi fereux & fi urineux par le
défaut d'un nouveau chyle, que l'enfant
en a de l'averfion. On conçoit par-là
quels font les alimens qui produifent le
lait.

Ce font, 1°. Tous ceux qui engendrent beaucoup de chyle, qui font, 1°.
le lait doux nouvellement tiré, fur-tout
fi on l'affaifonne avec un peu de fel & de
fucre. Il arrive fouvent, particulierement
chez des perfonnes qui vivent opulem-
ment, que les meres manquent de lait à
caufe qu'elles mangent trop de viandes,
& ne peuvent nourrir leurs enfans,& que
fe fervant enfuite du remede que l'on
vient de prefcrire, elles deviennent gayes,
& le nourriffent fort bien, comme on le
fçait par experience.

2°. La créme de lait doux nouvellement tiré, principalement lorfque le lait
de la nourrice eft trop aqueux. 3°. Les
tifannes d'orge ou d'avoine cuites dans
du lait. 4°. Toutes fortes de panades
faites avec du lait, du vin ou de la bierre.
5°. Le ris cuit avec les piftaches, &
toutes fortes de farines ; ainfi que les
émulfions compofées des mêmes remedes.
6°. Les bouillons de viandes affez clairs
& moyennement forts. 7°. Les œufs
frais diverfement préparés. 8°. Les bier-

res nouvellement braſſées & peu fermentées, douces & groſſieres. Tous ces remedes forment d'abord un bon lait, que
l'enfant après une heure & demie peut
prendre en toute ſûreté.

2°. Tous les remedes, qui après la
génération du chyle ſont propres à le
conduire aux mammelles ; ce ſont par
conſéquent ceux qui avancent la chyliſi-
cation, qui ſont, 1°. Ceux qui augmentent la force de l'eſtomach, afin qu'il ſe
contracte avec facilité, pour l'expulſion
du liquide qu'il contient.

Il faut donc obſerver dans le choix
d'une nourrice, 1°. Si elle n'a point
l'eſtomach foible & maléficié. 2°. Des remedes qui peuvent accelerer le flux de
la bile, du ſuc pancréatique, & inteſtinal. 3°. Tous les mouvemens des muſcles, comme le marcher, les travaux
domeſtiques, qui en augmentant la circulation, font paſſer une grande quantité de lait aux mammelles. 4°. Tous ceux
qui peuvent avancer l'écoulement & la
ſortie du lait, comme ſont tous ceux qui
diminuent la réſiſtance des vaiſſeaux lactés ; comme 1°. Les ventouſes. 2°. Les
fomentations émolientes ſouvent appliquées. 3°. Les frictions. 4°. Les ſuctions ;
& ſi les femmes uſoient de tous ces remedes,

medes, les enfans les plus délicats qui
paſſent pour ne pouvoir prendre la ma-
melle, le feroient avec facilité ; on conçoit de-là que les petits chiens nouveaux
nés peuvent être appliqués avec ſuccès
aux papilles des mamelles pour en faci-
liter la ſuction aux enfans que les meres
veulent allaiter.

Les médicamens les plus chauds que
l'on met d'ordinaire au rang de ceux qui
engendrent le lait, agiſſent ſeulement en
irritant, de ſorte que proprement parlant, ils ne doivent pas être de ce nombre.
Il paroît par tout ce que nous venons d'é-
noncer, que l'on doit préférer les nourrices qui ont la chair fléxible, parce qu'elles engendrent un chyle auſſi louable que
les plus robuſtes, & qu'il ſort de leurs
mamellons en plus grande abondance,
parce qu'il eſt moins groſſier.

---

# CHAPITRE II.

### *Des Médicamens qui engendrent la ſemence.*

CEs médicamens qu'on nomme Sper-
matopées, ſont ceux qui contribuent
à la production de la ſemence, qui eſt

compofée de trois liqueurs , 1º. De celle des proftates, 2º. Des veſſicules feminales. 3º. De celle des teſticules qui eſt la feule prolifique ; comme les Eunuques en font foi. C'eſt pourquoi un médicament feminal eſt celui qui contribue à la génération de cette troiſiéme liqueur dans les teſticules, dont on fait trois claſſes.

### Premiere Claſſe.

1º. T o u s les remedes qui augmentent la production du chyle doux , du lait & du fang ; c'eſt pour cela que les animaux qui uſent du lait en quantité font très-laſcifs.

### Deuxiéme Claſſe.

2º. T o u s les médicamens relâchans, ou qui font capables d'empêcher que les humeurs ne trouvent de la réſiſtance dans les teſticules , comme font les fomentations des bains chauds ; tous les remedes huileux , comme la rhue, & tous ceux que l'on prépare en forme de baume ou de cataplâme , pour être appliqués fur le fcrotum : ainſi que toutes les penſées laſcives , qui cauſent fouvent des pollutions nocturnes.

On vante particulierement pour produire ces effets les remedes préparés avec
l'aurone, le marum odorant, l'ariftolo-
che, le calamant, l'éryfimum, l'éryn-
gium, le dictame, le creffon aquatique
& cultivé, le leviftic, l'organ de Crete,
qui fait que ces Infulaires font lafcifs, le
perfil, la fabine, le ferpolet, le thin.
Toutes ces plantes appliquées extérieurement pouffent le liquide vers les tefti-
cules.

*Troifiéme Claffe.*

3°. Tous les remedes qui irritent beaucoup la liqueur des nerfs pris intérieurement, & qui ont coutume de caufer des
priapifmes, comme les aulx, les oignons,
les porreaux, ainfi quetous ceux qui font
compris fous la feconde claffe.

De forte que toutes les gommes aromatiques, comme l'aloës, le galbanum,
fagapenum, armoniac, bdellium, élemi,
tacamaca, le baume du Perou, de Tolut,
de la Meque, de Copahu, de Judée,
& les préparations d'opium, qui étant
pris en trop forte dofe caufent le faty-
riafc

Leur vertu feminale fe manifefte, en
ce que ceux qui fortent d'une gonorrhée

R ij

uſant intérieurement de ces remedes ; ſouffrent une diſtilation de ſemence.

Il faut auſſi mettre dans cette claſſe tous les ſels , hormis celui de nitre & de vitriol , comme le borax , l'alun , le ſel marin , tous les volatils , & ſur-tout les huileux ; tous les ſavons , & tous les diurétiques hors de l'eau , ainſi que les huiles tirées des animaux , comme du Caſtor , & les huiles aromatiques tirées des végétaux.

Il faut pourtant obſerver , que tous ces médicamens n'engendrent pas la ſemence par eux-mêmes ; mais qu'en irritant les nerfs , ils excitent la ſéparation de la ſemence , & qu'on ne doit pas par conſéquent les donner aux vieillards , parce que le ſuc nerveux leur manque auſſi bien que la ſemence.

Les remedes reconnus ſpécifiques par les Anciens , pour la génération de la ſemence , & dont ils ont parlé avec éloge , comme ſont l'aneth , le fenouil , les pois , le ſatyrium , qui agiſſent tous de la maniere que l'on vient de dire ; comme les teſticules des animaux laſcifs , qui ſont les boucs , les chevaux , les cocqs , la cervelle de paſſereau , ſont des remedes recomman- dés par les Anciens ; mais ils ſont incer- tains & peut-être inutiles.

La troifiéme claffe contient ceux qui avancent les excrétions, comme ceux qui fuivent.

---

## CHAPITRE III.

### *Des Apophlegmatifmes.*

ON appelle plegme cette matiere pituiteufe, blanchâtre, vifqueufe, qui fe fépare dans une membrane que l'on nomme pituitaire, qui revêt les deux grands finus de l'os du front, les os des joues, les os cribleux, la crête de coq, la felle du Turc, les os du nez, & même les narrines, &c. Sur quoi l'on peut voir Schneider dans fon Traité des Catharres : mais il faut obfever qu'il n'y a point de partie dans le corps, où les vaiffeaux fanguins foient plus dénués, & les nerfs moins recouverts que dans cette membrane.

Il paroît clairement par la fituation de cette membrane, que la vertu des apophlegmatifmes, s'entend jufques dans les cavitez des os du front ; c'eft pourquoi les Anciens les appelloient purgatifs du cerveau, comme s'ils s'étendoient jufqu'à ce vifcere ; mais Schneiderus fait voir que

le cerveau ne peut rien fournir aux petites glandes de cette membrane ; mais
qu'elles séparent du sang des artérioles
une certain matiere avant qu'il soit porté au cerveau, qui fait qu'il y parvient
plus épuré de toutes ses féces ; & en
effet dès que cette matiere est separée,
elle paroît subtile & ichoreuse ; au lieu
que bientôt après, la chaleur l'épaissit &
la convertit dans une matiere grossiere,
que l'on appelle mucosité.

Cela posé, les médicamens qui appartiennent à la classe des Apophlegmatifmes, sont tous les détersifs, les délayans,
& les irritans, comme sont les aqueux,
les sels, les savoneux, les spiritueux, les
décoctions aromatiques, dont on recommande l'usage avec l'eau, le vin, ou
l'esprit de vin, & on les donne aux malades.

1°. En forme d'errhines qui donnent
issue aux matieres superflues par le nez ;
& leur usage est très-convenable, lorfqu'il y a quelque chose d'étranger attaché aux narrines qui tient de la nature du
cancer ou de la verole. 2°. En forme de
gargarisme qui tire la matiere de la gorge, & qui est toujours liquide. 3°. En
masticatoire qui fait cracher, & qui est
le plus souvent composé d'un mélange

de cire & d'aromates. 4°. En forme de lavoir, foit que cela fe faffe par injection, ou par fimple ablution avec des linges trempés, ou des éponges, ou autrement. 5°. En maniere de loochs, qui étant lentement avalés irritent le gofier, & produifent ainfi leur effet.

6°. On les donne en fumigatoires qui font compofés de toutes fortes d'herbes aromatiques, dont la fumée eft reçue avec un tuyau ou par quelqu'autre moyen.

Or, comme il n'y a que les médicamens de la premiere efpece qui purgent les humeurs par les narrines, & que les fept autres efpeces purgent par la bouche, on peut fort bien réduire tous ces médicamens fous deux efpeces qui font des ptarmiques ou corhines, & des fialogogues, ou qui excitent l'iffue de la falive.

Les ptarmiques ou fternutatoires font des remedes qui excitant l'éternuement, font fortir le phegme de la membrane pituitaire.

*Comment fe fait l'éternuement.*

Voici comme fe fait cette évacuation. Premierement la poitrine fe dilate fortement, ce qui eſt cauſe qu'il entre quantité d'air dans les poulmons, lequel étant après quelque tems rarefié par la chaleur, en eſt chaſſé avec force par les détours des narrines, & là il eſt partagé en ſix parties par les os du nez ; & quand il eſt pouſſé déhors ſuivant l'étroiteſſe de ces contours, il frappe la membrane avec violence, & met en mouvement la mucoſité contenue dans les glandes, & l'entraîne en même tems.

Les effets de l'éternuement ſont donc 1°. De nettoyer toutes les cellules & les réſervoirs des narrines, 2°. De vuider les poulmons, 3°. De cauſer une grande ſecouſſe à tout le corps. C'eſt pourquoi l'éternuement convient dans toutes les maladies, où il faut émouvoir le ſuc nerveux, comme ſont l'apoplexie, le ſcorbut froid, & l'accouchement difficile, où les forces de la mere ne ſont pas ſuffiſantes pour l'expulſion du fœtus.

L'éternuement qui dure long-tems eſt très fatiguant, & cauſe aſſez ſouvent des convulſions & la mort même : & c'eſt le danger où l'on ſe trouve alors, qui fait que l'on ſalue ceux qui éternuent, & qu'on leur ſouhaite un bon ſuperieur.

*Deux Claſſes de Médicamens Errhines.*

LЕѕ médicamens errhines ſont compris ſous deux claſſes.

La premiere comprend tous ceux qui méchaniquement peuvent irriter la membrane pituitaire, comme les poudres ſternutatoires, la plume que l'on peut introduire dans les narrines, les petits animaux qui peuvent s'y gliſſer, le ſang qui s'y accumule par obſtruction ou par inflammation : d'où il arrive qu'au commencement d'un rhume, il a coutume de ſe faire une grande diſtillation de mucoſitez par le nez.

La ſeconde claſſe comprend tous les âcres, ſubtils, volatils, de chacun deſquels celui qui eſt le plus âcre opére avec plus de force : ainſi l'hyſope ne cauſe qu'un leger éternuement ; la ſarriette en cauſe un qui eſt un peu plus fort ; le poivre en cauſe encore un plus grand ; l'euphorbe un beaucoup plus violent ; mais le mercure ſublimé corroſif, quoiqu'il ne ſoit pris que dans une très-petite quantité, cauſe un éternuement de pluſieurs heures.

Les ſialogogues ſont des médicamens qui excitent l'iſſue de la ſalive ; or les glandes qui fourniſſent la ſalive, ſont. 1º. Les glandes ſalivales de Stenon, appellées Parotides. 2º. Celles de Warthon qui ſont ſituées à l'angle de la machoire inférieure. 3º. Celles de Bartholin qui ſont placées ſous la langue. 4º. Celles de Schneiderus ou les glandes palatines, au nombre deſquelles il faut mettre auſſi les amigdales & la luette. 5º. Les glandes de Malpighi nommées linguales; 6º. Celles de Nuk, appellées oculaires, c'eſt-à-dire, ſituées à l'œil, & qui s'ouvrent dans la bouche.

### *Trois Claſſes de Sialogogues.*

CES ſortes de médicamens ſialogogues ſe peuvent réduire ſous trois claſſes. La premiere comprend ceux qui agiſſent ſur les glandes dont on vient de parler, comme ſont : 1º. Les fomentations, les frictions, le ſuccement intérieur ou extérieur, des mêmes parties : c'eſt pourquoi les cataplâmes appliqués ſur les parotides rendent la bouche mouillée, & la maſtication du tabac humecte la bouche.

2º. Tous les apophelgmatiſmes, dont on a ci-devant parlé. Il faut au reſte bien remarquer ici que ces médicamens ne guériffent jamais les maladies par la saliva ion, comme plufieurs fe l'imaginent ; car la falivation ne guérit pas la verole ; mais la falivation furvient, parce que la maladie commence à guérir.

La fconde claffe contient tous les remedes qui pouffent les humeurs vers la bouche, en les détournant de fe porter vers d'autres parties : auffi remarque-t'on que lo s que certains vifceres font obftrués comme le foye, la ratte, le pancreas, les reins, le canal des inteftins, la bouche eft toujours pleine d'humiditez : c'eft pourquoi l'on dit des hypocondriaques, qu'il font des cracheurs de profeffion : ainfi ce qui empêche la fecrétion de la lymphe dans ces vifceres, doit paffer pour un fialogogue ; or que cet effet foit bon ou mauvais, ce n'eft pas dont il s'agit préfentement.

La troifiéme claffe contient les médicamens qui diffolvent la maffe du fang, & qui en portent enfuite la meilleure partie vers la bouche. Ce font, 1°, Comme l'antimoine tellement fixé par le nitre, qu'il ne puiffe caufer ni vomiffement ni flux de ventre, mais feulement quelque naufée : car il ne laiffe pas alors d'aborder à la bouche une grande quantité de falive.

Il eſt conſtant que tous les vomitifs avant d'exciter la conſtruction de l'eſtomach, cauſent une nauſée, qui eſt toujours accompagnée de beaucoup d'humiditez dans le goſier.

2°. La même claſſe contient encore le mercure, qui peut être employé en pluſieurs manieres : le mercure cru appliqué ſur le corps procure la ſalivation ; mais on peut l'appliquer, 1°. En forme de liniment, comme quand on ſe ſert de l'onguent Napolitain. 2°. En forme de parfum : car ſi on en met douze grains dans le feu, il s'en éleve une fumée, laquelle étant reçue dans les narrines, excitera le flux de bouche en deux ou trois jours.

3°. On peut auſſi le prendre intérieurement comme dans les pillules de Barberouſſe, pour exciter la ſalivation, mais ce doit être en petite quantité, autrement il s'échappe par le ſiege.

4°. On peut beaucoup manier & agiter long-tems entre ſes mains le mercure, & exciter par là le flux de bouche, comme on le ſçait par expérience : car les affineurs d'or qui en employent beaucoup, contractent ſouvent un ptyaliſme. Le mercure uni avec les ſels par la ſublimation excite le flux de bouche. 1°. Si on

le prend intérieurement en petite dose;
2°. Si on le fait entrer du déhors dans
les playes ou dans les ulceres; 3°. Si on
l'attire par les narrines.

Il résulte de tout ce que nous venons de
dire, que le mercure appliqué sur notre
corps de quelque maniere que ce soit, excite la salivation, & qu'il produit le même effet sur nous, de quelque maniere
qu'il soit préparé, à moins qu'on ne le
donne mêlé avec quelqu'ingredient qui le
dissolve dans l'estomach & dans les intestins; ce qui l'empêche conséquemment
de passer dans les vaisseaux lactés, & pour
lors il n'excite pas le flux de bouche, mais
il passe par l'anus comme on l'observe
dans l'usage du cinabre, & de l'Æthiops
mineral, qui sont composés de l'union du
souffre & du mercure.

Le mercure est le plus pesant de tous les
liquides, & quoiqu'on l'ait divisé autant
qu'il a été possible, il le peut être encore
davantage, comme on le conçoit par sa
pénétration, qui lui fait traverser tous les
corps à l'exception du verre; & Newton
a démontré que ses moindres particules
ont leur pesanteur spécifique plus grande
à proportion que celle des autres corps,
& proportionnées au poids de toute la
masse.

De-là vient que si l'on mêle le mercure avec d'autres liquides, & que ce mêlange soit mis en mouvement par un même mobile, le mercure est mû avec plus de rapidité que les autres liquides, & conserve beaucoup plus long-tems son mouvement, parce que ses particules frappant les particules des autres liquides qui ont moins de mouvement, elles les pénétrent, les divisent & les diminuent par leur extrême vélocité, & leur donnent un plus grand mouvement.

Quoique cette action du mercure sur les autres fluides dépende uniquement de sa solidité, cette action peut pourtant être augmentée, en le réduisant en des parties encore plus subtiles ; parce qu'alors chacune de ces particules reçoit encore une puissance d'agir, proportionnée à l'accroissement de sa surface.

Le mercure que nous recevons dans notre corps, n'agit sur nos fluides qu'autant qu'ils sont contenus dans les plus petits vaisseaux : car tant qu'ils se meuvent dans les grands vaisseaux, il se ramasse en gouttes, & ne se mêle pas intimement à nos liquides ; mais lorsqu'il a passé dans les plus petits vaisseaux, l'étroitesse des conduits l'oblige à se diviser en de très-menues parties, & il se mêle alors exactement avec nos liquides : d'où l'on a lieu de concevoir qu'il n'agit pas immédiatement fur le fang , mais fur la lymphe qui eft contenue dans les plus petits vaiffeaux.

L'on peut auffi déduire de la même fuppofition pour quelle raifon ces remedes opérent plus efficacement dans les corps qui font obftrués, comme par exemple dans ceux qui font atteints de la verole , de l'hydropifie , ou du fcorbut ; que dans les corps dont tous les vaiffeaux font bien ouverts. Nous en avons eu depuis peu un exemple notable dans un particulier, qui avoit été deux fois attaqué de la verole , & qui en avoit été guéri autant de fois; & en ayant été atteint pour la troifiéme fois, la carie des os obligea d'en tenter la cure par les décoctions apéritives; ce qui n'ayant pas réuffi , on lui avoit donné le mercure qui n'avoit point excité de falivation : environ fix mois après , le corps de ce malade obftrué par la leucophlegmatie qui lui étoit furvenue , commença à reffentir l'effet du mercure qui lui avoit été donné précedemment en très-petite quantité , & il eut une falivation très-abondante.

De tout ce que l'on vient de dire , on peut inferer que la vertu du mercure qui eſt entré dans nos corps, conſiſte en ce qu'elle diviſe & diſſout les molécules de nos fluides trop ſerrées les unes auprès des autres, & conſéquemment que nos liquides par quelque raiſon méchanique que ce ſoit en ſont froiſſés, diminués & briſés de telle ſorte qu'ils ſont réduits en des parties autant ſubtiles qu'on les peut inaginer, & qui ſont par là rendues capa-bles de ſe gliſſer avec facilité dans les con-duits lymphatiques latéraux, & à procu-rer ainſi la ſalivation.

Or, que le mercure ait toute l'efficace que nous prétendons, la preuve en eſt inconteſtable, par l'exemple ſuivant: ſi la ſalive ou l'urine eſt réduite en des parties très-déliées, ou par ſon attrition, ou par la chaleur du ſoleil ou du feu, elle rend une odeur auſſi fétide que ce'le de la ſali-ve qui a été miſe en mouvement par le mercure.

La vertu du mercure eſt fort augmen-tée, ſi on lui joint quelque remede irri-tant; par exemple, ſi on lui aſſocie quel-que choſe de cauſtique ou d'acide, car il en arrive des ſalivations exceſſives & des purgations inſoutenables. Il eſt à re-marquer que c'eſt bien mal à propos que quelques - uns aſſurent que les particu-les du mercure s'attachent aux côtez des

vaiſſeaux

vaiſſeaux, puiſque ſa grande mobilité l'en
empêche.

---

# CHAPITRE IV.

## *Des Expectorans.*

LEs médicamens expectorans ſont ceux
qui chaſſent par le larinx la matiere
morbifique qui eſt attachée aux branches
des poulmons. On demande à ces remedes
pour pouvoir produire cet effet, quatre
conditions : 1°. Que la matiere qui eſt
attachée à ces branches ſoit mobile, pé-
nétrable, & par conſéquent que ſes parties les plus fluides ne ſe diſſipent pas, de
peur que cette matiere ne ſe rende viſqueuſe, tenace & intraitable. Ce qui fait
que les remedes trop chauds & trop irritans n'y ſont pas convenables.

2°. Que les voies ſoient ouvertes, net-
tes & gliſſantes.

3°. Que la matiere ſoit excitée à s'é-
vacuer, à quoi la toux contribue à mer-
veille ; mais elle demande d'être irritée,
& des forces ſuffiſantes de la part du
ſujet.

4°. Que les vaiſſeaux embaraſſés ſoient
en repos, afin qu'ils puiſſent ſe relâcher ;

car s'ils font continuellement irrités, l'humeur s'échappe fans ceffe des glandes avec un fentiment de douleur.

## *Claffe des Médicamens Expectorans.*

Il s'enfuit donc que les médicamens expectorans, par le rapport qu'ils ont à ces quatre conditions, font divifés en quatre claffes, dont

La premiere contient tous les irritans aromatiques amers, & en même-tems les huileux doux, comme font l'abfinthe, le chardon beni, le marube, l'hyfope, la marjolaine, l'aunée, le pouillot, la valeriane, &c. L'on doit auffi mettre au même rang les remedes tirés du fouffre mêlés avec les alkalins, tous les favoneux fixes, comme le favon de Venife en pillules ou donné avec du lait, tous les favons volatils, huileux, & les fels volatils & fixes, & en général tous les ftimulans & les délayans affemblés.

La deuxiéme claffe contient les apéritifs & les déterfifs, comme les huiles douces de pavot, d'amendes, d'olives, & le miel qui eft apéritif, atténuant, déterfif & lubrifiant ; dans la même claffe font encore le émulfions, les favons, les jaunes d'œufs, avec les huileux, le fucre

du moins en petite dose : car quoique
quelques-uns ne l'approuvent pas, il est
pourtant certain que c'est un sel rectifié,
qui n'est pas si contraire à notre nature
que ces gens-là se l'imaginent ; il y faut
mettre aussi la manne, qui est fort lubri-
fiante, aussi-bien que les baumes, comme
font la térebenthine, le baume du Perou,
de la Meque, la gomme élemi, &c. qui
agissent en irritant & en lubrifiant par leur
aromate & leur huile ; toutes les décoctions relâchantes & émolientes sont aussi
de cette classe.

La troisiéme contient les médicamens
qui excitent la toux, comme le vin, le
vinaigre, les esprits âcres, les errhitres ;
ce qui fait voir pourquoi Hipocracre pour
la vomique qui paroît dans un jour criti-
que, a ordonné ou le vin ou le vinaigre,
ou l'un ou l'autre ensemble, ou l'oxemel
après avoir prescrit le poivre.

La quatriéme classe contient les anodins & les narcotiques, dont le principal
est l'opium ; car quand l'aspre artere est
une fois excoriée, la toux est facilement
excitée & même les convulsions, si ces
symptômes ne sont calmés par ce remede.

# CHAPITRE V.

## *Des Médicamens qui purgent par bas.*

LEs médicamens qui purgent par les selles, font ceux qui étant appliqués fur un corps vivant intérieurement ou extérieurement, évacuent la matiere morbifique par l'inteftin droit. Les Medecins ont de tout tems appellé purgatifs les médicamens qui ont été propres à mettre déhors les matieres impures par le dernier inteftin.

Ils entendoient par matieres impures tout ce qui étoit ennemi de la nature : & ils entendoient par la nature, tout ce qui eft néceffaire à la vie & à la fanté ; c'eft-à-dire, les fonctions vitales, naturelles, & animales dans leur intégrité. Ils regardoient donc comme matieres impures tout ce qui bleffe ces principales fonctions.

La purgation eft une fécretion, ou plûtôt une évacuation par les felles de tout ce qui peut de quelque partie du corps que ce foit, s'échapper hors du corps par le conduit inteftinal.

Il faut donc confiderer, 1°. Quelle eft la matiere qui fe trouve dans les in-

teſtins, & combien il y en a de fortes.
2°. De quels endroits elle peut venir.
3°. Quelle peut être ſa differente nature.
4°. En quelle quantité elle peut couler
des autres endroits du corps vers les inteſtins, & nous connoîtrons par là que
preſque tout le corps peut être purgé de
ſes matieres impures par la voie des inteſtins.

### *Les differentes claſſes des matieres que les purgatifs peuvent entraîner.*

L E s claſſes des matieres qui peuvent ſe
trouver dans les inteſtins, & qui peuvent
en être chaſſées par les médicamens purgatifs, ſont,

### *Premiere Claſſe.*

L A premiere comprend tout ce qui peut
entrer dans le corps par la déglutition,
comme ſont, 1°. L'air qui ſe mêle avec
la ſalive, la liqueur de l'œſophage, & la
mucoſité du palais qui le rend viſqueux ;
l'écume que l'on remarque à ces liquides
fait aſſez voir que l'air s'y mêle, & la machine pneumatique le prouve encore
mieux.

Il paroît encore que l'air eſt avalé par

les tranchées que la raréfaction de cet air
avalé, exite très-frequemment dans les
inteſtins.

2°. La ſalive qui s'y trouve en quantité, toutes ſortes de mucoſitez, & les
autres humeurs ſeparées dans le nez, dans
la gorge, dans le palais, & dans la membrane pituitaire, &c. dont la quantité eſt
ſi grande, qu'elle excite quelquefois un
flux de ventre, comme dans la diarrhée
catarrathe : & dans ce cas-là il s'en évacue
quelquefois pluſieurs livres en vingt-quatre heures. Enfin toutes ſortes de nourritures & de boiſſons.

### Deuxiéme Claſſe.

La ſeconde claſſe renferme les reſtes
des alimens & des boiſſons : car il n'y a
pas de boiſſon, à l'exception peut être
de l'eau la plus pure, qui ne laiſſe quelques féces, comme on en peut juger par
les enfans qui ne vivent que du lait ſeul,
auſſi-bien que par les malades qui ne prennent d'autre nourriture que les bouillons, & par quelques autres qui ne vivent que d'eſprit de vin : car les ſolides
qui ſont les derniers dans tous les corps,
ne ſont preſque pas ſéparab'es, comme
la Chymie nous l'apprend ; ce qui fait

qu'ils ne peuvent pas dans les viſceres être réduits en des particules aſſez déliées pour pouvoir entrer dans les vaiſſeaux laétés : en ſorte que ces particules trop groſſieres réſervées dans les inteſtins, fourniſſent la matiere des excrémens groſſiers.

De plus, les parties des alimens les plus fluides produiſent auſſi des féces, parce que la vertu des viſceres ne peut pas ſi bien affiner les alimens, que les ſolides ſe ſéparent de tout leur liquide, ou que le liquide ſoit ſi bien diviſé, qu'il puiſſe être reçû en entier dans les vaiſſeaux laétés.

Ceci ſert à réſoudre le problême ſuivant ; ſçavoir pourquoi deux hommes qui uſent préciſément des mêmes alimens, ſont quelquefois ſi différens au ſujet de la décharge de leurs excrémens; de maniere que l'un ſoit obligé d'aller tous les jours à la ſelle, pendant que l'autre n'y va que de deux ou trois jours l'un, quoiqu'ils jouiſſent ou ſemblent jouir l'un & l'autre d'une égale & parfaite ſanté.

### Troiſiéme Claſſe.

**La** troiſiéme claſſe contient les deux

fortes de bile , qui font l'hépatique & la cyftique , qui coulent continuellement dans les inteftins , du moins l'hépatique ; car la cyftique n'y peut pas couler fans ceffe à caufe de la fituation de fon canal , qui ne lui permet d'en fortir que lorfque l'eftomach rempli d'alimens , comprime la veflicule & en exprime en même-tems la bile qui s'y réferve ; or il eft aifé de fe convaincre que la bile hépatique ne ceffe pas de couler dans l'inteftin , en ce que les excrémens font en tout tems teints de la couleur de la bile , fi ce n'eft dans l'ictéri-tie , où les obftructions des conduits biliai-res empêchent cette liqueur jaune de fe mêler avec les excrémens ; ce qui les rend blanchâtres par le défaut de la teinture qu'ils empruntent de la bile.

Mais de fçavoir comment dans l'efpace de vingt-quatre heures l'excrétion de cette humeur bilieufe peut être quelquefois portée jufqu'à trois livres , il faut pour cela confiderer ,

1°. Que plus le liquide qui aborde à une glande a de vîteffe , & plus la fécretion en eft confiderable.

2°. Que ce qu'eft le volume d'une glande par rapport à celui d'une autre , la féparation de l'humeur filtrée par la glande , toutes chofes d'ailleurs étant éga-les,

les, est toute pareille ; or on peut juger
de la grandeur de la glande qui sépare la
bile qui est le foie , en consultant Glis-
son dans son Traité de la structure de ce
viscere, ainsi que Warthon dans son Traité des glandes: d'où l'on peut inferer que
la sécretion qui se fait dans le foie à l'é-
gard de celle qui se fait dans la glande
parotide , peut bien être de trois à un.

3°. Que l'émissaire du foie est grand
& bien ouvert.

4°. Que rien ne s'oppose à la décharge de ce conduit.

### Quatriéme Classe.

La quatriéme classe des purgatifs par
bas , comprend le suc pancréatique, qui
par sa tenacité, son goût , & son odeur,
a beaucoup de convenance avec la salive ; & la glande qui sépare ce suc qui est
est le pancreas, ne differe des glandes salivales que par sa grandeur.

Le pancreas a un tuyau de décharge
assez considerable , par lequel il se fait
très-sûrement une décharge fort abondante du liquide qu'il contient. Car en
comparant cette glande avec les salivales,
qui dans leur état naturel séparent en
vingt-quatre heures douze onces de sa-

live, & qui étant excitées par le mercure
en sépare deux livres , & faisant encore comparaison de l'artere carotide avec
la celiaque , dont la derniere est à l'égard
de la premiere comme de deux à un,
on peut inferer de là que le pancreas
dans son état naturel sépare en vingt-
quatre heures vingt-sept onces de suc,
& qu'étant excité, il peut en séparer
jusqu'à quatre livres.

La séparation que fait une glande,
peut s'augmenter en trois manieres.

1°. Quand la glande s'augmente dans
ses dimensions , sur quoi il est bon de
voir Warthon.

2°. Quand le penchant du liquide pour
sa séparation devient plus favorable.

3°. Lorsque par la continuelle expression du liquide, il y a moins de résistance dans la cavité de la glande ; ce qui
rend d'abord du liquide vers la même
glande plus abondant, comme on le voit
aux mammelles des nourrices ; on peut
par là fort bien rendre raison pourquoi il
se fait en certaines occasions une si grande issue de liquides par les intestins dans
les diarrhées , parce qu'entre les autres
sucs, celui du pancreas , qui dans l'état
de santé retourne dans le sang par les
vaisseaux lactés & les veines méseraïques,

ces canaux fe trouvant obftrués eſt re-
jetté vers l'anus.

### Cinquiéme Claſſe.

L a cinquiéme claſſe contient le ſuc des
glandes inteſtinales, dont Peyer a démontré la continuité dans toute la ſuite
du conduit inteſtinal, & la longueur de
ce conduit fait aiſément concevoir le
nombre de ces glandes, ſon étendue en
longueur ſurpaſſant au moins ſix fois la
longueur du corps.

### Sixiéme Claſſe.

L a ſiixiéme claſſe comprend tout ce
qui peut adhérer à la cavité des inteſtins
contre l'ordre naturel, qui peuvent étre
des fluides ou des ſolides.

Les fluides qui peuvent ſe trouver dans
les inteſtins contre l'ordre naturel, ſont
1°. Du pus qui eſt toujours le produit
d'une inflammation, qui eſt cauſée par le
ſéjour du ſang dans les plus petits vaiſſeaux capillaires; qui joint au nouveau
ſang qui le comprime par derriere, eſt
l'effet du froiſſement de ces petits vaiſſeaux, & du changement de la matiere
rouge dans une matiere blanche qu'on

nomme du pus, est cause de celui dont nous parlons à présent, qui se trouve dans le foie, dans la ratte, le pancreas, les intestins, & les autres parties.

Sur quoi l'on peut répondre à cette question comment il se peut faire qu'il sorte quelquefois une si grande quantité de pus, & d'où elle vient. On répond qu'elle peut venir de la ratte par les vaisseaux épiplosques qui vont au foie, d'où cette quantité de pus peut être chariée aux intestins par l'érosion du canal hépatique.

Hipocrate a parlé de ce pus, prétendant qu'il venoit ou du foie ou du pancreas par leurs propres conduits, ou des intestins mêmes.

Ce qui sert à résoudre ce problême assez connu, qui consiste à sçavoir comment un empyéme peut trouver son issue par les selles.

### Comment le pus d'un empyéme peut s'échapper par les selles.

C'est, 1°. Parce que le pus épanché sur le diaphragme attaque les lieux voisins, ronge & perce le diaphragme, ensuite le foie, ou ronge l'intestin colon & s'y décharge.

2°. Le sang qui sort en abondance, souvent après des purgatifs mal adminis-trés, ou dans une dissenterie, peut pro-ceder de differentes sources, dont deux font fort remarquables : 1°. Le conduit commun du foie, qui reçoit cinq rameaux du foie, & un de la vessie du fiel. De sorte que si la structure du foie est telle-ment blessée intérieurement qu'il s'y fas-se une ouverture, qui soit béante sur les conduits biliaires, il s'échappera une grande quantité de sang dans le conduit intestinal, ce qui causera ensuite une diar-rhée. 2°. Le conduit pancreatique peut aussi fournir du sang quand la tissure du pancreas se trouve blessée ; ce qui peut souvent arriver quand le pancreas est schirreux, & que l'on donne au malade un purgatif ; car l'effet du purgatif est d'augmenter le mouvement circulaire, ce qui fait que les vaisseaux qui entou-rent le schirre, sont comprimés quelque-fois jusqu'à se trouver brisés dans la sui-te, ce qui donne lieu à de grandes hé-morragies, comme les Chirurgiens sça-vent par expérience.

Outre ces deux conduits qui peuvent fournir du sang dans la cavité des intestins, il y en a encore d'autres qui peuvent en certaines occasions fournir du sang dans leur canal, comme l'œsophage ou l'estomach blessé, aussi‑bien que la ratte qui étant schirreuse & enflammée, il survient trois ou quatre jours après un vomissement de sang, ou une diarrhée sanglante, & ç'a été là le sentiment des Anciens : mais ce sang qui part de la ratte passe par le foie.

Le sang grumelé qui sort de l'estomach marque un vieux ulcere, sur‑tout si ces grumeaux ont d'une part une surface convexe, qu'ils ont empruntée du ventricule, parce que l'estomach peut retenir pendant long‑tems les liquides & les solides, comme le prouvent les viandes que l'on a avallées en trop grande quantité, que l'on rend corrompues après douze heures.

3°. La sérosité qui vient des vaisseaux lymphatiques : car les Anatomistes nous font voir que ces vaisseaux distribuent leurs branches en forme conique ; si bien qu'il peut aussi leur arriver des inflammations exemtes de rougeur ; mais qui ne laisseront pas d'être douloureuses. La portion de la lymphe la plus subtile peut aisément traverser ses conduits, pendant que la plus grossiere devient âcre par son séjour, & on lui donne le nom d'icoreuse ; elle est la cause des pustules & de la galle ; il est donc constant que les vaiffeaux lymphatiques peuvent fournir une grande quantité d'eau dans le bas ventre.

4° La lymphe même extravafée par des plaies faites aux vaiffeaux lymphatiques.

*Quel font les folides adhérens au conduit intefinal.*

LES folides adhérens dans l'interieur des inteftins contre l'ordre naturel font,

1°. Les portions graiffeufes coupées en forme de lard, qui font produites par des alimens embarraffés & coagulés dans leur canal par une mucofité gluante.

2°. Les filamens de la tunique intérieure de ce conduit, fes caroncules, femblables à de petites glandes ; ces fibriles ainfi diffoutes, font des fragmens de la tunique intérieure du canal qui a été rongée par des particules âcres & venimeufes.

Tous nos vaiffeaux qui ne fe font pas encore endurcis en cartillages, n'ont pas une dimenfion bien déterminée, comme on le voit à l'occafion des varices, des ancurifmes, &c. Ce qui fait que les conduits du foie & du pancreas fe peuvent beaucoup dilater felon les caufes qui peuvent y concourir : s'il y donc quelque corps étranger adhérent aux visceres d'où partent ces conduits, & qui y soit resté après la gangrene ou quelque ulcere, ce corps étranger peut y être porté par ces conduits.

Par exemple, si le foie est attaqué de gangrene, les parties de sa substance dissoutes pourront passer par le conduit hépatique fort dilaté, jusqu'aux intestins. Or, le foie peut s'enflammer, & son inflammation produire un apostême ou la gangrene, comme Forestus & Tulpius en rendent témoignage. Les intestins même attaqués d'une grande inflammation peuvent être attaqués de gangrene & tomber par pieces. Les aphtes même peuvent trouver leur issue par les selles.

4°. Les vers & d'autres animaux sont aussi quelquefois retenus dans l'intérieur des intestins.

### Septiéme Classe.

LA septiéme classe des purgatifs, regarde la lymphe, & d'autres liqueurs qui étant extravasées s'y forment des receptacles, ou s'arrêtent en quelqu'endroit contre l'ordre naturel, & ces liqueurs ainsi retenues sont quelquefois entraînées par les purgatifs. On ne peut pas bien dire comment cela fe fait, mais il eſt certain que cela arrive ; car il eſt d'expérience que dans l'hydropiſie un purgatif heureuſement adminiſtré, entraîne quelquefois une grande quantité d'eaux qui fait déſenfler le ventre.

De tout ce que nous venons de dire, on infere les corollaires ſuivans.

### *Corollaires.*

PREMIER Corollaire. On peut expulſer par la voie des inteſtins des corps biens differens, tirés de tous les endroits de notre machine. Tous les purgatifs diminuent la réſiſtance dans les vaiſſeaux des inteſtins les plus proches; enforte que par la force de l'atmóſphere il eſt charié vers ces endroits plus de liquide: cela peut auſſi ſe faire par la contraction ou l'élaſticité des vaiſſeaux, & ſi par des purgations violentes ſouvent réiterées la réſiſtance eſt beaucoup diminuée dans les inteſtins, toute la lymphe ſera portée vers leurs vaiſſeaux vuides, & ſon excrétion s'y fera en même tems. Il s'enſuit de là que toute la lymphe du corps peut-être expulſée par les purgatifs.

Deuxiéme Corollaire. La quantité de cette évacuation eſt quelquefois ſi abondante qu'elle paſſe toute créance.

Troiſiéme Corollaire. Les liquides qui avoient coutume d'être naturellement dépoſés dans les inteſtins, & de là por- tés, dans les veines par les vaiſſeaux lac- tés ou de s'échapper par les veines mé- feraïques, s'ils ſuivent une route directe vers le fondement, peuvent être évacués par les ſelles juſqu'à quatre livres & plus dans l'eſpace de douze heures.

Par exemple, ſuppoſé que nous aval- lions pendant douze heures toute notre ſalive, toute la mucoſité & la liqueur de l'œſophage, & que ces liqueurs par- viennent au milieu de l'eſtomach, le tout compoſera environ dix onces ; l'eſ- tomach fournira environ onze onces de ſon propre liquide; les glandes des inteſ- tins une livre; le pancreas onze onces. Le foie fournira auſſi le ſien : & le total fera environ quatre livres. L'on voit par là que tout le corps peut être purgé en fort peu de tems.

Quatriéme Corollaire. Les ſept genres de ſécretions & d'excrétions dont on a parlé, peuvent être tellement changés, ou par le ſéjour des liqueurs, ou par le mélange qui s'y peut faire, que l'on ne ſçauroit plus les connoître : ainſi la mu- coſité du nez qui s'évacue d'abord eſt une lymphe très - subtile, mais qui s'épaissit en peu de tems, de telle sorte qu'il s'en forme une croute dure & presque cartilagineuse.

Cinquiéme Corollaire. Quelques-uns de cés excrémens font plus aisément expulsés que d'autres : car les féces que laissent les alimens, font facilement chassés hors du corps par le mouvement periſtaltique des inteſtins : ainſi le mouvement naturel des viſceres ſans la moindre irritation ſuffit pour procurer leur écoulement ; mais le liquide extravaſé n'eſt pas enlevé avec la même facilité, & le mouvement périſtaltique ne ſuffit pas pour l'entraîner. Car il faut,

1°. Qu'il ſoit attiré dans les inteſtins ; & pour cela il eſt néceſſaire qu'il ſoit reçû dans les vaiſſeaux voiſins ; & il faut encore que la réſiſtance de ces vaiſſeaux ſoit moindre que la force qui pouſſe le liquide vers le canal ; de maniere que tout ce qui peut diminuer ſuffiſamment la réſiſtance de ces vaiſſeaux, contribue à l'y faire recevoir. Or cette réſiſtance eſt ſuffiſamment diminuée, par tout ce qui eſt propre à nettoyer & à vuider les vaiſſeaux, & la force de tout ce qui peut produire cet effet, doit être ſupérieure à la force naturelle des viſceres , pour irriter les

vaisseaux & les obliger efficacement à la
sequestration du liquide : ainsi la facilité
plus ou moins grande de l'expulsion dépend absolument de la distance plus ou
moins considerable du liquide ou de la
matiere qui doit être vuidée du conduit
intestinal. Cela étant, il est plus facile
de vuider les excrémens grossiers, que la
liqueur pancreatique, & cette liqueur
est plus facile à évacuer que la lymphe
extravasée.

Sixiéme Corollaire. Les vertus expulsi-
ves, qui selon le précedent Corollaire sont
si differentes, selon le different éloigne-
ment de la matiere qu'il faut expulser,
dépendent de certains irritans particuliers, & ces irritans sont ceux qui par leur
figure & leur solidité font quelque peine
aux endroits qu'ils touchent, comme fait
par exemple un grain de sable dans l'œil,
qui excite d'abord un mouvement convulsif à cet organe, & ce mouvement
comprime les glandes qui se vuident par
cette compression, ce qui donne lieu à
un nouveau liquide de les remplir.

La purgation se fait de la même maniere. Par exemple si un particulier ayant
coutume de manger de meilleur pain &
d'aller une fois par jour régulierement
à la selle, venoit à manger du pain de

fon, il feroit obligé d'aller à la felle deux
& trois fois par jour, & quelquefois même avec des tranchées cruelles, parce que
les particules indiffolubles du fon irritant
les vifceres, tant à raifon de leur volume
que de leur figure, & les mettent en contraction. Les raifins produifent les mêmes
effets & de la même maniere.

*Les conditions requifes pour chaffer du
conduit inteftinal les matieres qui s'y
trouvent contre l'ordre naturel.*

APRE's avoir confideré les chofes qui
font naturellement portées aux inteftins,
ou qui s'y introduifent contre l'ordre
naturel, il faut examiner préfentement
quelles font en général les conditions requifes pour leur expulfion : elles font fix.
1°. Il faut que la voie foit ouverte,
& par la voie ouverte nous entendons
l'ouverture du canal qui s'étend depuis
le gofier jufqu'à l'anus, qui peut être
fermé en deux manieres, 1°, Par le changement de fa figure, ce qui peut arriver
lorfqu'une portion de ce canal rentre dans
l'autre, comme dans la paffion iliaque ;
ou lorfque par une inflammation, le me-
fantere fe fépare de quelque partie de
l'inteftin ; 2°. Par le mouvement convul-

fif de l'inteftin caufé par quelque matiere qui y eft adhérente , comme par
exemple quand les matieres ftercorales
s'endurciſſent , par l'entremiſe de quelque humeur gluante , enſorte qu'elles
font quelquefois auſſi dures que des pierres , comme il arrive quelquefois aux
femmes , ſur-tout dans la groſſeſſe ; ou
lorſque quelque corps dur adhére à l'inteftin coccum , & ferme ſa valvule , ou
quand il ſe forme un ſchirre dans les inteftins.

La ſeconde des conditions eft la lu-
bricité des voies ; car l'Auteur de la nature a mis dans tout le progrès du conduit inteftinal , une eſpece de ſavon au
moyen duquel les excrémens deſſechés
par l'expreſſion de leur partie liquide ,
puiſſent couler avec facilité , & ne pas
refter immobiles ou attachés en quelque
endroit de ce canal ; & quand ce ſavon
manque , le ventre ſe reſſerre , il faut
une plus grande force pour enlever ces
excrémens , & l'on eft en ce cas là obligé de prendre quelques remedes , comme le miel , la manne , le ſucre , ou d'autres ſemblables laxatifs.

Dans les aphtes le ventre qui eft toujours fort ſerré , eft lâché par des clyfteres glutineux , compoſés de miel , de ſucre & ſemblables.

La troifiéme condition, eft la contraction fpirale des fibres de la membrane
mufculeufe qui entoure le conduit inteftinal dans toute fa continuité, & qui dans
leur action rapproche les parois du canal
vers fon centre, aidés de la contraction
des fibres longitudinales ; car il n'y a
aucun remede purgatif qui dans fon
action n'augmente, n'accelere, & ne
fortifie fes mouvemens, en irritant l'inteftin, ce que l'on conçoit aifément par
les douleurs que caufe le purgatif faifant
fon opération.

La quatriéme condition eft l'augmentation du mouvement de toutes les parties qui fervent à la refpiration. Je dis
que ce mouvement doit être augmenté,
parce que dans l'ordre naturel, ni les
gros excrémens ni l'urine ne font point
chaffés hors du corps, fans quelque fecours de la part de la refpiration ; cela
s'obferve aux enfans qni font encore au
ventre de leur mere, qui dans les travaux difficiles lorfque leurs membranes
fe rompent, un peu d'air introduit dans
la matrice, les oblige à rendre leurs excrémens & en faliffent leurs meres.

Nous voyons de plus que tous ceux
qui rendent leurs excrémens avalent une
grande quantité d'air, & ferment auffi-

tôt leur gofier ; cet air raréfié dans les poulmons, les dilate, & les oblige à pouf-fer le diaphragme en déhors ; pendant ce tems-là, les dix mufcles du diaphragme fe contractent, & les inteftins comprimés pouffent déhors les excrémens ; mais auffi-tôt que les poulmons fe relâchent, les mufcles du bas ventre reprennent en même tems leur ton ordinaire, & la déjection des excrémens ceffe. L'on conçoit par là pourquoi l'on attend inutile-ment l'opération des purgatifs dans les moribonds, parce que la refpiration leur manque.

La cinquiéme condition, eft la préfence d'une matiere dans les inteftins qui demande d'être vuidée.

La fixiéme condition, c'eft que cette matiere foit mobile, c'eft-à-dire, qu'elle puiffe être chaffée avec facilité.

Ces conditions font toujours néceffaires pour qu'une purgation faffe bien fon effet, & fi le défaut d'une de ces conditions en empêche le fuccès, il faut apporter à ce defaut des remedes convenables. De maniere que s'il arrive que la voie foit fermée par l'inflammation, il faut avoir recours à la faignée, fi la voie eft deffechée & qu'elle manque d'humidité, il faut fe fervir du miel, de l'huile, ou de

de clyſteres glutineux pour la lubrifier ;
ſi les muſcles manquent de contraction,
il faut la rétablir par la douce irritation
des fruits acides que l'Eté fournit ; ſi le
paſſage eſt intercepté par des croutes
attachées aux inteſtins, il faut ſe ſervir
d'un bain d'eau froide, par là ce qui avoit
coutume de s'échapper par les poroſités
de la peau, ſe déterminera vers les inteſtins qui enlevera les croutes, & la purgation fera ſon effet.

S'il n'y a rien dans les inteſtins, il eſt
impoſſible d'en rien tirer ; ainſi l'on ne
doit pas donner de purgation à des perſonnes qui auront paſſé deux & trois
jours ſans prendre de nourriture, parce
qu'elle n'auroit aucun effet en cette occaſion, à cauſe de la foibleſſe de la reſpi-
ration, & du défaut d'une matiere diſpoſée à l'évacuation.

Que ſi la matiere eſt ſi fort endurcie
qu'elle ne puiſſe étremiſe en mouvement,
elle peut être diſſoute par une ample
boiſſon d'eau & d'huile.

*Les remedes qui peuvent ſervir à châſſer*
*des inteſtins les matieres qui en doivent*
*être expulſées.*

Nous avons vû juſqu'ici quelle eſt la
Vv

matiere qui peut naturellement adhérer aux inteſtins, ou qui peut y être apportée d'ailleurs contre l'ordre naturel; & comme cette matiere eſt de pluſieurs ſortes, il eſt aiſé de comprendre qu'il faut pour l'expulſer, differens remedes qui doivent avoir par conſéquent des noms differens; comme ſont,

1°. Les eccoprotiques, ou les doux laxatifs, qui enlevent ſeulement les excrémens du bas ventre qui réſultent des alimens ſelon l'ordre naturel, & n'attirent rien des autres endroits du corps dans les inteſtins, comme ſont tous ceux qui ouvrent les voies; ſur ce principe ce ſont les huileux, les délayans, & les clyſteres; il eſt pourtant fort à propos d'y ajoûter quelquefois les ſalins & les doux aromates,

2°. Les phlegmagogues, nom que les Anciens ont donné à tout liquide d'une conſiſtance plus groſſiere que la ſimple ſéroſité; comme ſont la mucoſité du nez, le phlegme ou la pituite vitrée. Sur l'idée de cette deſcription toute matiere blanchâtre, lympide, & tenace comme un blanc d'œuf, à laquelle les Anciens ſe renfermant dans des bornes plus étroites, ont donné le nom de pituite vitrée, cette matiere, dis-je, ſera le phlegme qui est composé de trois sortes de matiere, sçavoir,

1°. D'une matiere morbifique survenue dans l'estomach, c'est-à-dire, produite dans l'estomach par les corps gluans que se sont attachés à ce viscere, ou des fibres éminentes qui ont été rongées par ce liquide stomacal muqueux, âcre & beaucoup irritant.

2°. Des mucosités qui ont été avalées avec les alimens, & dont l'enduit qui s'en fait aux intestins est suffisamment connu.

3°. D'une matiere muqueuse toute semblable produite ou par son séjour dans les intestins, ou par son mélange avec quelqu'autre matiere; car du séjour d'une matiere de son mélange, il peut résulter des masses toutes extraordinaires, comme on le peut voir dans le Cimetiere anatomique de Bonnet, où il traite des maladies des intestins.

C'est pour cela qu'il faut user de divers irritans pour l'évacuation du phlegme: car lorsqu'ils ne s'agit que d'évacuer le phlegme naturel, il est facilement expulsé par les eccoprotiques ou légers laxatifs; mais si les visceres du malade sont affoiblis, il faut employer des irritans plus efficaces, tels que sont les phlegmagogues.

3°. Les cholagogues, qui font tellement irritans, qu'ils n'enlevent pas feulement les mucofités, mais qui s'introduifant dans les vaiſſeaux méferaïques, augmentent dans le fƓie la diſſolution & le mouvement du fang, ou bien en irritant les vaiſſeaux, engagent le fang à couler en plus grande abondance vers ce vifcere : ces remedes font demi cauſtiques, comme la fcamonée, le jalap, le mercure, &c. qui charient la bile dans les inteſtins, & l'évacuent enfuite.

4°. Le hydragogues, qui font ceux qui n'enlevent pas feulement la bile, mais auſſi la mucoſité des inteſtins, & même le fuc pancreatique : 1°. En empêchant qu'aucunes des particules de ces matieres qui avoient coutume de retourner dans les vaiſſeaux lactés n'y rentrent ; retour qui eſt fouvent empêché par une caufe très-légere : car qu'un homme qui voyage dans un climat froid contracte un froid aux pieds extraordinaire, tout auſſi-tôt le froid gagne tout le corps, tout le bas ventre, & même les glandes inteſtinales n'en font pas exemptes, leurs conduits excréteurs font vuidés, & les canaux qui conduifent le liquide dans le fang font fermés ; ce qui empêche le reflux des humeurs, & caufe les tranchées du

ventre, c'eſt à dire, ſes contractions con·
vulſives ; le trajet du liquide au travers
des inteſtins eſt avancé, ce qui produit
enfin des évacuations féreuſes.

2°. En augmentant la ſécretion du
liquide & particulierement du ſuc pancreatique, ce qui ſe fait en diminuant la
réſiſtance des vaiſſeaux excrétoires, &
en augmentant le mouvement général ou
particulier du liquide par tout le corps.
Les remedes qui produiſent cet effet
ſont les cauſtiques & les venins, comme
l'hellebore blanc & noir, l'euphorbe, la
pierre infernale purgative de Boyle, tirée de l'argent, &c.

5°. Les menclagogues, ou ceux qui
engagent une matiere noire à s'échapper
par la voye des inteſtins. Cette matiere
noire par ſon odeur differente, ſon different goût, & ſa ténacité glutineuſe, a été
nommée des Anciens atrabile: car ces Anciens obſervant que les purgatifs donnés
à des gens mélancholiques, & qui avoient
la ratte tumefiée, leur faiſoient rendre
des matieres noirâtres dans leurs déjections, ils concluoient de-là que cette
matiere fournie par un ſang groſſier, &
dépoſée dans la ratte, comme dans un
cloaque, étoit conduite dans la cavité
des inteſtins par des vaiſſeaux deſtinés à

cette fonction, quoiqu'ils ne leur fuſſent pas bien connus.

Mais tout le monde ſçait que tout ce qui entre dans la ratte, eſt d'abord renvoyé par les vaiſſeaux, appellés gatr-epiploïques dans la veine porte & dans le foie ; & que ſi le ſang de la ratte eſt empêché d'en ſortir par l'obſtruction de quelques vaiſſeaux, que ſon ſeul ſéjour le coagule & le rend noir ; & ſi pour lors un violent purgatif le met en mouvement il eſt pouſſé vers le foie, & que fortement agité dans ce viſcere, joint à la ſecouſſe que ſouffre tout le corps & les muſcles du bas ventre, par la violente irritation du purgatif, il dilate & briſe même les vaiſſeaux biliaires, & ſe fait ainſi une route dans les inteſtins, qui lui donne lieu de s'échapper.

Il s'enſuit de-là que pour mettre cette humeur en mouvement, il faut que les remedes ayent une forte vertu, & qui ſoit même comme cauſtique, capable de troubler tant les ſolides que les fluides dans toute l'œconomie du corps, & d'y exciter juſqu'à des mouvemens convulſifs.

Cette matiere noire ne vient pas ſeulement de la ratte, mais elle peut venir auſſi, & vient même des autres parties du corps : car le foie même peut auſſi raſſembler une matiere des vaiſſeaux rompus, ainſi que le pancreas ; le ſang extravaſé dans les inteſtins de quelque cauſe que ce ſoit, peut fort bien former une pareille maſſe étant jointe à une pituite qui s'y coagule.

Or, cette derniere eſpece peut quelquefois être évacuée par le ſeul mouvement naturel des inteſtins, ou par l'action des doux purgatifs un peu augmentée : l'atrabile aſſemblée dans le foie, peut auſſi trouver ſon iſſue par la ſeule ſecouſſe de tout le corps dans une voiture, ou par une ſituation panchée, ou par une courſe de cheval.

On peut conclure de tout cela que l'atrabile peut être quelquefois expulſée ou par un très-doux purgatif, ou par un beaucoup plus fort, ſelon qu'elle eſt plus ou moins éloignée des inteſtins.

### *Remarques ſur les Purgatifs.*

Avant de venir à la propre hiſtoire des purgatifs, il eſt à propos de faire préceder quelques remarques qui ne leur ſont pas indifferentes.

La premiere eſt qu'il y a des purgatifs qui n'agiſſent qu'en irritant les fibres

& les parties musculeuses des intestins ;
& qu'il y en a d'autres qui n'agissent pas
qu'ils ne soient entrés dans les vaisseaux
sanguins, & qu'ils ne soient mêlés avec
la masse du sang,

La deuxiéme observation, c'est qu'il y
a des purgatifs qui produisent differens
effets violens, comme des nausées, des
foiblesses, &c. avant qu'ils agissent, &
semblent se répandre dans tout le corps,
pendant que d'autres n'en produisent
pas de semblables, & paroissent ainsi ne
se pas répandre si géneralement que les
précedens : comme sont les cristaux de
tartre ; ce qui fait voir que tous les purgatifs ne doivent pas causer des nausées
avant qu'ils agissent.

La troisiéme remarque, c'est que tous
les purgatifs sont vomitifs de leur nature,
& qu'ils le deviennent nécessairement
s'ils sont pris dans une forte dose, qu'ainsi le plus doux purgatif donné en trop
grande quantité devient vomitif, comme
par exemple, l'huile nouvellement expri-
mée, qui est le plus doux de tous les purgatifs, excite le vomissement quand on
l'avale en grande quantité.

La quatriéme observation. Toutes les
passions de l'ame excitent dans les hommes le vomissement & les déjections,
comme

comme s'ils avoient avalé des purgatifs;
c'est ce que l'on observe à ceux qui entrent dans une violente colere, ou qui
font faisis d'une grande peur. Tout cela
dépend du mouvement des humeurs, &
du trouble excité dans les esprits par les
passions.

Cinquiéme observation. Il y a bien des
gens qui peuvent être purgés par la seule
odeur d'un médicament purgatif : & s'il
arrive à ces gens-là d'être atteints d'une
maladie qui leur ôte l'odorat, ils ne font
plus purgés, quoique l'on porte le médicament jusqu'à leur nez. On en trouve
un exemple dans la premiere année des
Memoires de l'Academie Royale des
Sciences. Boyle en fournit aussi dans son
Traité de écoulemens. Bartholin & Tulpius rapportent aussi des exemples qui
prouvent qu'il y a des particuliers qui
font émûs au seul aspect des purgatifs.
Peclinus rend un pareil témoignage par
les exemples qu'il en allégue.

Sixiéme observation. Il y en a qui
font purgés par le seul usage des médicamens purgatifs en forme topique ,
comme on le voit dans les Ephémerides
d'Allemagne; & comme on l'éprouve
en se servant de l'emplâtre connu, composé de fiel de taureau, de coloquinthe,
& d'autres ingrédiens. X

Septiéme obfervation Quelques-uns font violemment purgés par l'interception feule de la tranfpiration , ou par fa fimple diminution, comme il arrive principalement par la refpiration d'un air humide conebaleux : ce qui a fait dire à Hippocrate que les zéphyrs lâchent le ventre , caufent des diarrhées & des colliquations , mais que le vent du Nord le refferre & le deffeche. Quelquefois le feul mouvement externe du corps excite la purgation, comme l'éprouvent les navigateurs & ceux qui voyagent dans des voitures qui caufent à tout le corps de rudes fécouffes.

### *Corollaires.*

PREMIER Corollaire. Il faut fouvent peu de matiere pour produire de grands effets.

Deuxiéme Corollaire. Le corps qui agit eft fouvent très-délié, comme il paroît par les emplâtres au volume defquels il ne paroît pas la moindre diminution après leur opération.

Troifiéme Corollaire. Le corps qui agit eft fouvent très-volatil, comme on le voit de l'aloës dont le parfum purge ; & quand fes parties fubtiles fe font dif-

.fipées, ce qui refte n'a aucune vertu.

Quatriéme Corollaire. La partie purgative d'un médicament eft la moindre
par rapport à toute fa maffe, comme on
le voit à la coloquinthe & à l'euphorbe,
qui étant infufées dans l'eau & doucement évaporées, deviennent des maffes
inutiles, quoique la partie qui s'eft dif-
fipée ne foit prefque pas fenfible.

---

# CHAPITRE VI.

### *Des Médicamens Eccoprotiques ou doux laxatifs.*

LEs eccoprotiques, comme on l'a déja dit, font des médicamens qui ne
troublent pas beaucoup le corps dans leur
opération, & qui n'entraînent hors du
corps que ce qui eft contenu dans l'eftomach & dans les inteftins, ou très-peu
de chofe de plus : car dans le fond il eft
impoffible d'affigner un eccoprotique fi
abfolument tel, qui n'en tire rien des glandes des inteftins : car comme l'eau la
plus fimple, comme celle de la pluie, fe-
ringuée dans l'œil pour en tirer du fa-
ble, en l'irritant très-doucement en fait
fortir des larmes ; de même le plus doux

laxatif, enleve toujours avec les excrémens quelqu'autre chofe, en ébranlant
les glandes inteftinales.

*Les Claffes des Eccoprotiques.*

### Premiere Classe.

Tous les eccoprotiques peuvent être
réduits fous quatre claffes.

La premiere claffe comprend ceux qui
agiffent en lubrifiant les membanes, &
ce qu'elles contiennent ; fçavoir,

1°. Les huiles nouvellement tirées des
animaux. Je dis, nouvellement tirées,
parce que celles qui ont été gardées long-
tems s'aigriffent, & l'on doit en ce cas les
mettre au rang des purgatifs âcres; mais
tant qu'elles font nouvelles, elles lubrifient les parties par leur douce onctuofité.

De ce nombre font, 1°. Les fubftances butireufes, c'eft-à dire, les parties
graffes & huileufes du chyle, qui font féparées par de violentes fecouffes des falines & des aqueufes. 2°. La crême du lait
toute récente. 3°. Tous les bouillons gras
tirés des animaux, & particulierement
ceux qui font tirés des parties voifines du
méfentere; auffi les Italiens regardent les
décoctions du méfentere & des inteftins,

comme un excellent remede contre les conſtipations cauſées par la dureté des matieres ſtercorales. 4°. La moëlle & les parties moëlleuſes des animaux, 5°. Les graiſſes récentes de tous les animaux. 6°. La bile des animaux, qui bien qu'elle agiſſe par ſa vertu ſavoneuſe & en irritant, doit pourtant être miſe au nombre des lubrifians à cauſe de ſa qualité huileuſe.

Cette claſſe comprend en ſecond lieu toutes les huiles tirées des végetaux par expreſſion, comme les huiles d'olives, d'amandes, de piſtaches. Il faut pourtant obſerver que les fruits & les ſemences dont on tire ces huiles doivent être dans leur maturité, autrement elles ſont aſtringentes; elles doivent auſſi être récentes, autrement elles ſont aigres, & deviennent fortement purgatives; elles doivent auſſi être douces, pour les diſtinguer des huiles d'éſule d'euphorbe, de tithymale, de tabac, & d'autres ſemblables.

On diſpute quelquefois ſur la qualité de ces huiles douces pour ſçavoir ſi elles ſerrent le ventre, ou ſi elles le lâchent, parce qu'on les donne dans la diſſenterie pour conſtiper & non pour lâcher; au lieu que dans le mal hypocondriaque elles lâchent le ventre.

X iij

Cependant si l'on conçoit que la cause de la dissenterie est une humeur âcre
qui irrite les intestins, & que les huiles
douces sont propres à émousser les pointes des acides en les embarrassant, nous
n'aurons pas de peine à concevoir la cause du bon effet qu'elles produisent dans
la dissenterie.

Pour ce qui est du mal hypocondriaque, les voies intestinales sont séches &
crêpées, & leur surface intérieure est
pleine d'asperités & d'inegalités, en sorte
que les huiles douces dont on les enduit,
sont très- propres en lubrifiant ces voies,
à les rendre flexibles & glissantes, & par
consequent à les relâcher.

La même classe contient en troisiéme
lieu tous les fruits doux & moëlleux dans
leur maturité, & toutes sortes d'amandes douces, de noix, de cacao, de pistaches, de figues, de semences de lin &
de grains propres à fournir des farines
qui ont toujours quelque viscosité. Tous
ces fruits sont mis au nombre des lénitifs, & leur suc que l'on avale le matin
après les avoir mâchés, & en avoir re-
jetté les féces, est un doux laxatif.

Il faut encore placer ici toutes les décoctions émolientes, qui sont faites des
plantes, dont les sucs ont de la consistan-

ce fans être trop groſſieres, comme ſont celles de mauves, d'althæa, de parietaire, d'orge , d'avoine, de gremil, de bled noir , & autres de même qualité : car toutes ces plantes bouillies forment des émulſions lubrifiantes.

## *Les differences des Savons.*

CETTE Claſſe comprend encore en quatriéme lieu, tout ce qu'il y a de ſavoneux dans les végetaux : or, le ſavon eſt compoſé d'huile & de ſel , tellement combinés , qu'il peut ſe diſſoudre dans l'eau avec tant d'égalité que l'huile ne paroîtra pas ſurnager , mais ſe trouvera avec l'eau dans une mixtion uniforme.

Le ſavon eſt naturel ou artificiel. Les ſavons naturels ſont les ſucs des végetaux, & il y en a de ſix eſpeces, qui ſont toutes doucement lubrifiantes. 1°. La manne, qui n'eſt autre choſe qu'un ſuc concret qui ſort du frêne , doué d'une ſaveur déterſive & ſavoneuſe ; ſa partie ſavoneuſe humecte & lubrifie, & ſa partie déterſive irrite & agace.

2°. La caſſe, qui eſt un fruit dont la viſcoſité eſt preſque mieleuſe ; en ſorte qu'il lubrifie légerement.

3°. Le miel, qui n'eſt autre choſe

qu'un fuc falin & huileux, tiré des fleurs par la chaleur du foleil, coagulé par le froid de l'air, & raffemblé en forme de gouttes, que les abeilles perfectionnent.

4°. Le fucre qui lubrifie par fa vifcofité.

5°. Les fyrops compofés des fucs des végetaux ci-devant énoncés, ou d'autres fucs femblables.

6°. L'hydromel, qui n'eft autre chofe que du miel diffous & cuit dans l'eau.

### *Des Savons artificiels.*

La même claffe contient en cinquiéme lieu les favons artificiels, qui font compofés avec art de fels & d'huiles; ils font de deux fortes, la premiere efpece contient ceux qui font compofés d'un fel alkalin fixe & d'une expreffion d'huile, comme le fel de tartre & de l'huile d'olives, dont eft formé le favon de Venife. 2°. Le favon compofé d'un fel alkalin fixe & d'une huile diftilée, qu'on appelle le favon des Chymiftes.

3°. Elle contient encore le favon formé d'un fel alkalin volatil tiré des animaux, & d'une huile diftilée, que l'on appelle vulgairemenr fel volatil huileux.

La feconde efpece de favons artificiels

comprend ceux qui font compofés des acides & des huileux, comme du vinaigre & de l'huile long-tems bouillis enfemble, ou d'huile de vitriol avec le triple ou le quadruple d'huile commune.

La même claffe contient en fixiéme lieu tous les remedes ci-devant allegués quand on s'en fert en forme topique, foit en les qualifiant baumes, frictions, fomentations, ou autrement.

Elle contient encore les mêmes remedes adminiftrés en forme de clyfteres, qui ont quelquefois un meilleur fuccès que lorfqu'ils font pris par la bouche, furtout quand la maladie a fon fiege dans les gros inteftins. Pour être fûrs des cas où ces remedes font nuifibles, & de ceux où ils font falutaires, ou bien enfin où il eft précifément avantageux de fe fervir des eccoprotiques ou légers laxatifs, il faut faire une férieufe attention aux corollaires qui fuivent.

### *Corollaires.*

Premier Corollaire. L'ufage des lubrifians dont on a parlé, convient aux corps chauds, fecs, atrabilaires, qui font attaqués d'hémorroïdes, qui tranfpirent avec facilité, & qui ont de bonnes entrailles ; qui font par conféquent capables de pouffer dans les veines lactées , tout ce qu'il y a d'humide contenu dans les vifceres, comme l'a démontré Sanctorius.

Or, cette fechereffe d'entrailles arrive très-fouvent à ceux qui vivent fous les climats les plus chauds , parce que la chaleur externe abforbe toujours & déterge tout ce qui adhére à la furface de la peau, & l'on fçait que plus les vaiffeaux fecretoires font épuifés, & plus il y coule de liquide , ce qui deffeche les parties interieures ; d'où vient que les habitans de ces climats font atrabilaires , & ordinairement fujets aux hémorroides.

C'eft pour la même raifon qne ceux dont le corps eft naturellement fec & langoureux , font atrabilaires, parce que la partie la plus fubtile de leur fang fe trouve tellement épuifée, que le fang qui fort au travers de la peau, ou qu'on leur tire de quelqu'autre endroit du corps que ce foit, paroît prefque tout noir.

Les excrémens de ces gens-là faute d'humidité, s'endurciffent comme une pierre, & ceux à qui cela arrive font d'ordinaire attaqués d'hémorroides ; & leurs xcrémens endurcis s'arrêtent principalement dans l'angle aigu que forment l'in-

teftin colon & le rectum, où l'on remarque une efpece de cul-de-fac ; s'enfuit
de là que les veines inteftinales qui font
fituées à l'endroit où le poids des excrémens fe fait fentir, s'y trouvent comprimées & fort étrécies, en forte que le
fang ne pouvant monter dans leur canal,
les gonfle & les rend de telle forte, qu'elles fe rompent dans les endroits où il y a
moins de réfiftance, c'eft-à-dire, auprès
de l'anus; quelquefois en dedans, & pour
lors les hémorroides font appellées bor-
gnes ; & quelquefois au déhors, & pour
lors on les voit à découvert, & les lubrifians font d'un grand fecours à ces
malades.

Deuxiéme Corollaire. Les remedes
qu'on nomme lubrifians, purgent beaucoup mieux que les forts purgatifs, fur
tout à ceux dont j'ai parlé au précedent
corollaire : car les Medecins d'Italie &
d'Efpagne fçavent par expérience, que
fi l'on donne à ceux dont j'ai parlé, des
purgatifs âcres & violens, on les jette
dans des inquiétudes, des fueurs, des
vomiffemens, & d'autres fâcheux fymptômes, fans que ces purgatifs produifent aucun effet.

Au lieu que fi on leur donne quelque
lubrifiant, comme l'huile, ou d'autres

femblabes , leur ventre eft auſſi - tôt relâché ; & c'eſt auſſi ce que ces Médecins
n'ont pas ignoré par la multiplicité des
preuves qu'ils en ont eu dans leur pratique.

Mais la raiſon pour laquelle ces purgatifs âcres & violens ne ſont pas d'un
bon uſage aux temperamens dont il s'a-
git , c'eſt que la vertu de ces forts purgatifs dépend de leur partie la plus ſubtile & la plus volatile , & ces perſonnes
dont les viſceres ont beaucoup de force,
pouſſent toutes les particules purgatives
dans l'intérieur , ce qui trouble & irrite
toute l'habitude , & les particules purgatives agiſſant trop vivement deviennent ſudorifiques. Tout le contraire arrive dans les climats froids, de ſorte que
les forts purgatifs , comme des hydragogues & les cholagogues y produiſent de
meilleurs effets.

Troiſiéme Corollaire. Le ventre émû
par ces médicamens , je veux dire, les
doux laxatifs, ne ſe trouve pas conſtipé
après leur action , comme il arrive
d'ordinaire après celle des purgatifs,
parce que les vaiſſeaux & les glandes des
inteſtins ne ſe déſempliſſent pas ſi exactement par ces foibles laxatifs, que par
les violens remedes , de ſorte que leur

opération étant finie, il reste encore assez
d'humilité dans les glandes pour lubrifier les intestins. Mais il en est tout autrement dans les corps robustes.

Quatriéme Corollaire. Les lubrifians
font d'un très bon usage, quand les excrémens font endurcis & fortement arrêtés dans l'intestin colon, comme il arrive à ceux qui ont été désignés au premier corollaire, & aux enfans nouveaux
nés, qui doivent être lâchés par un sup-
positoire de savon ; car si l'on tente d'expulser les excrémens par un purgatif
donné par la bouche, ils périssent dans
les convulsions.

Cinquiéme Corollaire. Tous ces médicamens font préjudiciables aux bilieux
& à tous ceux qui ont naturellement le
ventre lâche, & qui font d'une constitution phlegmatique.

Les bilieux font proprement ceux dont
les intestins reçoivent une trop grande
quantité de bile quand le reflux de cette
humeur vers le foie est empêché ; ainsi
quand la bile qui coule vers les intestins
les lubrifie suffisamment, il est fort inutile de leur donner d'autres lubrifians.

On appelle des corps lâches ceux dont
les routes de l'estomach & des intestins
trop lubrifiées les rendent flasques & lâ-

ches ; & les perſonnes d'une conſtitution aqueuſe, ſont celles dont toutes les parties regorgent d'un ſang aqueux, comme ſont ceux qui manquent de chaleur & de tranſpiration, & par conſequent dont tous les organes ſont dans le relâchement. Ces gens-là ne doivent donc pas être purgés par de ſimples laxatifs, mais par les plus forts purgatifs.

*Deuxiéme Claſſe des Eccoprotiques.*

LA ſeconde claſſe des eccoprotiques ou doux laxatifs, contient ceux qui ébranlent les excrémens retenus dans les inteſtins, & qui y ſont trop adhérens en les délayant, comme ſont, 1°. L'eau ſimple qui étant portée (lorſqu'on en boit largement) droit aux inteſtins, & non à la ſurface du corps, devient un délayant purgatif ; mais elle ſera portée aux inteſtins, ſi l'on obſerve les quatre conditions ſuivantes, qui doivent auſſi être obſervées dans l'uſage de tous les autres eccoprotiques.

1°. Qu'on l'avale le matin à jeun. 2°. Qu'on la prenne froide. 3°. Que l'on évite la ſueur. 4°. Que l'on détermine ſa route vers les inteſtins par une legere promenade à un air froid.

Les eaux minerales appartiennent en second lieu à la même claſſe, ſoit qu'elles ſoient acides, ſoit celles de ſpa, ſoit les demi mercurielles, ſoit ſulphureuſes ou vitrioliques.

En troiſiéme lieu les liqueurs tirées des animaux, comme ſont, 1°. Le lait, lequel étant pris avec les conditions ſuſdites, délaye les excrémens & lâche le ventre. 2°. Le petit lait pris de la même maniere; mais ſi le corps eſt en mouvement il devient alors ſudorifique ou diurétique : 3°. Le lait de beure, 4o. Les bouillons faits avec les chairs des animaux. 5°. Tous les remedes compoſés des précedens : 6o. Les fomentations & les clyſteres, préparés des mêmes remedes.

### *Corollaires.*

Premier Corollaire. Tous les remedes ci-devant énoncés conviennent à ceux qui ont été déſignés au premier corollaire de la premiere claſſe des lubrifians; & par conſéquent ils ſont nuiſibles à ceux qui ont le ventre lâche, aux bilieux, & aux tempéramens phlegmatiques; mais plus à ceux qui ont le ventre lâche. Ils nuiſent moins aux bilieux, que les lubrifians, parce qu'ils ſont plus aqueux.

De là vient que si l'on boit des eaux minerales dans l'hydropisie qui est causée par le relâchement des parties, elles avancent très-certainement la mort du malade.

Deuxiéme Corollaire. Ces médicamns sont d'un grand secours dans les fiévres ardentes, & dans toutes les maladies inflammatoires, soit qu'on les avale, ou qu'ils entrent par l'anus, ou en forme de fomentation, ou de quelqu'autre maniere que ce soit.

### *Troisiéme Classe des Eccoprotiques.*

La troisiéme classe des eccoprotiques, comprend ceux qui en irritant légerement les intestins en font sortir les excrémens, sans troubler le reste du corps. Nous entendons par là les lénitifs, & nos Anciens les appelloient minoratifs, c'est-à-dire, qu'ils n'expulsent pas tout d'un coup tous les excrémens qui doivent être expulsés, mais à diverses reprises.

Tous les remedes qui reçûs dans l'estomach & dans les intestins, peuvent exciter leurs fibres à procurer par leur contraction l'excrétion des matieres qui y sont contenues, doivent aussi entrer dans cette classe ; mais ils doivent produire leur effet sans que le reste du corps en

soit

foit troublé ; pour cela les deux conditions fuivantes font abfolument requifes,
fçavoir,

1°. Que ces médicamens ayent un peu
d'acrimonie : 2°. Ou qu'ils foient fi grof-
fiers qu'ils ne puiffent entrer dans les
vaiffeaux lactés, ou bien qu'ils foient
déterminés vers les inteftins, fans pouvoir paffer dans la maffe du fang ; parce qu'il eft conftant qu'il y a quelques
purgatifs, qui étant empêchés de fe mêler avec le fang, tendent à entraîner les
matieres par l'anus ; & que fi le contraire
arrive, ils opérent par d'autres voies,
comme il arrive au petit lait, qui excite
la fueur.

Quelques-uns de ces médicamens font
tirés des animaux, & font, 1°. Les fucs
âcres des animaux, comme eft, 1°. Leur
urine, laquelle prife en boiffon & entraînée dans l'intérieur avec un air un peu
affraichi, eft purgative, ou quelquefois
s'évapore en favon ; c'eft pourquoi l'on
en fait des pillules qui lâchent le ventre
quand la tranfpiration eft interceptée.

2°. La bile qui agit par fon âcreté,
mais il la faut un peu épaiffir, afin qu'elle
agiffe à la maniere du favon avec lequel
elle a beaucoup d'affinité.

3°. Le lait qui s'aigriffant dans l'eftomach, devient purgatif par son acrimonie; c'est pour cela que nous voyons d'habiles Praticiens ordonner aux Phtyfiques le lait de brebis, de chévre ou d'âneffe pour leur tenir le ventre libre.

4°. Le petit lait qui a le goût du savon, & lorfqu'il s'aigrit il devient âcre; ce qui fait qu'il purge en irritant après de légeres tranchées qui font caufées par l'irritation que fon âcreté caufe aux fibres des vifceres, lefquelles étant irritées fe contractent, de forte que l'air fe gliffant entre fes fibres contractées, cet air fe dilate par la force de fon élafticité, preffe ces fibres & leur caufe une grande diftenfion, ce qui produit des tranchées ; la contraction de ces fibres venant à ceffer, le plus fouvent nous fentons auffi-tôt les excrémens partir du lieu où étoit la convulfion & defcendre vers l'anus, d'où ils fortent bien-tôt après.

5°. Le lait aigre.

6°. Le nouveau fromage qui féjournant dans l'eftomach, devient aigre dans les corps où cet aliment n'eft pas bien digeré par la bile, c'eft ce qui arrive fouvent aux enfans.

7°. Le caillé laiteux qui fe trouve dans l'eftomach des veaux, qui'étant quelque fois goûté avec horreur , excite le ventre à fe vuider.

8°. Les œufs pourris , qu'Il fuffit affez fouvent d'approcher du nez pour êrre excité à une double évacuation par haut & par bas; mais en en prenant intérieure⸗ ment une petite portion , elle purge vio⸗ lemment.

Cette claffe renferme encore quelques parties folides des animaux, comme font:

1°. Tout ce qui eft mis au rang de leurs parties folides , comme les ongles , les os , les chairs ; fi ces parties font ré⸗ centes , & qu'on les faffe cuir avec du vin pur , elles contractent une falure , & le fel qu'elles contractent n'eft pas un fel tout-à-fait volatil , mais il eft de la na⸗ ture du fel armoniac , demi-volatil & demi-fixe , & c'eft une proprieté qui lui eft néceffaire en cette occafion.

2°. Toutes les parties des animaux à demi corrompues; ainfi une chair demi pourie lâche le ventre , mais lorfqu'elle eft plus gâtée elle caufe la diarrhée , & fi elle eft abfolument gâtée elle produit la diffenterie , comme en le voit fouvent arriver à des gens chargés de graiffes & d'un embonpoint exceffif. Il faut dire la même chofe du lard , de la graiffe , & de la moëlle.

3°. Quelques animaux entiers que l'on avale tout cruds, comme les huitres qui font d'une nature alkaline, comme on peut en juger par cette liqueur d'une falure agréable qui eft contenue dans leurs coquilles. Il en eft de même de ces petits poiffons qui ont des défenfes pointues, dont la vertu laxative ne dépend pas d'une qualité fpécifique, mais de ces pointes qui agacent les inteftins.

4°. Les fucs des animaux, leurs chairs, leurs graiffes, leurs œufs, & tout ce qu'ils peuvent fournir, foit que ces chofes foient confervées dans la faumure ou avec le fel marin ; de la qualité favoneufe & huileufe defquels jointe au fel, il fe fait un troifiéme corps prefque favoneux, fous lequel on peut comprendre toutes les falures dont on ufe fur mer dans les flotes que l'on équippe, dont le long ufage caufe la diarrhée.

5°. Les excrémens des animaux qui contiennent un fel fort approchant de celui du nitre : ces matieres font fort en ufage chez les Italiens pour lâcher le ventre, fur-tout les fientes de paons & de pigeons. Les meilleurs de ces excrémens font ceux des animaux qui ne vivent que de plantes & d'autres végetaux, parce que ces matieres s'aigriffent.

Or, ce qui perſuade que les ſels tirés des excrémens des animaux ſont nitreux, eſt fondé ſur l'experience qui ſuit ; ſçavoir, que ſi on laiſſe pourrir les excrémens dont on aura fait un grand amas, & ſur leſquels on aura répandu quantité de cendres de plantes brûlées, le ſel que l'on en tire enſuite, ou par diſſolution, ou par évaporation, ou par criſtalliſation, ſe coagule en des criſtaux abſolument nitreux ; ce qui ſe fait principalement ſur les excrémens des animaux qui n'uſent pas de ſel marin.

Il faut mettre en ce rang les ſucs exprimés des excrémens des animaux, dont on ſe ſert utilement dans les fiévres & dans d'autres maladies aiguës, comme dans la petite verole, la rougeole, & d'autres ſemblables, où il faut lâcher le ventre ſans cauſer aucun trouble dans l'économie animale ; on vante pour cela les ſucs de fientes de chévres, de brebis, &c.

Les végetaux fourniſſent auſſi quantité de médicamens eccoprotiques légerement irritans ; ce ſont tous les fruits d'été cruds, mûrs, âcres, acerbes, acides, doux, comme les pommes, les poires, les prunes, ſans en excepter aucuns, qui tous excitent des vents, les uns plus & les autres moins.

Leur vertu de lâcher doucement le ventre, vient de leur sel âcre qui agace lentement & successivement les intestins.

2°. Les sucs exprimés de ces fruits, soit cruds, soit préparés en syrops. 3°. Les parties des mêmes fruits qu'on ne sçauroit dissoudre, comme les écorces, le son, les pepins, &c. qui étant retenus dans l'estomach, contractent beaucoup d'acrimonie ; de sorte qu'ils deviennent comme de doux épipastiques, attractifs, ou irritans, qui ne purgent point sans causer des tranchées, ce qui fait qu'ils causent aux enfans la diarrhée, parce que la foible tissure de leur estomach ne leur permet pas de bien digérer ces nourritures, non plus que les raisins de Corinthe, les pruneaux, & d'autres fruits secs : car ces raisins ne pouvant être dissous dans leur estomach, sont rejettés tout entiers avec les autres excrémens, & pour peu qu'ils y restent, ils contractent une telle acrimonie, que la violente irritation qu'ils causent aux intestins, occasionne la diarrhée.

4°. Les fleurs de certaines plantes, comme les violettes, les roses pâles, les fleurs rougeâtres de pêcher, que l'on peut prendre en poudre ou en conserve.

5°. Les savons naturels, comme sont

1º. Le miel dont l'âcreté est manifeste en ce qu'il déterge les ulceres & les playes, & qui par conséquent doit être ici placé.

2º. Le sucre qui étant un sel tiré des roseaux sucrés, ne peut manquer de causer quelqu'irritation.

3º. La manne qui est un suc qui découle des plantes dans le tems que le sel & l'huile s'y trouvent intimement unis.

4º. Toutes sortes de sucs en partie évaporés, c'est-à-dire des sucs épaissis dans leur maturité trouvent ici leur place; aussi-bien que les sucs des fruits mûrs nouvellement exprimés, comme sont les pulpes de casse de Tamarins, ainsi que cet excellent savon appellé aloës.

L'on y joint aussi les gommes aromatiques âcres ; comme l'ammoniac, dont la vertu irritante ne paroît pas seulement par son goût âcre, mais encore parce qu'étant appliqué sur la peau, l'irritation qu'il y cause y procure une espece de transpiration; ainsi que les gommes Bdellium, Sagapenum, Opopanax, Galbanum, la myrrhe, & tous les ingrédiens gommeux, qui lubrifient les intestins par leurs parties visqueuses, & qui les irritent par leur acrimonie.

## *Les Eccoprotiques tirés des Sels.*

IL y a quelques médicamens eccoprotiques ou doux laxatifs, qui ne font que de fimples fels : ce font des fels fixes naturels tirés des végétaux, & ils font de deux fortes.

1°. Ceux qui font tirés des fucs cruds des plantes par criftallifation , & ceux-ci font tirés des plantes qui n'ont point d'acidité, & font tantôt alkalins, & tantôt nitreux, & ont tous coutume de fe fondre à l'air : ou bien ils font tirés des fucs des plantes acides , & ceux-ci font plus-terreftres, & prefque d'une nature tartareufe. Leur dofe eft depuis quatre drachmes jufqu'à fix dans un bouillon.

La plus grande vertu des plantes confifte dans ces fels , c'eft pour cela qu'on les nomme effentiels.

La feconde efpece des fels naturels, eft le fel qui a coutume de s'attacher aux côtés des vaiffeaux où les fucs des plantes fermente, que l'on appelle le tartre, & qui eft un fel acide, qui ne fe fond pas à l'air. Ses criftaux font nommés crême de tartre. La dofe eft d'une demie once jufqu'à une once dans un bouillon. Il agit en vertu de fon acrimonie , en irritant les
inteftins,

inteſtins, mais il n'entre jamais dans les vaiſſeaux lactés; parce qu'il ne peut être diſſous que par un alkali très-fort, & par une violente ébulition dans beaucoup d'eau, comme on le ſçait par experience. C'eſt pour cela qu'il ne peut être diſſous dans notre corps, ni par notre lymphe, ni par notre chaleur naturelle, qui puiſſe l'engager d'entrer dans les vaiſſeaux ſanguins.

La difficulté de ſa diſſolution paroît encore, en ce que lorſque l'eau dans laquelle il a bouilli ſe réfroidit & s'évapore un peu, ſa crême ſurnage, & ſa partie la plus groſſiere ſe précipite peu à peu juſqu'à ce que tout le ſel ſe ſoit dégagé de l'eau.

2°. Les ſels des végétaux fixes artificiels, c'eſt-à-dire, ceux que l'on tire des cendres des plantes brûlées, ſont de deux ſortes; ſçavoir,

1°. Ceux qui ont été tirés des plantes brûlées dans un feu doux, ne ſont pas fort âcres ni brûlans, parce qu'ils ſont mêlés d'un peu d'huile; la diſſolution en eſt facile, de ſorte qu'ils entrent aiſément dans les vaiſſeaux lactés, à moins qu'ils n'en ſoient empêchés par le mauvais regime dont nous avons parlé. La doſe eſt depuis une dragme juſqu'à une dragme & demie. Z

Ceux qui font tirés des plantes brûlées dans un gros feu, font tous corrofifs; c'eft pourquoi il faut les avaler dans une grande quantité d'eau. Leur dofe eft de quatorze grains jufqu'a demie drachme.

3°. Tous les fels foffiles naturels: ainfi le fel marin pris jufqu'à trois onces produit les effets d'un eccoprotique, pourvû que l'on obferve le régime ci-devant prefcrit; car fi on le prend autrement, par exemple dans un lit fort chaud, ou dans un air qui le foit au même dégré, il devient diurétique, & fi l'air eft encore plus chaud, il excite une grande fueur; parce qu'il eft aifément diffous par nos humeurs, ce qui fait qu'il entre dans les vaiffeaux lactés avec facilité. Il faut dire la même chofe du borax, du fel gemme & du fel armoniac, dont on prend jufqu'à demie once; il en eft de même du nitre & de l'alun, dont on prend jufqu'à une dragme, ainfi que du vitriol, dont une dragme fait vomir, & dont fix grains purgent, s'il eft fur-tout calciné à blancheur.

Toutes les matieres dures, roides, & aiguës qui ne peuvent être digerées, & qui agiffent par irritation, doivent paffer pour médicamens eccoprotiques, ainfi que l'antimoine qui eft compofé de parties roides & irritantes, dont la qualité roide & irritante ne peut être détruite par aucun menftrue; enforte que par fon poids & par fa figure, il exprime une liqueur des glandes inteftinales.

Tous les corps durs & inégaux, comme les petits os, les épines ou arêtes des animaux font encore ici à leur place; ce qui fait que les gourmands avalent pour fe purger des anguilles cuites avec leurs arêtes. Tous les pepins des végetaux, comme des raifins, des bayes de fureau, &c. font des purgatifs irritans.

Tout ce qui refle des végetaux étant cuits, comme des herbes potageres, des ép nars, de la chicorée, des laitues, &c. car leurs dernieres parties folides ne peuvent être diffoutes dans notre eftomach, & partant elles l'irritent par leur roideur.

Toutes fo.tes de favons paffent encore pour être des eccoprotiques, foit qu'ils foient naturels ou artificiels, foit qu'on les prenne par la bouche, ou qu'on en ufe par bas en forme de fuppofitoires de clyfteres, & en matiere de fumigation. Entre les parfums le meilleur eft celui qui eft fait avec le tabac ou la coloquinthe, ou avec l'un & l'autre enfemble. En voici la formule.

Prenez des feuilles de tabac de Brefil,

une dragme ou une dragme & demie ;
joignez-y quatre grains de coloquinthe.
Jettez les enfemble fur le feu ; & la fumée qui s'en élevera fera reçue dans l'inteftin droit , par le moyen d'un tuyau
convenable.

*Corollaires.*

PREMIER Corollaire. Les médicāmens
de cette troifiéme claffe, qui font les irritans, font falutaires ou nuifibles à tous
ceux à qui les remedes propofés dans la
premiere & deuxiéme claffe conviennent
ou ne conviennent pas.

Deuxiéme Corollaire. Les médicamens qui font énoncés au 1ʳ. 2ᵉ. & 3ᵉ,
article de cette claffe, conviennent dans
toutes les maladies inflammatoires.

*Corollaire général qui regarde les trois*
*Claffes.*

LES médicamens eccoprotiques ou
doux laxatifs , font les feuls convenables
pour lever les embarras des gros inteftins , & particulierement les obftruċtions
du colon : les femmes maigres & déchar-
nées , qui ont le ventre ferré , languiffent
après l'accouchement , & tombent dans
une profonde mélancholie , tourmentée
qu'elles font d'une malheureufe obftru

&ct;ion à l'occasion d'un volume d'excrémens endurcis dans le colon , dont la
dureté est si sensible au toucher , que
quelques-uns la prennent pour le placenta & d'autres pour la ratte , quoique ce
ne soit en effet qu'un amas de matieres
excrémenteuses cantonnées dans les gros
intestins, qui ne peut être enlevé que par
les mêmes remedes.

Car si on leur donne de plus forts purgatifs , ils excitent aussi - tôt de grands
désordres , comme des vomissemens, de
violentes coliques , la passion iliaque , ce
qui oblige à leur donner beaucoup de
lavemens pour entraîner cet embarras.

Les eccoprotiques conviennent aussi
aux artisans mélancholiques , aussi-bien
qu'aux gens de lettres, qui sont très-sou-
vent constipés ; enfin les doux laxatifs ou
eccoprotiques guérissent toutes les maladies du foie & de la ratte qui sont causées
par l'obstruction.

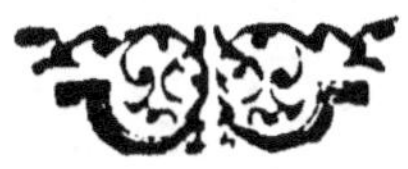

## CHAPITRE VII.

*Des Phlegmagogues , ou des Médicamens
qui purgent le phlegme.*

LEs médicamens nommés phlegmagogues , font ceux qui chaſſent la
lymphe pituiteuſe de tout le corps vers
l'anus. La pituite eſt une matiere ténace , viſqueuſe & ſemblable à la mucoſité qui s'échappe le matin du nez d'un
homme ſain.

### *Les ſources de la pituite.*

CETTE pituite a deux ſources , 1º.
Elle s'engendre très-ſouvent dans les premieres voyes chez ceux qui ſe nourriſſent
d'alimens viſqueux , & qui ont les entrailles ſi foibles , qu'elles ne peuvent
pas ſe contracter aiſément & fortement;
ou bien parce que la bile & le ſuc pancréatique ſont viciés de maniere qu'ils ne
peuvent faire leurs fonctions, qui ſont
d'attenuer le chyle , de le diſſoudre , &
d'empêcher ſa coagulation.

2º. La pituite eſt ſouvent produite
d'un liquide qui n'eſt pas pituiteux par

lui même, comme font la falive, la mucofité du palais, de l'œfophage, de l'eftomach des inteftins qui font des plus liquides aqueux, & qui ont cependant
quelques particules difpofées à fe coagu-
guler. La pituite que fourniffent ces fortes
de liquide fe forme en deux manieres.

1° Lorfque ces liquides font privés
par une forte chaleur de leur partie la
plus liquide, comme il arrive dans les
fievres ardentes où nos liquides s'épaiffiffent ; car nous fçavons par experience
que fi nos liquides font expofés au même
dégré de chaleur qu'eft celui du corps
d'un malade qui eft attaqué d'une fievre
ardente, s'épaiffiffent auffi tôt: or ces liqueurs arrêtées s'épaiffiffent ainfi, parce
que reftant fans mouvement & fans agitation, elles fe ramaffent en elles-mêmes,
& leur partie la plus liquide fe diffipe
bien-tôt, ce qui en fait l'épaiffeur.

La ftructure méchanique de notre corps
nous fait voir que les vaiffeaux qui féparent les liqueurs ont beaucoup moins de
diamétre que les vaiffeaux qui charient le
fang ; ce qui eft caufe qu'ils ne féparent
que des parties très-déliées & bien plus
fubtiles que celles du fang ; ainfi la pituite qui eft ténace & groffiere, ne vient
pas du fang immédiatement: car ce qu'on

dit de la mucofité groffiere, qu'elle vient
telle qu'elle eft des glandes de Senci-
derus , n'eft pas véritable ;  parce que
lorfque cette membrane s'enflamme, elle
fépare une humeur aqueufe & lympide,
mais le lendemain après le fommeil , où
le genre nerveux a été dans l'inaction ,
cette humeur lympide fe trouve conver-
tie dans une mucofité très-groffiere qui
fe change ainfi pour avoir croupi fans
mouvement.

Il n'y a donc point de vaiffeaux qui
puiffent féparer du fang une femblable
pituite , qui n'a jamais été telle dans les
vaiffeaux fanguins. Il ne fe trouve donc
point de ph'egmagogues qui tirent des
vaiffeaux fécretoires , une matiere fi
groffiere.

*Deux fortes de Phlegmagogues.*

Mais il y a deux fortes de phlegmagogues, 1°. Ceux qui chaffent du fang vers
les inteftins , une matiere difpofée de fa
nature à fe coaguler. Tout phlegmagogue agit ou fur les inteftins mêmes, ou
fur la pituite , parce que pour être ex-
pulfée elle doit être rendue fluide , ce
qui fe fait ou en divifant la pituite par
un médicament âcre, ou en lui joignant

quelque liqueur plus fluide , ou en augmentant le mouvement des solides au
moyen de quelque irritant de telle maniere qu'elle en soit broyée & attenuée.

## *Les Classes des Phlegmagogues.*

LA premiere classe des phlegmagogues
comprend , ceux qui évacuent la pituite
en la délayant; comme sont, 1°. La boisson d'eau chaude, ou la même eau chaude prise en lavement , pourvû que l'air
soit froid , & que le malade fasse un
exercice médiocre , qui n'aille pourtant
pas jusqu'à exciter la sueur, & si on la
prend en boisson , il faut que l'estomach
soit vuide.

Elle comprend en second lieu l'eau mêlée avec les corps savoneux, comme l'hydromel bû fort chaud avec le régime ci-
devant proposé qui est fort résolutif; car
s'il y a quelque coagulation dans le sang,
la simple eau chaude la dissout peu à peu,
l'hydromel la dissout plus promptement,
ou bien avec le savon des Philosophes,
ou le savon des animaux , c'est-à-dire ,
avec la bile.

Elle contient, 3°. Les gommes savoneuses, sçavoir les corps visqueux qui se
dissolvent dans l'eau, & qui ont quel-

qu'acrimonie , comme font l'aloës , les gommes ammoniac, bdellium , galbanum, la myrrhe, l'opopanax, l'affefétide, la terébenthine naturelle. Ces gommes fe prennent étant diffoutes dans l'eau chaude , parce qu'elles agiffent bien mieux quand on les prend de cette maniere.

Cette claffe contient en quatriéme lieu, l'eau chaude empreinte de tous les fels végetables , excepté les acides , comme font le tartre, & tous ceux dont on a fait le dénombrement dans la troifiéme claffe des eccoprotiques.

Elle comprend enfin , tous ceux dont on a fait mention dans la deuxiéme & troifiéme claffes des mêmes eccoprotiques.

La deuxiéme claffe des phlegmagogues contient ceux qui agiffent en excitant le mouvement des fibres inteftinales, & qui comprimant & broyant la pituite, la divife en des parties infiniment différentes , & en font enfin l'expreffion. Ces remedes font tous les âcres vifqueux qui ne font pas trop volatils, & dans lefquels ce qu'ils ont d'âcre eft tellement embaraffé avec les autres parties, que bien qu'elles fe diffolvent, ce qu'il y a d'âcre ne s'en fépare pas, & demeure fixement attaché à la partie fur laquelle on les applique, par conféquent il ne peut ni s'évaporer ni pénetrer dans les vaisseaux lactés.

Ces remedes sont tous ceux dont on a parlé dans la classe précedente : l'oximel est de ce nombre , qui est le meilleur dissolvant de la pituite ; il faut y joindre l'élixir de proprieté épaissie par l'addition du miel , ainsi que la teinture acéteuse avec des aromates très- âcres ; l'hiere amere de Galien ; toutes les gommes purgatives contenues en troisiéme lieu dans la premiere classe , dont on a parlé ; les préparations mercurielles adoucies , comme le mercure doux pris à l'air froid qui le renferme au dedans pour empêcher qu'il ne procure la salivation. Le mercure sublimé pris en très-petite quantité, comme d'un grain; l'antimoine avec un tant soit peu de nitre , comme quinze grains d'antimoine diaphorétique.

Tous les plus violens émetiques & les plus forts irritans pris en petite dose.

## Les Phlegmagogues officinaux.

Il y a encore outre cela d'autres phlegmagogues que l'on appelle officinaux, & tous ces remedes-là agissent en agaçant les fibres par un âcre volatil beaucoup irritant, qui est lié & embarassé avec des parties vifqueufes , comme font ,

1°. L'agaric qui eft un fongus qui croît fur l'arbre nommé larix, dont la do-fe,étant crud, eft au moins de dix grains, & la plus forte de deux dragmes , & quelquefois jufqu'à trois aux corps ro-buftes ; quand on le fait bouillir dans l'eau , & que l'on avale fon fuc exprimé après l'avoir coulé; on doit doubler la dofe que nous avons ci-devant prefcrite. Quand il eft mêlé avec l'efprit de vin , il fe diffout comme le blanc de baleine : la dofe eft de deux dragmes , mais il fe gonfle & fe dilate comme une éponge, enforte que l'on a de la peine d'en tirer la teinture.

L'agaric eft agréable au goût , étant d'une faveur douce vifqueufe , mais il laiffe après cela une âcreté très-amere ; ainfi fa vertu eft tout-à-fait irritante. 2°. Les femences de carthame , dont la dofe eft depuis un fcrupule jufqu'à trois drag-mes. Si l'on prend la décoction de ces femences , il faut doubler la dofe : elle excite de grandes tranchées , & gonfle beaucoup le ventre. Si on prend le car-thame en fubftance, on le corrige avec le gingembre , l'anis , la cardamome , &c. qui font propres à diffiper les vents , & ont une faveur amere & vifqueufe.

En troisiéme lieu, la coloquinthe qui
est une espece de concombre ; ce fruit
dépouillé de sa semence & desseché, fournit un médicament purgatif qui est d'u-
ne grande amertume, mais un peu visqueuse ; sa viscosité fait qu'il s'attache
aux intestins, & son acrimonie est si grande, qu'elle fait souvent perir les malades,
dont les fils des Prophétes fournissent
une preuve au deuxiéme Livre des Rois.
Sa dose prise en substance, est de quatre
grains jusqu'à un scrupule.

Mais l'usage en est dangereux, parce qu'elle cause de violentes tranchées,
& qu'elle est capable d'ulcerer les intestins, & de causer quelquefois un flux
de sang.

L'eau est le meilleur de tous les menstrues, avec lequel on puisse faire l'extrait ; sa dose est la même qu'en substance, & son effet n'est pas moins efficace,
quoiqu'il cause beaucoup moins de tranchées.

L'extrait que l'on tire avec l'esprit de
vin est fort convenable aux corps froids
& pituiteux, & c'étoit l'arcane de Martin Ruland, qu'il appelloit sa teinture do-
rée, il en donnoit deux ou trois drachmes
adoucies avec quelque syrop ; c'étoit d'ordinaire celui d'œillets, pour mieux dé-

guiſer le remede : cette teinture épaiſſie forme une réſine, dont la doſe eſt depuis quatre grains juſqu'à huit.

L'euphorbe tient le quatriéme lieu, qui eſt le ſuc d'une plante qui reſſemble fort à notre titymale, d'une couleur un peu pâle ; il devient jaunâtre, ſon âcreté brûle la langue pour peu qu'elle y reſte ; il eſt fort viſqueux, ce qui fait qu'il s'attache aux inteſtins, & ce n'eſt qu'avec l'eſprit de vin qu'on peut l'en détacher & le diſſoudre.

Il purge fortement dans une moindre doſe même qu'un demi grain ; ſa plus forte doſe, ſelon les Empiriques les plus hardis, eſt de douze grains. Si on le donne à des perſonnes faciles à émouvoir, il enleve d'abord la mucoſité inteſtinale, & bien-tôt après il rend les ſelles ſanglantes ; il produit un bon effet dans l'hydropiſie, où l'abondance des eaux énerve beaucoup la violence de ſon action ; on peut le diſſoudre dans l'eau, mais ſa diſſolution eſt d'un goût inſuportable, ce qui fait qu'on ne la met point en uſage.

Sa vertu augmente quand on le diſſout dans l'eſprit de vin, de maniere qu'il faut reduire ſa plus forte doſe à quatre grains ; on tire en forme d'eſprit ſa partie la plus ſubtile & la plus réſineuſe, & la terreſtre s'en sépare. Si on le fait bouillir dans le vinaigre il perd toute sa force.

L'hermodacte vient en cinquiéme lieu. C'est une racine gommeuse, qui étant mâchée, rend la salive visqueuse. Son goût est d'une amertume à faire vomir. Lorsqu'on le donne en substance, sa dose est depuis dix grains jusqu'à deux drachmes, quand on le prend en décoction, on peut en doubler la dose.

Dans l'alkool du vin, l'on ne tire que sa résine dans l'esprit ordinaire, on tire un corps composé de parties résineuses.

Le jalap est un sixiéme phlegmagogue, c'est la racine d'une plante du Perou, à laquelle on donne le nom d'admirable, dont toutes les fleurs sont de couleurs différentes ; étant mâché il répand une viscosité dans toute la bouche, & il ne tarde gueres à ulcerer le gosier. En l'avalant lentement, il brûle la langue, le gosier & l'œsophage, & l'on peut lui ôter ce sentiment d'ardeur avec le vinaigre.

La dose du jalap pour les enfans qui sont tourmentés des vers quand on leur donne en substance, est depuis huit jusqu'à neuf grains ; pour ce qui est des adultes, la plus forte dose est de cinq scrupules. Ce remede ne manque gueres de produire son effet, a moins qu'il n'y ait beaucoup d'acide dans l'estomach, parce que les acides énervent sa vertu. Quand on le donne en décoction, il faut doubler la dose. Pris de la derniere façon il opere plus promptement, & cause moins de tranchées; on y ajoute le miel, le sucre, ou quelque drogue pour prévenir l'ulceration du gosier.

Si l'on en fait bouillir neuf grains avec l'esprit de vin ordinaire, on en tire un extrait de ses parties huileuses ou résineuses & salines, dont la dose est la même que celle de sa prise en substance. Etant réduit en alkool & épaissi, il fournit une résine dont un scrupule est équivalent à une drachme prise sans préparation.

Le méchoacan est le septiéme de ces médicamens, qui est une espece de brione; de là vient qu'on le nomme souvent brione blanche; il opere avec moins de violence que le jalap; il est gommeux, visqueux & âcre; sa dose est douze grains jusqu'à une drachme & demie, que l'on dissout dans l'eau & l'esprit de vin comme le jalap.

Le huitiéme de ces remedes sont de certaines prunes, que l'on nomme mirobolans, parce qu'ils sont visqueux & semblables aux glandes: il y en a plusieurs especes.

efpeces qui font diftinguées felon la diverfité du lieu où elles croiffent, de leur
couleur & leur grandeur. On en trouve
cinq efpeces dans les boutiques de Phar-
macie, qui font comprifes dans les deux
vers fuivans.

Myrobolanorum fpecies funt quinque bonorum.
Citrinus, Chebulus, Blericus Emblicus, Indus.
    De Mirobolans chaque efpece
    Purge le corps diverfement ,
    Le Citrin bannit la trifteffe ,
  La bile à l'Indien obéit doucement ;
    Le Chebule , Emblique, & Blerique ,
  En agiffant un peu plus fortement *
    Entraînent l'humeur phlegmatique.

   Tous ces fruits font vifqueux , & ont
un goût terreux , afpre & aftringent ;
c'eft pour cela qu'ils purgent violemment,
& qu'ils caufent enfuite une conftipa-
tion ; ils font fort âcres & ne fe diffolvent
pas facilement ; leur dofe eft depuis deux
drachmes jufqu'à fix.
Un neuviéme phlegmagogue eft la gomme gutte qui eft une gomme aromatique.

___

* C'eft en ce fens que feu M. Lemery dans fon Dic-
tionnaire Univerfel des drogues, a parlé de la vertu
purgative des Mirobolans.

qui croît dans l'Arabie, elle évacue une matiere semblable aux mucositez du nez; sa dose est depuis quinze grains jusqu'à un scrupule ; dissoute dans un jaune d'œuf, ou dans du miel, sa vertu augmente au double; car les menstrues s'interposant entre les parties visqueuses, dégagent les parties âcres de cette gomme.

Quand on se sert de l'eau pour la dissoudre, il n'y a que sa moindre partie qui se dissout. cependant ce qu'il y a de dissous ne laisse pas de purger assez fortement.

Le turbith gommeux est le dixiéme purgatif du même genre : c'est une espece de bulbe ou de racine gommeuse ; on l'appelle gommeux parce qu'étant mâché, il a un goût mêlé de viscosité & d'amertume ; sa dose est depuis dix grains jusqu'à deux scrupules. Quand on en fait bouillir une drachme dans l'eau, il opere lentement. Quand on le dissout dans l'esprit de vin ordinaire, il s'en fait une maniere d'extrait qui contient de l'eau, de l'huile & du sel, & qui purge assez doucement; si on le dissout dans l'alkool, il s'en fait une résine qui purge très bien ; de sorte qu'il importe peu de quelle maniere on prépare ce remede.

## Deuxiéme Classe des Phlegmagogues.

LA deuxiéme espece de phlegmagogues comprend les mercuriels, & sur-
tout le mercure doux, qui étant donné
en poudre très-subtile, il devient sialago-
gue, ou propre à exciter la salive, & pilé plus grossierement, il est phlegmagogue, ou prop e à purger le phlegme : car
il n'y a point de menstrue qui le dissolve
aisément : sa dose est depuis douze grains
jusqu'à deux scrupules , & ce sont là
les phlegmagogues des Anciens , à l'exception du mercure.

Les Modernes y ont ajouté la manne
& l'aloës. La manne est un corps visqueux, qui ne laisse pas de contenir quelque âcrimonie. L'aloës a cette proprieté,
de retenir beaucoup du goût de la bile
par sa viscosité jointe à beaucoup d'a-
mertume, & la bile passe chez Hippocrate pour un clystere naturel; sa dose est depuis vingt grains jusqu'à une drachme.

La brione a été ajoutée aux précedens : c'est une racine fongeuse & grossiere, fort pi uiteuse, & d'un très-mauvais goût; sa dose étant prise en substance est depuis trois grains jusqu'à un scrupule & demi. Quand elle est bouillie dans

l'eau ou dans la bierre, elle purge lentement la pituite, mais avec vomiſſement
& violence ; priſe en décoction ſon goût
eſt inſuportable.

La décoction faite dans l'eſprit de vin
& épaiſſi, a une fois plus de vertu. Elle
convient aux femmes, dont la matrice eſt
obſtruée par un phlegme ſurabondant
qui ſupprime leurs mois. La racine de polipode de chêne agit ſur le phlegme par
ſa viſcoſité & par ſon acrimonie.

*Corollaires concernant la diſſolution des*
*Phlegmagogues.*

Tous les phlegmagogues dont on
a ci-devant parlé, ſont compoſés de parties viſqueuſes, qui ſont ou gommeuſes
ou réſineuſes, & jointes à un ſel volatil
très-pénetrant, mais fort embaraſſé entre les parties viſqueuſes.

Premier Corollaire. Si un corps qui
n'eſt dominé ni par ſa partie ſaline, gom-
meuſe ou réſineuſe, eſt diſſous dans l'eau,
ce qui reſte après la diſſolution retiendra
ſa vertu purgative, bien que cette même
vertu ait été communiquée à l'eau qui a
ſervi à diſſoudre ce corps. Et ſi l'on met
ce réſidu dans l'eſprit de vin ordinaire,
ce que l'on y mettra ſera encore purga-

tif. Mais fi ce fecond réfidu eft enfuite diſſous dans l'alkool du vin, autant qu'il en pourra fouffrir de diffolution, ce qui reftera n'aura plus aucune action, & fera comme une tête morte incapable de purger.

Deuxiéme Corollaire. Si un corps où le fel prédomine eft diffous dans l'eau autant qu'il le peut être, ce qui en reftera fera fans action, comme il arrive aux corps non réfineux, mais gommeux, comme font l'agaric & la brione.

Troifiéme Corollaire. Si un corps en partie falin & en partie réfineux, quoiqu'il foit diffous autant qu'il le peut être dans l'efprit de vin ordinaire, ce qui en refte fera fans action.

Quatriéme Corollaire. Mais fi la feu'e partie réfineufe prédomine, pour lors toute fa vertu purgative eft enlevée par l'alkool du vin, & ce qui refte eft fans action.

Cinquiéme Corolláire. Si les diffolutions des trois corollaires précedens fon mélées enfemble, & qu'elles foient épaiffies par un feu lent; l'on aura pour lors toutes les vertus du corps diffous, ou ce qu'on aprelle fa quinteffence.

Sixiéme Corollaire. Tous ces extraits étant gardés dans leur expofition à un air ouvert, il en exhale une très-mauvaiſe odeur, après quoi ils n'ont plus de vertu, mais ils ſont toujours d'un même poids.

Septiéme Corollaire. Tous ces extraits diſtilés par la campane avec le vinaigre, l'huile de vitriol, l'eſprit de nitre, l'eſprit de ſouffre, perdent leur vertu.

### *Corollaires concernant la pratique.*

PREMIER Corollaire. L'uſage des médicamens dont on vient de parler, eſt néceſſaire aux malades dont les premiers viſceres, c'eſt-à-dire, les organes de la chilification ſont affoiblis. Ces organes ſont de deux ſortes, ſçavoir, 1º. La bouche & les inſtrumens qu'elle contient pour ſervir à la maſtication; l'œſophage avec ſes muſcles qui ſervent à la déglution, l'eſtomach & ſon levain digeſtif, les inteſtins avec leur tunique muſculeuſe qui précipite les alimens. 2º. Le diaphragme à raiſon du mouvement qu'il donne à toutes ces parties, les muſcles du bas ventre & de la poitrine, le mouvement des arteres & du foie.

Deuxiéme Corollaire. L'uſage des phlegmagogues eſt très neceſſaire dans toutes les maladies qui procedent d'un

chyle vicié par l'inaction de la bile; parce
que la bile eft un menftrue, par l'efficace
duquel la vifcofité des alimens eft abfolument diffoute & détruite, c'eft pourquoi lorfque fon action eft trop foible ;
ou qu'il en paffe trop peu dans les inteftins , la pituite & le phlegme s'accumule en peu de tems autour de ces organes ; ce qui fait que les malades deviennent bien-tôt phlegmatiques ou hydropiques.

Ces remedes donnés à de tels malades en petite dofe , & fouvent réiterés
leur font fort falutaires ; ils font auffi
fort convenables aux maladies froides ,
c'eft-à dire , à celles qui dépendent de
l'indolence des premiers vifceres & défaut des menftrues , ces deux fortes de
vices produifent des tumeurs œdemateu-
fes dites leucophlegmaties , des obftructions dans les entrailles, l'hydropifie, &
les pâles couleurs.

Troifiéme Corollaire. Les phlegmagogues font utiles à ceux qui ont tout le
corps d'une couleur pâle , dont la falive
eft vifqueufe , auffi-bien que les fucs du
pancreas & des inteftins , dont les excrémens font comme enduits de pituite; la
rougeur de tout le corps dépend de celle
du fang , qui dépend elle-même de la

circulation qu'il fait sans cesse dans ses vaisseaux, & sur tout dans les vaisseaux du poulmon, dans lesquels les moindres particules du sang sont fortement comprimées par la résistance des canaux qui les renferment à la force des vibrations du cœur : ce qui est cause qu'elles se rassemblent en de petites masses solides & rondes qui deviennent rouges : de sorte que si le corps contracte une couleur pâle, la nature de la maladie nous en fait connoître la raison.

1°. Ou en ce que les vaisseaux sont trop relâchés : 2°. Parce qu'il y a trop peu de sang : 3°. Parce que les contractions du cœur ne sont pas assez vigoureuses; d'où vient que l'action des solides sur les fluides est fort diminuée. Car dès lors que cette action diminue, le sang perd beaucoup de sa couleur rouge & vive, comme on le sçait par expérience : car le sang en sortant est d'un beau rouge, & dès qu'il est en repos, il pâlit & se convertit en sérosité : c'est donc pour cela que les phlegmagogues qui délayent, résolvent & irritent les corps qu'ils approchent, ont beaucoup d'efficace, parce qu'ils rétablissent dans les premieres voies les mouvemens dont celui du cœur dépend particulierement.

Quatriéme

Quatriéme Corollaire. Les phlegmagogues font propres à ceux qu'une vie
trop fédentaire, ou régime trop vifqueux, pour n'avoir vêcu que de farines trop peu fermentées, fait tomber
dans la pâleur, après avoir amaffé trop
de phlegme.

Cinquiéme Corollaire. La meilleure
méthode de traiter les maladies que l'on
a défignées dans les quatre précedens corollaires, doit être celle qui fuit ; fçavoir,

1°. De préparer durant quelques jours
le corps du malade en lui donnant les
remedes qui irritent les entrailles, & qui
délayent & diffolvent la pituite, comme
font ceux qui ont été expofés au premier & deuxiéme article de la premiere
claffe, où l'on traite des favoneux & des
gommes fétides, ainfi que des remedes
compofés de matieres aqueufes & de fels
artificiels alkalins fixes.

2°. Que la matiere morbifique, après
avoir été diffoute & rendue propre à l'é-
vacuation, foit enlevée par les phlegmagogues décrits dans la deuxiéme claffe.
Par exemple, qu'un homme foit d'une
conftitution froide, pituiteufe & noncha-
lante, & qu'il ne vive que d'alimens pituiteux, cruds & indigeftes ; & qu'il foit

menacé d'hydropisie ; pour le guérir on
commence par lui donner du savon de
Venise en pilules du poids de deux grains
d'heure en heure , & par dessus chaque
dose de pilules on lui donne depuis cinq
jusqu'à dix grains de salpétre ou de sel
de Glauber fixe , ou de trame fixe , ou de
cendres gravelées , ou de gomme ammoniac dans le vin d'Espagne ou l'eau de
menthe ; après cet usage continué pendant quelques jours , il faut lui donner
une pilule d'aloës de trois ou quatre
grains , & le lendemain matin une pilule
d'un grain ou un grain & demi d'euphorbe , & ainsi le malade sera bien-tôt
guéri.

Sixiéme Corollaire. Il paroît par là
qu'au moyen des purgatifs donnés à propos , une infinité de maladies peuvent
être guéries fort heureusement , quoi
qu'en dise Helmont & d'autres Chymis-
tes , qui prétendent que tout purgatif est
un poison qui ne peut manquer de beaucoup affoiblir tout le corps des malades,

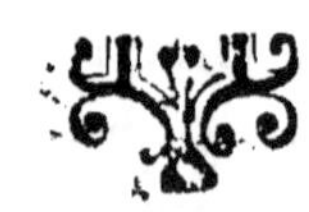

# CHAPITRE VIII.

## *Des Médicamens Cholagogues.*

AVant que nous nous expliquions sur la véritable nature des médica-mens cholagogues, & que nous fassions le dénombrement de leurs classes, nous examinerons le sentiment des Anciens à l'égard de ces remedes.

Les Anciens ont reconnu deux sortes de bile; l'une noire venant de la ratte, l'autre jaune venant du foie. Les médi-camens qui purgent la premiere ont été par eux nommés mélanagogues; & ceux qui évacuent la derniere, cholagogues : & ils donnoient ce nom à tous les médica-mens & à ceux en particulier qui chaf-foient les excrémens qui avoient quelque rapport à la bile jaune de la veſſicule du fiel ; ce qui les a fait tomber dans une double erreur.

Car, 1º. Ils excluoient du nombre des cholagogues quelques médicamens qui doivent être mis dans ce rang , & qui font de vrais cholagogues ; c'eſt à ſça-voir les médicamens qui enlevent la bile hépatique proprement dite ; car ſi l'on

examine cette bile dans la capfule de Glif-
fon, avant qu'elle fe foit mêlée avec la
bile cyftique, elle n'a d'autre caractere
que celui de la lymphe par fon goût, fon
odeur, fa couleur, fa ténacité ; & partant quoiqu'elle foit entraînée par les
cholagogues, elle ne donne pourtant
pas la couleur jaune aux excrémens.

2°. Il y a des médicamens qui ont paffé
chez les Anciens pour cholagogues, mais
qui ne le font pas dans le fond, comme
on le verra incontinent.

La bile cyftique eft diftinguée de tous
les autres corps liquides par ces quatre caracteres, qui font, 1°. Par fon amertume,
2°. Par fa couleur jaune, 3°. Par fa
lueur, 4°. Par fon épaiffeur ou fa ténacité.

La préfence des trois derniers caracteres qui eft bien réelle dans les trois derniers excrémens du bas ventre, ne leur
a pas permis d'y trouver le premier, parce qu'ils n'avoient pas coutume d'en goûter, ils ne laiffoient pas de les recon-
noître pour bilieux, & ils ont appellé en
conféquence les remedes qui les entraî-
noient, médicamens cholagogues, mais
affez témerairement, parce que la couleur jaune & luifante que l'on apperçoit
quelquefois dans les excrémens vifqueux

qu'ont enlevé les purgatifs, peuvent être
engendrés par les médicamens mêmes,
& sur tout la mucosité des intestins qui
les teint d'une couleur jaune & luisante,
quoiqu'il n'y ait pas la moindre parcelle
de bile.

Ainsi la casse prise en petite quantité,
teint l'urine & les excrémens d'une couleur jaune; & afin que l'on n'attribue pas
cette teinture à la bile, si l'on prend le
même remede en plus grande quantité,
ces mêmes excrémens auront une teinture verdâtre, & si la dose de ce remede excede encore plus, la teinture sera noire.

La manne donne aussi une teinture jaune
aux excrémens, aussi-bien que les tamarins, qui les rendent aussi fort aqueux.

L'aloës dissous dans beaucoup d'eau,
devient fort gluant, semblable à la bile,
& tient aussi les excrémens d'une couleur
jaune. Il paroît par ce que l'on vient de
dire, que les Anciens se trompoient beaucoup, en concluant de l'effet qu'ont les
remedes, d'entraîner des excrémens qui
ont la couleur de la bile, que ces médicamens purgeoient effectivement la liqueur bilieuse.

## *Les Classes des Cholagogues.*

.Sans donc adhérer au sentiment des
Anciens, nous renfermerons tous les cholagogues en deux classes, dont la premiere comprend tous ceux qui en subtilisant
le sang, procurent une plus ample séparation de la bile.

La deuxiéme classe contient tous ceux
qui en causant de violentes secousses au
diaphragme & à tout le bas ventre, font
sortir la bile du foie & de la vessicule, &
la font passer dans les intestins, d'où elle
peut ensuite s'échapper aisément par les
selles, selon le besoin.

La premiere classe contient tous les
médicamens naturellement savoneux,
comme les sucs de tous les fruits d'Eté,
doux acides qui ont acquis leur maturité, & les raisins, les cerises, les mûres, les
bayes de surreau, &c. les framboises, les
pommes, les poires; tous ces sucs liqui-
fient les corps qui s'arrêtent dans les vaisseaux, & par conséquent la bile, & quelquefois si fortement, qu'ils causent le
cholera morbus.

Il faut sur-tout mettre dans ce rang,
1°. Les sucs de quelques plantes mani-
festement savoneuses, comme le suc de

lichnis dite faponaire : il faut y joindre
la manne, la caſſe, le miel, le ſucre, les
tamarins, le ſuc de roſes pâles, l'aloës,
la ſcamonée, les myrobolans, la rhubarbe : 2°. Les ſavons artificiels qui ſont
artiſtement compoſés d'huile & de ſel
bien combinés. Il y en a de differentes
eſpeces dont on a parlé ailleurs ; l'eſpece la plus excellente eſt celle qui eſt compoſée d'un ſel alkalin volatil, & d'une
huile volatile.

L'élixir de proprieté eſt de ce genre,
ainſi que tous les ſyrops moderément aromatiques, comme ceux d'armoiſe, de
Fernel, de Botris, des cinq racines apéritives, de chicorée ſimple & compoſé,
du ſyrop violat. Il faut prendre tous ces
ſyrops dans le petit lait, dans la décoction
de dent de lion, ou d'un ſemblable délayant le matin à jeûn.

On comprend de plus ſous la ſeconde
claſſe les plus forts émetiques, comme
les feuilles d'aſarum ou cabaret, les émetiques antimoniaux, mercuriels & autres.

## Corollaires.

Premier Corollaire. La bile ne doit
jamais être évacuée, parce qu'elle ne péche jamais en quantité, ſi ce n'eſt dans les

perſonnes qui obſervent des jeûnes ex-
ceſſifs, dans ce cas là le ſeul remede eſt
de prendre de la nourriture.

Deuxiéme Corollaire. Il faut ſe ſervir
des cholagogues dans toutes les maladies
qui ſont cauſées par les obſtructions du
foie ou des conduits biliaires, & par conſéquent dans l'icteritie; mais il faut ſouvent s'abſtenir d'en uſer dans ce tems-là
même, parce qu'ils augmentent la fiévre.

L'icteritie eſt ſouvent cauſée par les
obſtructions du foie, farci de concrétions
gypſeuſes crétées, calculeuſes, & d'autres ſemblables obſtructions; quelquefois par l'embarras du conduit commun,
à l'occaſion de quelque petite pierre,
qui occaſionne toujours un vomiſſement
énorme.

Cette maladie attaque ſouvent les gens
d'étude à cauſe de leur vie ſédentaire, &
voici la meilleure maniere de la guérir. Par
exemple donnez tous les jours au malade
d'heure en heure une pilule de ſavon de
Veniſe, ou un peu d'aloës enveloppé
dans du miel, ou de la hiere en très-petite doſe, ou hiere amere, ou le ſel
polycreſte avec un peu de miel, ou une
doſe de rhubarbe, & qu'il avalle par deſſus, ou un verre d'eau légérement ſucrée,
ou d'hydromel, ou avec le ſyrop vio-

lat, qu'il garde une diéte exacte ; cet ufage doit être long-tems continué , jufqu'à
ce que les concrétions commencent à fe
difloudre , ce qui arrive le plus fouvent
après un mois ou deux, ce que l'on peut
connoître par la coction des urines , par
les excrémens mieux colorées , & par la
teinture de la peau.

Pour lors il faut donner de forts émetiques, pour caufer au bas ventre de rudes fecouffes , & en exprimer la matiere
qui a été diffoute. Il faut bien fe donner
de garde de prefcrire ces violens remedes
au commencement du mal , de crainte
qu'en enlevant la matiere la plus fubtile ,
les concrétions ne fe rendent plus dures
& plus fixes : après l'opération des émetiques il faut vers le foir donner au malade une prife d'opiate , & l'accoutumer
infenfiblement à faire un peu d'exercice,
& à ufer d'alimens plus folides.

Les maladies qui font caufées par le
défaut de la bile , doivent être guéries en
donnant aux malades des délayans , comme la tifanne, les jaunes d'œufs , & d'autres remedes de même qualité , avec une
pilule de favon.

## CHAPITRE IX.

### *Des Hydragogues.*

LEs hydragogues font des médicamens purgatifs qui entraînent l'eau, c'eft-à-dire, la férofité inteftinale & falivale par les felles. On entend par la férofité tout liquide qui eft féparé de la mafle du fang, qui n'eft ni gras ni rouge en couleur, & qui fe coagule au feu, comme le blanc d'œuf, dans une mafle dure, & telle eft la férofité du fang proprement dite, ou qui s'exale fans fe coaguler, & laifle des féces groflieres, mais fans coagulation, comme font la falive, la fueur, l'urine.

La férofité qu'entraînent les hydragogues, s'appelle inteftinale, parce qu'elle fe décharge dans les inteftins, & cela en deux manieres; fçavoir, 1o. Celle qui diftile des glandes falivales de la bouche, de l'œfophage, de celle du palais, qui s'avalle avec les alimens. 2o. Celle qui fe fépare dans les inteftins, tant des glandes du foie par le canal hépatique, que des glandes, même du conduit inteftinal. Ce liquide au moyen des hydragogues eft entraîné en bien plus grande quantité qu'il n'en fort dans l'ordre naturel , & il s'échappe par l'anus.

*Les Classes des Hydragogues.*

CES sortes de médicamens hydragogues se peuvent rapporter à trois classes , dont la premiere contient ceux qui accelerent l'évacuation de ce liquide en irritant les glandes intestinales. La deuxiéme comprend ceux qui en avancent la sécretion , soit en dissolvant le sang en des parties qui ne retiennent rien de sa rougeur , soit en lui donnant plus de mouvement après l'avoir dissous , afin qu'il soit porté plus abondamment à ses glandes sécreroires. La troisiéme enfin contient les médicamens qui produisent en même - tems tous les effets précedemment énoncés,

---

# CHAPITRE X.

*De la premiere Classe des Hydragogues.*

LES médicamens de cette classe étant appliqués à la tunique interne des intestins , ils y excitent des vessies comme font les vessicatoires appliqués sur la surface de la peau , & les ouvrent ensuite par leur vertu caustique ; ce qui cause dans le

conduit inteſtinal un continuel écoulement de ſéroſités.

Toute la ſurface externe du corps auſſi
bien que l'interne, eſt remplie de vaiſſeaux qui contiennent ce liquide, & ſi
l'on y applique des médicamens âcres
qui ſoient capables d'ouvrir ces vaiſſeaux,
mais en même-tems ſi groſſiers qu'ils ne
puiſſent entrer dans leur canal, ils don-
neront iſſue à ce liquide, & on les nom-
mera des veſſicatoires ou des hydragogues, ſelon qu'ils ſeront appliqués ſur l'u-
ne ou ſur l'autre de ces deux ſurfaces, ça-
voir intérieurement ou extérieurement.

C'eſt pourquoi tous les remedes âcres
& veſſicatoires qui ſont trop groſſiers
pour pouvoir entrer dans les veines lactées, deviennent tous hydragogues ſans
exception; & plus ils ſont âcres & groſſiers, & plus ils ſont auſſi de puiſſans
hydragogues.

*Les conditions des Hydragogues de la deu-*
*xiéme Claſſe.*

Lᴇs hydragogues de cette claſſe doivent avoir deux conditions, 1°. Ils doivent contenir en eux - mêmes quelques
parties déliées brûlantes, rongeantes &
âcres : 2°. Ces particules ſi actives doi-

vent être tellement enveloppées dans une
mátiere gommeuse, ou résineuse, qu'elles
ne s'en dégagent pas tout d'un coup,
mais les unes après les autres; ce qui fera cause qu'elles ne feront pas successivement corrosives.

Ces remedes font de deux fortes, ou
ils font tirés des végétaux, ou des foffiles. Ceux qui font pris des végétaux,
font 1º. La racine de méchoacam, que
nous avons déja mise au nombre des
phlegmagogues; fes vertus font femblables à celles du jalap, & fi on la diffout
dans l'alkool du vin, elle donne une teinture qui étant épaissie fournit une réfine.

Si l'on tient cette teinture dans la bouche, elle y cause & dans tout le gofier une
ardeur insupportable, & elle provoque
la falivation; & fi on l'avalle, elle enflamme le gofier & tout l'œfophage, & remplit ces parties d'humeurs fuperflues; fi
l'on mâche fa réfine elle fait couler violemment la falive & ulcere la bouche;
& fi on l'applique diffoute avec le blanc
d'œuf fur les ulceres fordides, elle les
mondifie & les déterge.

La dofe de cette racine eft depuis un
fcrupule jufqu'à deux drachmes, & cette
dofe eft plus forte qu'elle n'eft requife

pour l'action des phlegmagogues , parce
qu'en qualité d'hydragogue , son irritation doit être plus vive. C'est le plus efficace de tous les hydragogues , mais on ne
doit pas l'avaller de peur que la bouche
& le gosier n'en soient maltraités, à moins
qu'il ne soit empestré dans quelque corps
visqueux qui bride son action.

Le deuxiéme hydragogue tiré des végétaux est le jalap : si on le mâche il paroît d'abord insipide , mais il fait ensuite
sentir son acrimonie ; sa teinture tirée
dans l'alkool de vin tenue dans la bouche , toute la bouche & le gosier s'en
trouvent ulcerés ; sa résine mâchée cause de violentes douleurs , un gonflement
dans toute la bouche , & fait couler une
grande quantité de salive.

Si l'on en prend la décoction faite dans
l'eau , elle purge violemment aussi bien
que sa teinture , quoiqu'adoucie avec le
sucre.

Le troisiéme hydragogue tiré des végétaux , est l'hieble ou surreau sauvage :
l'on se sert de son fruit & de sa moyenne écorce. La dose de ses bayes est depuis un scrupule jusqu'à cinq drachmes :
celle de son suc & de ses sommités , est
d'ordinaire depuis deux scrupules jusqu'à une once. Sa moyenne écorce est

donnée aux enfans jusqu'à deux scrupules, & aux adultes jusqu'à demie once.
Elle purge fortement les eaux, & est plus
active que le surreau.

Si l'on goûte des bayes & de l'écorce
de l'hiebe, elles ont un goût âcre & désa-
gréable.

Le quatriéme hydragogue est le rham-
nus cathartique ou teinturier, parce que
les Peintres s'en servent : on le nomme
en François noirprun. On prend du suc
exprimé de ses bayes jusqu'à une once,
& lorsqu'il est cuit en syrop, on en prend
jusqu'à deux.

Sydenham prétend, sur ses propres expériences, qu'il n'y a pas de meilleur remede pour purger les eaux ; son suc tenu
dans la bouche se fait sentir au goût comme brûlant.

Le cinquiéme hydragogue de la même classe tiré des végétaux est la solda-
nelle ou le chou marin, qui est une
plante maritime, & une espece de con-
volvulus ; cette plante passe pour un excellent remede sur les côtes de Hollande;
son goût est extrêmement âcre & salé,
on s'en sert dans les salades, mais son
goût est fort affoibli par le vinaigre : cette
herbe est limoneuse, ténace, avec beaucoup d'acrimonie ; elle cause en purgeant

de rudes tranchées. Sa dofe eft depuis
un fcrupule jufqu'à demie once.

Le fixiéme hydragogue, eft la plante
nommée gratiola, ou herbe au pauvre
homme ; fon goût eft brûlant & très-
amer , & elle rend un fuc vifqueux ,
elle puge les eaux avec de grandes tranchées, & elle eft ordinairement vomitive;
fa dofe eft depuis un demi fcrupule jufqu'à deux drachmes en infufion.

Le feptiéme hydragogue, eft l'iris de
marais, autrement Iris noftras, pour la
diftinguer de celle de Florence , & des
autres efpeces. Cette plante purge affez
fortement les férofités : fa dofe prife en
fubftance, eft depuis un fcrupule jufqu'à
une once, & celle de fon fuc, eft depuis
deux fcrupules jufqu'à une once & demie. Ce fuc ainfi pris en boiffon , fi l'on
n'y prend garde, caufe des ampoules dans
l'œfophage qui font fort douloureufes ,
mais en prenant un peu de vinaigre cet
accident fe calme très-promptement

Le huitiéme hydragogue eft l'éfule,
& l'on peut rapporter ici tous les tithi-
males & l'euphorbe. Le fuc d'éfule par
rapport à fa couleur & à fa confiftance eft
femblable au lait ; mais il eft fi âcre que
fi on l'applique fur la peau , il l'ulcere
comme le feu, & il eft fi ténace qu'étant
évaporé

évaporé à un feu lent, il fe convertit en réfine.

Martin Ruland Medecin d'Allemagne, avoit un fecret pour les hydropiques qui venoient à lui de toutes parts, & il les guériffoit prefque tous. Ce fecret étoit l'écorce d'éfule bouillie dans le petit lait & adoucie avec le miel. La dofe de l'éfule prife en fubftance eft depuis trois grains jufqu'à huit ; quand on en prend la décoction il faut doubler la dofe.

Le neuviéme hydragogue, eft la gomme gutte, que plufieurs prétendent être une efpece d'euphorbe, qui fort d'une plante par incifion ; on lui donne la couleur jaune pour empêcher que l'on ne connoiffe la tromperie ; fi l'on en goute, elle ulcere le gofier, elle tient beaucoup à la gorge & y caufe des veffies ; c'eft un très-bon hydradrogue, fa dofe eft d'un grain & demi jufqu'à douze. Dans les corps difficiles à émouvoir, elle caufe pour l'ordinaire le vomiffement.

Le dixiéme hydragogue, eft l'élaterium, ou le fuc extrait du concombre fauvage épaiffi au foleil ; il eft très âcre & d'une telle vifcofité, que quand il feroit gardé pendant cent ans, il retiendroit toujours fa ténacité ; Sydenham le

propofe comme l'extrême remede dans
l'hydropifie. Sa dofe eft d'un grain &
demi jufqu'à douze, il purge violemment.

## Des Hydragogues de la premiere Claſſe tirés des foſſiles.

Les hydragogues de la premiere claſſe
tirés des foſſiles font :

1°. Le mercure doux qui eft compofé de l'efprit de fel, & du mercure con-
centré ou caché. C'eft un excellent hydragogue, fi on le donne groffierement
pilé, parce que tous nos liquides ne le diffolvent pas facilement, de forte que s'il
adhére aux inteftins, il les irrite par fon
acide. Sa dofe eft depuis quatre grains
jufqu'à deux dragmes, il purge fortement
les eaux ; fi on le donne fubtilement pulverifé, il procure la falivation. Si on
l'applique fur une playe groffierement
pulvérifé, il confume fort bien la callo-
fité de fes bords.

Le fecond hydragogue tiré des foffiles, eft le mercure précipité blanc, dont
la vertu confifte dans fes pointes acides
qui ne font point cachées, mais nues &
à découvert, de forte que fi elles font
reprimées par les alkalins, ou féparées

& expulsées par le feu, il devient doux. Sa plus forte dose est un grain, & il purge fortement.

Le troisiéme hydragogue de cette espece, est le mercure précipité rouge qui purge très-violemment. Sa dose est d'un grain jusqu'à cinq.

Le quatriéme est le mercure précipité jaune, qui est un très-bon hydragogue, mais il faut le donner avec beaucoup de réserve, sans quoi il procure la salivation ; il est donc à propos en le donnant d'observer soigneusement les quatre regles ci devant prescrites, afin qu'il soit déterminé vers les intestins, & qu'il ne soit point mêlé avec d'autres médicamens qui puissent le charier dans toute l'habitude du corps, comme sont les diaphorétiques & les opiates. Il sert de corrosif pour les mauvais ulceres, il consume les mauvaises chairs, & il détruit les callosités les plus opiniâtres ; mais il n'agit pas sans causer de grandes douleurs.

Paracelse l'a nommé Turbit minéral, parce qu'il purge la lymphe de la même maniere que la plante nommée Turbith, purge la pituite, & que ce minéral est estimé enlever la lymphe du fond des jointures des goureux.

Le cinquiéme hydragogue fossile est le mercure précipité vert.  C c ij

Le sixiéme sont les cristaux tirés des métaux ; sçavoir 1º. La pierre infernale, ou le vitriol de Lune, depuis un grain jusqu'à six. Le vitriol de Venus, dont la dose d'un seul grain purge violemment les eaux. On peut mettre au même rang la limaille d'acier, qui est vantée des Anciens & des Modernes, comme une ancre sacrée contre l'hydropisie ; la dose est six grains ; le troisiéme est le vitriol de Mars ; le quatriéme est le vitriol commun, dont la dose est depuis une drachme jusqu'à quatre scrupules.

### Corollaires.

Tous les médicamens ci-dessus allégués, agissent par leur acrimonie & non par une vertu qui leur soit particuliere ; ce qui est démontré. 1º. Par le goût de ces remedes qui est âcre.

2º. Par l'ardeur qu'ils causent à la gorge.

3º. Par les vessicules qu'y excitent tous les remedes composés du jalap & du méchoacam.

4º. Par la douleur qu'ils causent quand ils sont appliqués sur les playes.

5º. L'analyse chymique fait voir que tous ces remedes dissous dans l'eau ou dans l'efprit de vin, autant qu'ils peuvent y être diſſous, communiquent leur vertu à leurs menſtrues, & que tout ce qui ne peut être diſſous perd abſolument ſa vertu.

---

# CHAPITRE XI.

### *De la ſeconde Claſſe des Hydragogues.*

LEs médicamens qui doivent être compris dans cette claſſe ſont ceux qui convertiſſent toujours le ſang en ſéroſité, & qui l'ayant diſſous lui donnent un plus grand mouvement, afin qu'il ſe porte en plus grande quantité aux glandes inteſtinales ; mais pour que les remedes produiſent tous ces effets, il faut qu'ils ſe mélent avec la maſſe du ſang ; & afin que perſonne ne s'imagine que les remedes ne ſe mêlent jamais avec le ſang, nous en allons alléguer trois preuves convaincantes.

1°. Les infuſions de ſafran de Mars, de ſené & de rhubarbe ſeringuées dans la cavité de la poitrine des hommes & des brutes, ont cauſé en France, en Angleterre & en Italie des déjections par les ſelles une heure après qu'elles ont été faites; il ne faut donc pas douter que pour produire cet effet elles n'ayent paſſé dans les veines.

2°. Une friction de mercure faite aux pieds, cauſe ſouvent une diarrhée que l'on ne peut arrêter que par les diaphorétiques & les opiates.

3o La cure de tout flux de ventre ſéreux s'accomplit heureuſement par l'uſage des diaphorétiques & des opiates.

Nous ne connoiſſons qu'un ſeul médicament qui doive être légitimement rangé dans cette claſſe, c'eſt le mercure, ſoit crud ou adouci, qui étant pris en de petites doſes ſouvent réitérées, & en obſervant les quatre regles ſuſdites, ſera aprés deux ou trois jours très-ſûrement ſuivi d'un flux de ventre ſéreux.

---

# CHAPITRE XII.

## De la troiſiéme Claſſe des Hydragogues.

TOus les remedes que nous avons aſſignés à la premiere claſſe des hydragogues conviennent auſſi à celle-ci, ſoit qu'ils ſoient propres à irriter les glandes, à augmenter leurs ſécrétions, à diſſoudre le ſang, & à lui donner du mouvement après l'avoir diſſous.

Car comme les cantarides appliquées ſur la ſurface externe de la peau y excitent des veſſies, & diſſolvent le ſang à un tel point qu'elles rendent les urines ſanglantes, de même tous les médicamens âcres qui excitent des veſſies, comme ſont ceux qui ont été inſérés dans la premiere claſſe, venant à s'appliquer ſur la tunique intérieure des inteſtins, y excitent pareillement des veſſies, diſolvent le ſang & le charient vers ces endroits.

### Corollaires.

PREMIER Corollaire. Les médicamens hydragogues conviennent dans toutes les maladies où la lymphe ſalivale abonde dans le ſang, comme ſont toutes ces ſortes de maladies où les principaux viſceres ſont affoiblis & remplis d'obſtructions; ce qui fait que les particules des alimens ne peuvent pas être ſuffiſamment atténuées pour pouvoir entrer dans les vaiſſeaux lactés, & ſe mêler avec la lymphe; il en eſt de même des maladies où la vertu de contraction du cœur & des arteres eſt affoiblie, d'où il arrive que le ſang devient trop ſubtil.

Car l'Anatomie nous fait connoître,

que plus le cœur & les arteres ont de
force, & plus le fang eft épais & lié, & à
moins ces organes ont de force & plus
il eft fubtil : ainfi les payfans qui font
un rude travail, les crocheteurs & les
gens femblables, ont le fang fort ferré,
au lieu que les gens délicats & ceux qui
ont de foibles vifceres, comme les leucophlegmatiques, les phtyfiques, les fcor-
butiques & femblables, ces gens là ont
le fang tout aqueux.

Deuxiéme Corollaire. Ces remedes
conviennent dans toute extravafion &
croupiffement d'humeurs, & font par
conféquent convenables à toutes les tumeurs œdémateufes, & aux contufions.

Troifiéme Corollaire. Ils font d'un bon
ufage dans les maladies qui demandent
pour être guéries une foudaine diffolution, ou une prompte évacuation des liquides, & par conféquent aux fiftules, à
la galle, & à toutes les efpeces d'hydro-
pifies ; à l'appopléxie caufée par une férofité extravafée dans les ventricules du
cerveau, à la gonorrhée virulente, & à
d'autres femblables indifpofitions

Quatriéme Corollaire. Toutes les fois
que l'on employe ces médicamens, il faut
les donner d'abord en forte dofe, autrement comme ils font cauftiques, ils
irritent

irritent beaucoup les entrailles, & ne procurent presque aucune évacuation, mais des angoises & des tranchées cruelles.

Cinquiéme Corollaire. Les hydragogues font pernicieux dans toutes les maladies inflammatoires, foit que l'inflammation foit dans les arteres, ou dans les vaiſſeaux lymphatiques, de forte qu'ils font un très-mauvais effet dans toutes les fiévres, à moins que les faignées n'ayent précedé. Ils font auſſi peu convenables aux hypocondriaques & aux hyſtériques, parce qu'ils font fouvent ſi violemment purgés par ces médicamens, qu'ils tombent en défaillance.

Sixiéme Corollaire. Tous les hydragogues caufent aifément une fuperpurgation qui eſt de deux fortes ; ſçavoir, celle qui fe fait par des médicamens qui procurent des évacuations exceſſives ; ce qui eſt caufe que la vîteſſe & la fubtilité des humeurs font tellement augmentées par ces remedes, que leurs vaiſſeaux excrétoires perdent leur reſſort par la diſtenſion qu'ils fouffrent, & en deviennent paralytiques ; d'où il arrive qu'ils ne peuvent plus fe contraĉter, & que reſtant ouverts, il s'en écoule une quantité d'humeurs extraordinaire.

La guériſon de cette évacuation dé

mesurée se fait par les astringens , joints aux opiates & aux spiritueux : car la Chymie nous apprend que tous les spiritueux coagulent ; il faut donc se servir en ces occasions des médicamens austeres & spiritueux.

Une seconde espece de superpurgation est convulsive , telle qu'Hypocrate décrit celle qui est produite par l'hellébore ; les convulsions causent au corps de violentes secousses , qui contribuent à l'évacuation des humeurs ; en ce cas-là il faut mettre en usage les acides des mineraux joints aux opiates & aux chauds aromatiques.

## CHAPITRE XIII.

### Des Médicamens Mélanagogues.

LEs Anciens , comme on l'a deja dit, admettoient deux sortes de biles; sçavoir, 1°. Celle de la ratte, qu'ils appelloient l'humeur mélancholique, les féces, ou le récrément du sang ; ils prétendoient que sa matiere étoit le sang mélancholique. La deuxiéme espece , selon eux, venoit du foie, & ils l'appelloient bile hépatique brûlée.

Ces mêmes Anciens nommoient donc médicamens mélanagogues, 1°. Ceux qui purgent l'humeur atrabilaire, qu'ils font paſſer de la ratte dans les inteſtins. Nous avons déja dit que cela ſe pouvoit faire, & nous avons en même tems aſſigné la route qu'elle tient, & partant ils n'étoient tombés à cet égard dans aucune erreur.

2°. D'autres médicamens mélanagogues enlevent la bile hépatique ; mais ſi l'on y fait une ſérieuſe attention, on reconnoît, 1°. Qu'il y a pluſieurs médicamens purgatifs, qui entraînent des excrémens auſquels ils donnent une couleur noire, comme le polipode de cheſne, que l'on regarde comme celui qui tient le premier rang entre les mélanagogues, tenant en cela de la nature de tous les chênes, dont la propriété eſt de teindre en noir preſque tous les corps qu'ils touchent : auſſi donne-t'il une teinture noire à la mucoſité des inteſtins ; c'eſt ce qui lui donne rang parmi les mélanagogues : & c'eſt pour la même raiſon que la caſſe, la pierre arménienne & l'azuli ont été regardés par les Anciens comme des mélanagogues, qui donnent aux excrémens une couleur très-noire.

On reconnoît en ſecond lieu qu'il ar

rive quelquefois que la nature seule, sans que l'on donne par la bouche aucun médicament purgatif, non plus que par les parties inférieures, évacue des matieres noires, & dans ce cas elle peut être appellée mélanagogues , dès lors qu'elle enleve doucement des matieres noirâtres : car ces sortes d'humeurs ne doivent pas être entraînées avec violence , mais par les purgatifs les plus doux.

### Corollaires.

APRE's avoir parcouru toutes les classes des différens purgatifs , nous y allons joindre quelques Corollaires qui regardent les purgatifs en général.

Premier Corollaire. Tout le corps humain peut être purgé par les selles, quoique Vanhelmont assure le contraire : or purger le corps , c'est séparer de la masse des humeurs quelques parties d'une tissure & d'une âcrimonie déterminée , qui les font differer du reste du sang avec lequel elles circulent , & ces parties sont pour l'ordinaire plus petites que les particules sanguines , & par conséquent si nous pouvions diminuer dans la ratte , dans le foie , & dans d'autres visceres , la rélaxation des vaisseaux excréteurs ,

& augmenter celle des canaux de décharge, il est évident que ces parties peccantes seront facilement séparées.

Deuxiéme Corollaire. Les purgatifs ne contiennent aucun venin. Quoique Paracelse l'ait assuré, & qu'Helmont ait prétendu le démontrer par les raisons suivantes, 1°. Parce que leur dose étant augmentée ils causent la mort, secondement, parce que la thériaque qui résiste aux poisons, énerve la vertu des purgatifs : mais nous répondons à cela, que non-seulement les purgatifs, mais les alimens même les plus salutaires sont mortels quand on en fait excès ; de plus, que si la thériaque arrête la vertu des purgatifs, c'est à cause de l'opium dont elle est chargée, parce que l'opium arrête pour un tems tous les mouvemens de contraction des solides ; de sorte qu'il se fait moins d'expulsion par les vaisseaux tant sécreteurs qu'excréteurs.

Troisiéme Corollaire. Il n'y a point de purgatifs d'élection, c'est-à-dire, qui purge plûtôt la bile, la lymphe, la pituite, sans agir sur les autres humeurs ; ce qui a été suffisamment établi dans l'histoire des purgatifs : car quand nous avons parlé d'eux chacun en particulier, nous avons vû clairement qu'ils agissent tous

également fur nos liquides ; mais que la
matiere la plus fluide eft toujours enlevée
préférablement à la plus groffiere, comme étant celle qui peut plus aifément fe
dépofer.

Quatriéme Corollaire. La vertu des
purgatifs eft fauffement attribuée à l'acide, à l'alkali, ou au fouffre attachés aux
parties du corps : car le fuc des végétaux
& l'efprit de nitre purgent, qui ne contiennent rien de fulphureux, mais tout
ce qui peut irriter par fon acrimonie eft
purgatif.

---

# CHAPITRE XIV.

## *Des Vomitifs.*

Nous entendons par les vomitifs tous
les médicamens qui par leur vertu
peuvent faire rejetter par le gofier & par
la bouche tout ce qui eft contenu dans
l'eftomach. La caufe prochaine & immédiate du vomiffement, eft la compreffion des matieres qui font contenues dans
l'eftomach.

Cette compreffion peut proceder ou
de la compreffion des fibres, même du
ventricule, ou d'une caufe extérieure qui

« comprime les parois de ce viscere , ou de
ces deux causes en même tems.

*Trois especes de Vomissement.*

CEs causes peuvent produire trois especes de vomissement ; sçavoir , 1°. Une
violente évacuation par la partie supé-
rieure de l'estomach , produite par la contraction de ses fibres , & cette espece demande une grande disposition de la matiere qui doit être expulsée à s'échapper
par sa fluidité. 2°. La constriction exacte
du pylore & l'ouverture de l'orifice sup-
périeur de l'estomach. 3°. La tension de
l'estomach suivie incessamment de sa contraction , qui dépend des fibres de ce même organe qui agissent toutes en même
tems.

Les Anciens ont connu cette espece de
vomissement , & qui se pouvoit fort bien
faire de cette maniere , quoique quelques Modernes n'en conviennent pas ,
prétendant que tout vomissement est causé par la convulsion des muscles du bas
ventre , ou bien qu'il peut venir de ce
que si le corps vient à se courber sur l'estomach bien plein , il se fait dabord des rots,
qui ne s'échappent qu'à cause que l'orifice supérieur de l'estomach est ouvert ,
& non par la convulsion des muscles du

bas ventre, ni par celle du diaphragme
qui ayènt précedé.

Il s'enfuit de-là, 1°. Que le vomiffement eft ordinairement excité par tout
remede, lequel ayant beaucoup d'âcretez, eft immédiatement appliqué fur l'eftomach. 2°. Que toute inflammation de
l'eftomach, comme il en arrive dans les
fiévres malignes, la petite verole, & après
avoir avallé des poifons, ne caufe pas le
vomiffement à caufe de la feule inflammation quand il eft en repos, & qu'il n'eft
pas gonflé par les alimens ; mais feulement quand il reçoit quelque nouvelle
matiere. 3°. Quand un fchire eft attaché à l'eftomach. 4°. Lorfqu'il y a une
trop grande & foudaine replétion de
quelque matiere que ce foit. 5°. Lorfque le mouvement déreglé des efprits
animaux eft caufé par quelque chofe d'un
goût défagréable. C'eft de-là que viennent les convulfions des hypochondriaques & des hyftériques, qui ont coutume de leur exciter le vomiffement.

6°. La convulfion de l'eftomach, par
quelque mouvement du corps extraordinaire, comme les fecouffes d'une
voiture fort rude, le branle de la mer,
le tournoyement du corps. La convulfion de l'eftomach caufée par fa corref-

pondance avec quelque viscere, comme
à l'occasion des plaies de la tête, au sujet
d'une liqueur extravasée comme dans
l'apoplexie ; & à l'occasion de la colique
ou de la néphretique, & cette convulsion
est causée par la communication des nerfs
de l'estomach avec les parties malades ; &
c'est pour cette raison que toutes les maladies des visceres du bas ventre sont accompagnées du vomissement.

## *Deuxiéme espece de vomissement.*

LA deuxiéme espece de vomissement
est celle qui regarde la compression des
parois de l'estomach par les muscles du
bas ventre : car il arrive souvent aux muscles du bas ventre d'avoir de si fortes
convulsions, que tous les visceres qui sont
contenus dans sa cavité sont extrêmement pressés ; c'est pourquoi l'orifice su-
perieur de l'estomach se trouvant ouvert
en ce tems là, le vomissement arrive nécessairement.

Dans cette espece de vomissement la
cavité du bas ventre est fort resserrée
par ses propres muscles, qui agissent conjointement avec le diaphragme & le pé-
ritoine ; ce qui cause d'abord une grande
compression à tout le sang, qui produit

des fécrétions fort abondantes des matieres contenues dans tous les vifceres ; il
fe rompt quelquefois des vaiſſeaux fanguins dans le foie, qui donnent lieu à de
très facheux accidens : car ce fang ainfi
comprimé trouvant dans le bas ventre
beaucoup de réfiſtance , eſt tranfporté
vers les parties fupérieures , où il caufe
un crachement de fang, & quelquefois
même l'appoplexie : & fi dans cette compreffion du bas ventre, la réfiſtance du
fphincter de l'anus ne peut pas être vaincue, le mouvement periſtaltique des inteſtins fe pervertit, & le malade fe trouve
atteint de la paſſion iliaque ; que fi cette
réfiſtance du fphincter eſt enfin vaincue,
il fait en même tems une évacuation par
le fiege, qui chaſſe au déhors non-feule-
ment les matieres contenues dans les inteſtins, mais auſſi tous les liquides qui
font féparés dans les autres vifceres du
bas ventre.

Cette feconde efpece de vomiſſement
fuccede le plus fouvent à la p emiere, fi
fa caufe fe perpetue trop long-tems ;
parce que les nerfs de l'eſtomach étant
continuellement irrités, les mufcles du
bas ventre font pareillement agacés à
leur tour, à caufe de leur correfpondance
avec les nerfs de la huitiéme partie.

*Troisiéme espece de vomissement.*

La troisiéme espece de vomissement qui se fait par la contraction des fibres de l'estomach & celle des muscles du bas ventre qui se font en même tems, excite un vomissement très violent, par le concours de ces deux agens.

*Corollaires.*

Il faut revenir de l'erreur où tombent presque tous les Medecins, de croire que l'on ne peut expliquer la maniere dont les vomitifs agissent sans avoir préalablement expliqué les tuniques de l'estomach; c'est ce que veulent persuader ceux qui attribuent le vomissement au seul mouvement de l'estomach, ce qui paroît si contraire à la verité, non-seulement sur ce que nous avons ci-devant avancé, mais aussi de ce que si quelque venin attaque le commencement de la partie des nerfs intercostaux, le vomissement survient aussitôt; ce qui fait douter si ces vomitifs qui ne font leurs effets qu'après quelques heure, n'agissent pas d'abord sur le cerveau, & ensuite sur l'estomach par la correspondance qu'il y a de l'un à l'autre.

Les caufes de ces trois fortes de mouvemens font communes. 1°. Les plus
forts irritans, comme une plume agitée
dans le gofier ; 2°. Tout ce qui peut mettre le trouble dans les efprits animaux ,
que leur action ne regarde pas directement l'eftomach , comme de certains
mouvemens aufquels le corps n'eft pas accoutumé : 3°. Des idées défagréables qui
caufent des naufées : 4°. Une matiere
mobile qui flotte dans l'eftomach, qui eft
âcre & irritante.

5°. Tout ce qui ayant beaucoup d'â-
creté peut être reçû dans l'eftomach des
enfans : 6°. Tous les purgatifs que les
enfans peuvent prendre en trop forte dofe : 7°. Des corps âcres mêlés avec le
fang , comme par exemple , fi on frotte
les enfans qui ont la galle avec la décoction de tabac, qui eft un fort bon remede,
cette lotion leur caufe un vomiffement.
La même chofe arrive de l'infufion du
crocus metallorum , de l'hellebore , du
verre d'antimoine , & d'autres femblables minéraux faite dans l'eau , dans le
vin , ou dans le lait, elle caufe d'abord le
vertige enfuite on chancele , puis l'on a
des naufées , & enfin l'on vomit.

Si l'on donne les vomitifs en forme
de clyfteres , ils n'ont pas d'effet dans

ceux qui ont la valvule de Tulpius fort lâche, comme elle l'eſt dans les corps foibles.

### On peut réduire les vomitifs ſous quatre Claſſes.

LA premiere contient tous les corps qui nous ſont connus, qui étant reçûs dans l'eſtomach en ſi grande quantité qu'ils le rempliſſent à l'excès, & cauſent par là une violente diſtenſion à ſes fibres, qu'ils font contraĉter les dorſales, qui reſſerrant le pylore, excite bien-tôt des nauſées & le vomiſſement. Delà vient que l'eau ſimplement bûe promptement en grande quantité, de même que le vin, la bierre, & toutes ſortes d'alimens, deviennent vomitifs.

La deuxiéme comprend tous les corps qui relâchent & lubrifient tellement le goſier, l'œſophage, l'eſtomach, que tout ce qui entre dans ce receptacle des alimens au moindre mouvement ſont aiſément tranſportés vers ſes parties ſupérieures, comme ſont tous les alimens fort graiſſeux dont on uſe ſouvent, & en grande quantité, pourvû qu'ils ne ſoient pas âcres, comme l'huile, la bierre douce, nouvelle, ténace, le vin mielé, le ſyrop.

la leſſive , les ſavons , la bierre avec le beurre.

La troiſiéme renferme les applications topiques , leſquelles en irritant le goſier mettent en contraction les fibres de l'eſto-mach & des parties voiſines: car Willis fait voir que le goſier, les poulmons, le cœur, les muſcles intercoſtaux , l'eſtomach , & le méſantere , ont des nerfs de la même origine ; ce qui fait que les nerfs du go-ſier étant irrités, toutes les parties qu'on vient d'énoncer ſont aiſément ébranlées: de maniere que ſi l'on pouſſe le doigt ou une plume dans le goſier , ou la langue ſeulement abaiſſée vers ſa racine , une nauſée eſt auſſi-tôt excitée, & ſi l'on con-tinue de l'abaiſſer , le vomiſſement ſur-vient.

La quatriéme contient tous les reme-des qui agiſſent topiquement & immé-diatement ſur l'eſtomach , en l'irritant preſque au même tems qu'ils ſont aval-lés , comme ſont , 1°. Le gilla vitrioli de Paracelſe , dont un ſeul grain cauſe bien-tôt le vomiſſement. 2°. Le vert de gris, dont la doſe eſt d'un demi-grain à deux grains , qui opere auſſi-tôt qu'il eſt avallé 3°. La teinture de feuilles de tabac vul-gaire un peu deſſechées, que l'on tire avec l'eſprit de vin rectifié , dont une dragme

fait vomir à l'heure même; ſi on la délaye dans l'eau, on arrête comme l'on veut
ſon opération , elle ne produit pas un
grand effet à ceux qui ont coutume d'uſer
de cette plante en machicatoire.

4°. Le ſuc d'abſinthe ou de chardon
béni nouvellement exprimé : ſa doſe eſt
d'une once juſqu'à trois : 5°. L'oximel
ſcillitique; ſa doſe eſt depuis trois onces
juſqu'à quatre : 6° Le ſuc de raifort ſau-
vage nouvellement exprimé , qui perd
ſes forces ſi on ne le prend pas dans l'eſpace d'une heure après ſon expreſſion.
7°. Les ſémences de raifort contuſes ,
dont la doſe eſt d'une demie once. 8°.
La racine d'arroche , & ſon ſuc nouvellement exprimé , dont la doſe eſt un
ſcrupule. 9°. Les fleurs de perſicaire,
dont la doſe eſt une once.

10°. Le ſuc de coings tout nouveau ,
dont une cuillerée eſt un puiſſant vomitif, quoiqu'il ſoit d'ailleurs capable d'arrêter le vomiſſement qui eſt produit par
le relâchement des fibres de l'eſtomach.
11° Les ſemences d'anith , dont la doſe
eſt d'une demie once , mais elle laiſſe
après elle des nauſées qui durent long-
tems. 12° Le ſuc de la plante appellée
des Latins *cyclamen*, en François pain de
pourceau.

Tous ces remedes font le même effet
dans l'estomach, que la plume introduite
dans le gosier, ils l'irritent & l'agacent.
Ils conviennent à ceux qui vomissent aisément, qui ont l'estomach fort délicat
& fort sensible, & qui sont sujets à vomir à la moindre occasion, & qui ont des
nausées dès qu'il y a chez eux la moindre
plénitude ; & l'on peut choisir entre ces
remedes, ceux qui conviennent dans les
maladies aiguës ou chroniques, parce
qu'il y en a d'amers, d'acides, d'aromatiques, &c.

La cinquiéme classe comprend tous
ceux qui mêlés avec le sang, excitent des
convulsions universelles, qui se manifes-
tent à l'estomach & aux intestins plûtôt
qu'ailleurs. Les remedes dont il s'agit,
restent dans le sang une heure & plus
avant d'operer, & sont,

1º L'hellebore, blanc & noir. Les Medecins n'osent prescrire le premier à cause des violentes convulsions qu'il cause,
parce qu'un seul demi-scrupule de ce remede agit avec une extréme violence ;
l'on donne le noir jusqu'à une drachme.
2º. Les feuilles d'asarum depuis cinq jusqu'à dix grains, soit en substance ou en
infusion : 3º. La gomme gutte : 4º. Le
turbith gommeux : 5º. Cataputia major,
ou

ou le ricin, foit fa racine ou fa graine.
Une drachme agit très-fortement. Tous
ces remedes peuvent être moderés &
apprivoifés par les acides, de maniere
qu'il ne leur refte aucune violence.

6°. Les remedes mercuriels, comme
le turbith mineral, les précipités blanc,
rouge & verd. 7°. Les antimoniaux,
comme le crocus, le régule, & le verre
d'antimoine, &c. Tous ces remedes di-
gerés avec l'huile de vitriol perdent leur
force. Ces violens vomitifs féringués dans
le fang font venimeux & mortels, comme Louver & Willis l'ont éprouvé par
les injections de la teinture d'antimoine
dans les veines des chiens : car ces animaux après ces injections chanceloient
d'abord, & fouffroient enfuite des fecouffes dans tout leur corps ; ils avoient
après cela des naufées qui leur faifoient
rendre beaucoup de falive, enfin un vomiffement violent les faifoit bien-tôt
périr.

Au furplus dans la Grece & dans l'He-
lefpont l'on compofe de ces drogues un
venin dont on frotte les épées qui font
des plaies toujours mortelles, à caufe des
étranges convulfions qu'elles caufent :
mais l'obfervation des Modernes & l'a-
veu des gens yvres ont fait connoître

Ee

que ce venin n'eſt autre choſe que le ſuc
de l'hellebore qui naît dans la Grece &
dans l'Heleſpont.

### *Corollaires concernant la théorie.*

L'ON n'a pas encore bien démontré ſi
les purgatifs & les forts vomitifs cauſent
les convulſions qui accompagnent les
excrétions, en tant qu'ils s'appliquent
immédiatement à l'eſtomach & aux inteſtins, ou parce qu'ils attaquent l'origine des nerfs ; mais on obſerve dans le vomiſſement que toutes les ſécrétions,
comme les ſueurs, la ſalive, les larmes
les déjections du ventre, &c. ne ſont pas
moins excitées que par les paſſions de
l'ame, ou par l'action de quelque corps
ſur l'origine des nerfs.

Deuxiéme Corollaire. Il s'enſuit de
là que les vomitifs les plus forts, agiſſent
ſur l'origine des nerfs.

Troiſiéme Corollaire. D'où l'on infé-
re encore la raiſon pour laquelle entre
les médicamens, il n'y a que les plus
grands poiſons & les vomitifs les plus
violens qui cauſent des convulſions.

*Corollaires touchant la pratique.*

PREMIER Corollaire. La matiere qui s'évacue par l'opération des vomitifs est de plusieurs sortes : car il sort, 1°. beaucoup de salive : 2°. La mucosité du nez, ce qui fait voir le merveilleux effet des vomitifs à l'égard de ceux qui étant atteints de verole, sont infectés d'une mucosité très-puante. 3°. La liqueur du gosier & de l'œsophage, ce qui fait que les vomitifs sont de très-bons remedes pour déterger les suppurations de ces parties.

4°. La liqueur de l'estomach ; 5°. La liqueur de la ratte : de la vient qui si la ratte est gorgée de quelque humeur trop visqueuse au commencement du mal lorsque la matiere est mobile, les émetiques sont d'un grand sécours. La liqueur huileuse de l'épiploon, qui, comme dit Malpighi, est reservée dans cette membrane, pour temperer la bile & les autres humeurs qu'un mouvement extraordinaire du corps rend susceptibles d'acrimonie, quand cette liqueur est trop abondante, & qu'elle rend cette liqueur trop ténace, elle est facilement évacuée par un vomitif. 6°. La liqueur hépatique, parce qu'il

n'y a point de médicament qui agisse
plus certainement fur le foie que le vomitif. 7o. La liqueur pancréatique. 8o.
La matiere contenue dans les inteftins
qui réfulte de toutes ces liqueurs.

Deuxiéme Corollaire. Il n'y a pas de
plus prompt remede, à l'exception de la
paracentefe qu'un vomitif pour guérir
l'afcite quand elle eft fufceptible de guéri-
fon, rien n'eft plus prompt à évacuer les
humeurs extravafées dans le bas ventre ;
de là vient que les Anciens & les Modernes ont été également obligés d'employer en ces occafions ce violent remede ; ce qui fait auffi que les meilleurs
remedes font ceux qui caufent des convulfions.

Troifiéme Corollaire. Il n'y a point
auffi de meilleur remede pour la ruption
des apoftémes des poulmons, de la plé-
vre, du médiaftin, du diaphragme, du
foie, & de tous les vifceres du bas ventre
quand ils ont acquis leur maturité.

Quatriéme Corollaire. Les vomitifs
contribuent à enlever les obftructions de
tout le corps, & fur tout celles du bas
ventre, ainfi qu'à diffoudre les matieres
coagu'ées & croupiffantes, & à augmenter la vertu expulfive des autres médicamens.

Cinquiéme Corollaire. Ces médicamens font donc très-utiles dans une infinité de maladies tant aiguës que chroniques.

Sixiéme Corollaire. Les vomitifs font
très-dangereux à tous les corps pléthoriques, parce qu'ils leur caufent fouvent
ou l'appoplexie, ou le crachement de
fang; ils font auffi très-préjudiciables aux
phtyfiques, & à ceux qui ont une difpofition hœmoptoïque, à ceux qui font atteints du calcul : car il leur arrive des
urines fanglantes par une trop grande
friction ou attrition des reins, du foie
ou de la veffie contre le calcul dont les
vaiffeaux font bleffés. Ils ne font pas
moins nuifibles à ceux qui font travaillés
de fchirres, aux perfonnes fort échauffées,
à ceux que la quantité du fang menace
d'apploplexie, & à tous ceux qui ont les
entrailles dans un mauvais état.

Septiéme Corollaire. Toutes les fois
qu'il faut faire vomir les pléthoriques, il
eft à propos de faire préceder la faignée,
auffi-bien que lorfque l'on a occafion de
les donner dans les maladies aiguës.

Huitiéme Corollaire. Lorfqu'une matiere peu mobile eft attachée à quelque
partie, ou cachée profondément dans la
fubftance des vifceres, fi l'on eft obligé

d'exciter le vomiſſement, il faut auparavant faire uſer au malade de potions incisives, lubrifiantes, irritantes : en obſervant ces regles, on ne ſçauroit s'imaginer combien l'on peut guérir de maladies par le vomiſſement.

Neuviéme Corollaire. Les matieres contenues dans l'eſtomach, ayant été agitées par un premier & un ſecond vomiſſement, il faut toujours uſer de délayans, de lubrifians, & de rélâchans, autrement on cauſe de grandes douleurs & de cruelles angoiſes aux malades.

Dixiéme Corollaire. Il faut toujours éviter que la ſuperpurgation ne ſuccede au vomiſſement, parce qu'il n'y a point de remede ſi propre à la procurer que les vomitifs ; mais ſi elle arrive malgré toutes les précautions qu'on peut prendre, on peut la réprimer, 1º. par les remedes anti-convulſifs, qui ſont les délayans, les rélâchans, & les anodins, ou les médicamens qui modérent l'impétuoſité des humeurs, comme la boiſſon d'eau chaude, le ſuc de réglisse, l'opium, & les ligatures faites aux bras & aux jambes.

2º. Pour arrêter la ſuperpurgation, on peut employer differens aromates, comme ſont toutes les confections alexipharmaques, par exemple, le diaſcor-

dium, la thériaque, le philonium, le mi-
thridat, tous remedes qui déterminent le
mouvement des humeurs du centre à la
circonférence, lorfque les vomitifs ref-
ferrant les vaiffeaux de la circonférence,
les humeurs font obligées de fe mouvoir
vers le centre.

3°. Si la fuperpurgation eft caufée
par le relâchement des vaiffeaux & par
la flétriffure de l'eftomach, les remedes
aufteres & acides font très-convenables,
comme la gelée de coings prife jufqu'à
une livre, les racines de tomentille, de
biftorte, le quinquina, &c.

4°. Les efprits fermentés font auffi
d'une grande utilité, fi on les prend dans
une affez forte dofe, comme jufqu'à cinq
onces, & en cas que le malade s'accoutu-
me à cette forte dofe, il faut encore
l'augmenter.

---

# CHAPITRE XV.

## *Des Médicamens Diurétiques.*

L'Excrétion de l'urine fe fait toujours
par les uretéres, d'où elle s'écoule
dans la veffie, & elle n'a point d'autre
route pour y arriver que celle de ces con-

duits, ce qui eſt évident, 1°. Parce que ceux qui ſont attaqués de dyſurie à l'occaſion d'une pierre engagée dans les uretéres, n'ont point du tout d'urine dans la veſſie.

2°. Si on ouvre le bas ventre à un animal vivant, qu'on lui lie les deux uretéres, que l'on épuiſe la veſſie, & qu'on lui recouſe le ventre, l'animal mourra certainement de ſuppreſſion d'urine, & il n'en viendra pas une ſeule goûte à la veſſie.

Tous ce que les uretéres dépoſent dans la veſſie vient du baſſinet du rein, qui n'eſt autre choſe que l'expenſion de l'uretere, & ce qui paſſe dans ce baſſinet y découle par des rameaux papillaires, qui ſont formés d'une infinité de conduits rénaux que Malpighi & Ruysk ont également démontré, & tous ces canaux ſont les émiſſaires de quantité de petites glandules veneuſes, & tout ce qui s'arrête d'urineux dans ces glandules, vient des petites branches de l'artere émulgente.

Les médic mens diurétiques ſont donc les ſeuls qui augmentent la diſpoſition de ces glandes à ſéparer le liquide, tant qu'il reſte au déhors une voye ouverte pour l'évacuer ; cette augmentation ſe peut faire en cinq manieres, & par conſéquent

séquent les diurétiques sont de cinq especes , sçavoir :

## Cinq especes de Diurétiques.

1°. Les diurétiques sont des médicamens qui servent à relâcher les conduits artériels des reins aussi - bien que leurs conduits latéraux, la constitution du sang subsistant toujours dans son intégrité 2°. L'on nomme diurétique tout ce qui dissout & délaye les humeurs plus qu'à l'ordinaire. L'on dit que le sang se dissout quand ses parties sphériques sont réduites en de moindres parties , & le sang étant dans cet état, cette secrétion est facilement augmentée, les conduits rénaux se trouvant relâchés : or ces conduits mêmes sont toujours plus lâches que les autres , c'est-à-dire, qu'ils font moins de résistance que les autres au cours du liquide, parce qu'ils font béants dans le cavité du bassinet qui est libre.

3°. Les diurétiques sont, 1°. Ceux qui charient avec plus de vîtesse qu'auparavant un sang de même nature vers des vaisseaux qui restent aussi toujours dans le même état. 2°. Qui conduisent ce même sang dissous & délayé avec plus de vîtesse vers ces vaisseaux relâchés & dilatés.

Ces médicamens de la seconde espece
sont par conséquent doublement diurétiques, & ceux de la troisiéme espece le
sont triplement.

4°. Les diurétiques sont ceux qui déterminent le cours du sang vers les reins
plûtôt que vers les autres parties, sans
apporter aucun changement dans les
vaisseaux ni à la nature des liquides, non
plus qu'à la vîtesse du mouvement.

5°. La cinquiéme espece de diurétiques
sont ceux qui par leur irritation excitent
les vaisseaux à se contracter pour la plus
prompte sécretion des liquides.

### *Les Classes des Diurétiques.*

LES diurétiques peuvent se réduire à
ces cinq classes; mais avant de faire cette
réduction, il faut examiner l'urine, qui
est composée, 1°. Des boissons qui forment sa partie aqueuse. 2°. De quelques
portions chyleuses, qui sont crues. 3°.
D'une portion de sang qui est capable de
coction. 4°. Des parties solides du corps
qui ont été broyées, & de quelques parties
des fluides qui ont été tellement dissoutes par une longue circulation, qu'elles
en ont été rendues âcres; ce qui rend d'ordinaire l'urine rouge, huileuse, âcre,

terreſtre , & qui coule en petite quantité.

5°. De parties maladives qui la rendent groſſiere & fort variée, & ſelon ces variations de l'urine il faut auſſi varier les diurétiques.

Venons maintenant aux claſſes des diurétiques.

### Premiere Claſſe des Diurétiques.

LA premiere contient toutes les décoctions , émulſions & huiles , que nous avons ci-devant miſes au rang des végétaux & des animaux ; ſous le titre de rélâchans & d'émolliens ; comme ſont la pariétaire , la manne, la mercuriale, l'huile d'olives, de noix, de térebenthine , &c. mais il faut en uſer avec régime, afin de les déterminer à ſe porter vers les reins , & il faut pour cela,

1°. Qu'ils ſoient pris à jeûn , dans un air froid, & faire enſuite un peu d'exercice.

2°. Il faut qu'ils ſoient donnés en forme de clyſteres ; qui ramoliſſent & fomentent les voyes urinaires, & quand ils ſont adminiſtrés de cette maniere , après avoir quelquefois inutilement tenté d'autres remedes , ceux-ci ont beaucoup de ſuccès.

3°. Il les faut appliquer aux reins en forme de bain ou de fomentation, parce que l'on sçait par expérience que ceux qui ont de la peine à uriner, rendent dans le bain beaucoup d'urine.

Les diurétiques renfermés dans cette classe sont d'un si bon usage, qu'on leur donne le premier rang : car s'il y a quelqu'obstruction dans les voyes urinaires, loin de l'augmenter, comme font assez souvent les irritans, ils l'enlevent en lavant les vaisseaux.

On met sous cette classe les remedes propres à corriger ou expulser ceux qui par leur acrimonie irritante excitent des convulsions, de quelque nature que soit cette âcreté : aussi voit-on que les enfans travaillés d'une suppression d'urine par l'acrimonie du lait de leur nourrice, sont fort soulagés par l'usage des remedes terrestres & alkalins, fixes & volatils, aussi-bien que les hysteriques.

## Deuxiéme Classe.

La deuxiéme classe des diurétiques, contient tous ceux qui dissolvent & délayent le sang ; nous ne connoissons cependant qu'un seul & véritable délayant qui est l'eau ; car tous les autres délayans ne font leur action que par l'entremife de l'eau qui entre dans leur mélange.

Il y a deux fortes de diffolvans ; les uns mêlés dans le liquide du fang diffol- vent & divifent les molécules en s'inter- pofant entr'elles, ou qui en excitant un plus grand mouvement dans ce liquide augmente l'attrition des vaiffeaux fur le liquide, & attenuent ainfi le fang, & par conféquent ce doivent être des fels inci- fifs & irritans.

Il faut donc ranger dans cette claffe, 1°. Les remedes aqueux, comme font toutes les eaux minérales, le petit lait, le lait de beurre, les infufions de thé & de caffé, la petite bierre, qui ne font ici placés qu'à caufe qu'ils contiennent beaucoup d'eau.

2°. Il faut encore ranger tous les fels que nous connoiffons fans exception : comme tous les fels alkalins, fixes & vo- latils, de plus tous les fels ammoniacs qui ont été tirés d'un efprit acide & volatil. & d'un fel alkalin & volatil ; il faut en- core y ranger les fels fixes compofés de quelque alkalin fixe que ce foit, mêlés avec toute forte d'acide, excepté celui qui eft tiré d'un végétable fermenté, les plus fubtils & les plus âcres de ces fels étant les meilleurs.

4°. Cette claſſe contient encore tous les remedes ſavoneux, qui ſont compoſés de ſels alkalins avec toutes ſortes d'huile. On y comprend donc tous les ſels volatils huileux, comme eſt entr'autres la pâte d'Helmont, faite d'une once de ſel d'u-rine bien épuré de ſon huile, y ajoutant demie once d'huile de térebenthine. On a par ce moyen ce ſel tout préparé en un jour, pour la préparation duquel il faut un mois ſelon la méthode de Starquet.

Les ſavons appellés fixes ſont encore ſous cette cathégorie, comme celui que l'on compoſe du ſel de tartre avec l'huile d'olives & de térebenthine long-tems cuite.

5°. Les corps ſalins tirés des animaux; par exemple le ſuc d'huitres marines nou-veau, le ſuc des moules & des écreviſſes de mer, le ſuc des clôportes qui a le goût de la borrache.

6°. Le ſuc des plantes dont ont tire peu d'huile & beaucoup de ſel par l'o-pération chymique; comme celui d'o-pium que l'on met pour cela au nom-bre des diurétiques, ainſi que les ſucs de perſil, d'oſeille, de fumeterre, de cerfeuil, de chardon roland, dont les uns approchent plus du tartre & les autres du nitre par rapport aux ſels.

## *Troifiéme Claffe.*

La troifiéme claffe des diurétiques, contient quatre fortes de médicamens, comme font, 1º. Tous les âcres capables d'irriter les vaiffeaux, & particulierement ceux des reins ; & les plus efficaces d'entre ces remedes font de certains infectes, comme les abeilles, les cigales, les fourmis, les cantharides, les clôportes, qui diffolvent le fang & accelerent en même tems fon mouvement, & excitent ainfi comme une fiévre artificielle.

2º Tous les falins qui diffolvent le fang & augmentent en même teme fa vîteffe : nous mettons fur tout en ce rang une ou deux efpeces de fels, comme celui que nous connoiffons tiré du fuccin & des végétaux, & le fel du fuccin qui eft une efpece de fel volatil acide rectifié, qui prévaut fur tous les autres, en le donnant jufqu'à un fcrupule avec le regime convenable.

3º. Tous les fels alkalins fixes & volatils fans diftinction.

4º. La chaleur & le mouvement moderé du corps, fans exciter la fueur.

### *Quatriéme Claſſe.*

LA quatriéme claſſe contient les diurétiques preſque ſpécifiques , comme ſont
certains aromates balſamiques , qui ſont
compoſés d'un ſel ſubtil enveloppé dans
l'huile , comme le ſaffran , la rhubarbe,
la moëlle de caſſe , la noix muſcade nouvelle , le geniévre , & tous les baumes
naturels. Toutes ces drogues augmentent
l'urine en quantité, & changent toutes ſes
qualités , comme ſa couleur , ſon odeur
& ſon goût : ainſi le ſaffran & la rhubarbe lui donnent une couleur enflammée,
la caſſe priſe en petite doſe, donne à l'u-
rine une couleur verdâtre , & dans une
plus forte doſe , elle lui donne une couleur brune , & dans une plus grande encore , elle la rend noire.

L'aſperge donne une mauvaiſe odeur
à l'urine , la térebenthine lui donne
celle de violette , & il n'arrive point de
ſemblables changemens à nos autres liquides ; ce qui nous porte à donner à ces
diurétiques le nom de ſpécifiques.

### *Cinquiéme Claſſe.*

LA cinquiéme claſſe des diurétiques

m mprend ceux qui agiffent particuliere-
la ent & fenfiblement fur les reins & fur
veffie ; comme les cantharides, qui
étant prifes intérieurement, caufent une
grande chaleur aux lombes & une diftillation d'urine : il faut y joindre tous les
autres infectes dont nous avons parlé ci-
deffus, auffi-bien que la bierre à ceux qui
n'y font pas accoutumés, & le lait nouvellement trait ou aigri, caufe la ftrangu-
rie ; enfin tous les diurétiques âcres &
diffolvans font réduits fous cette claffe.

*Corollaires concernant la pratique.*

LES diurétiques pour exciter les urines
doivent être prefcrits dans le même ordre qu'on les a décrits, c'eft-à-dire, qu'il
faut toujours commencer par ceux que
l'on a placés dans la premiere claffe, &
venir enfuite aux fuivantes jufqu'à la
derniere.

Deuxiéme Corollaire. Dans les maladies aiguës, il ne faut ufer que de ceux
qui font compris dans trois premieres claffes: fçavoir des relâchans, des délayans,
& des âcres temperés.

3°. Dans les maladies chroniques, s'il
faut expulfer par les reins la matiere morbifique, il faut d'abord relâcher les vaif-

feaux ; il faut enfuite diffoudre & délayer
le fang ; il faut donner après cela les ac-
celerans, & enfin les irritans.

4°. En fuivant cette méthode, le fang
eft mieux purgé que par toutes fortes
d'évacuations qui fe font par les felles :
car les diurétiques agiffent fur le fang
même & non pas les purgatifs : ainfi dans
les maladies violentes, fi l'on fait attention, comme l'on doit à bien adminiftrer
ces fortes de remedes, le Medecin peut
fouvent procurer une crife falutaire fans
beaucoup troubler tout le corps. De
plus, les reins font des émiffaires très-
propres à purger le fang, parce que les
parties du fang les plus groffieres peuvent les traverfer.

5°. Il y a differentes fuppreffions d'u-
rine, & l'on en peut établir autant que
nous avons établi de claffes de médicamens diurétiques, d'où il réfulte que
l'on doit fuivre differentes méthodes de
guérir.

Il y a auffi differentes caufes d'interception d'urine ; fçavoir, 1°. La conf-
triction des voyes urinaires. 2°. Leur
obftruction caufée par le calcul, ou par
quelqu'autre matiere étrangere. 3°. Leur
trop grande féchereffe & le défaut du liquide, ce qui eft caufé ou par l'acrimonie,

comme dans les maladies aiguës, ou par trop d'épaiſſeur ou de viſcoſité des ſucs, comme aux perſonnes ſédentaires, ou parce que les liquides ſont détournés vers d'autres parties. 4°. La paralyſie des parties qui ſervent à l'excrétion de l'urine qui eſt rarement guériſſable.

---

# CHAPITRE XVI.

## *Des Sudorifiques.*

LE ſudorifique, que les Grecs ont appellé hydrotique, eſt tout ce qui peut faire exhaler d'un corps une moiteur ſenſible au travers des pores de la peau, & en conſéquence tout ce qui expulſe ſenſiblement les liquides par ce te partie de la peau, qui a des filieres deſtinées au paſſage des ſueurs.

Or, ces filieres ſont démontrées être les émiſſaires des glandes ſubcutanées ou de très-petits vaiſſeaux qui partent des arteres lymphatiques, ou qui ſont la fin de ces petites arteres.

Il paroît de-là que la matiere de la ſueur vient du ſang artériel, & que ce n'eſt pas une humeur excrémentitielle, comme on le croit vulgairement; mais

que c'eſt un ſuc néceſſaire à la fléxibilité
de notre machine : car afin que notre
corps ſoit fléxible, il doit y avoir entre
les parties qui le compoſent quantité de
petits interſtices que l'on appelle des pores ; & pour empêcher que ces pores par
la concrétion des parties ſolides, ne ſe
coagulent, ce qui rendroit notre corps
infléxible. l'Auteur de la nature a voulu
qu'il y eût un liquide qui coulât continuellement dans ces interſtices ; ce liquide eſt la matiere de la ſueur ; & c'eſt une
partie du ſang très-ſubtile, très mobile,
& très-amie des nerfs tant qu'elle reſte
dans ſon état naturel, & elle ne doit pas
être moins ménagée que le ſang, à moins
qu'elle ne ſoit alterée par quelque cauſe
maladive ; & la ſueur n'arrive jamais à un
corps ſain, mai elle ſe produit auſſi-tôt
que par quelque cauſe que ce ſoit, l'équilibre eſt interrompu entre les ſolides
& les vaiſſeaux ; enſorte que la force des
fluides prévale ſur la réſiſtance des vaiſſeaux, & l'une ou l'autre de ces deux fonctions étant augmentée, donne lieu à la
ſueur.

Il faut conclure de là que la ſueur eſt
toujours une marque de maladie, & l'on
continuera toujours d'être malade juſqu'à ce que l'on ait détruit la cauſe qui

produit la fueur & que l'on empêche fes effets.

La matiere de la fueur, qui dans l'état de la fanté eft nommée tranfpiration infenfible, eft fort douce, & différe beaucoup de l'urine; au lieu que la fueur pour peu qu'on l'excite, pproche beaucoup de la nature de cet excrément, étant quelquefois groffiere, huileufe & fétide, & cette liqueur eft prefque fanglante comme on la voit aux gens de travail, dont la fueur des aiffelles teint leur linge d'une couleur rougeâtre.

### *Comment la fueur eft procurée.*

LA fueur, comme la fecrétion de l'urine, eft procurée en quatre manieres, fçavoir, 1°. En relâchant les voies excrétoires fans y apporter d'ailleurs aucun autre changement.

2°. En diffolvant & délayant le fang. Or, le fang s'appelle délayé quand fa partie la plus fubtile & la plus déliée excede fa partie rouge, & il paffe pour être diffous quand fes molécules fe divifent en fix moindres, dont elles font compofées.

3°. En conduifant, 1°. avec plus de viteffe le fang qui demeure dans fon état vers ſes émiſſaires, auſquels il n'arrive pareillement aucun changement. 2°. En conduiſant le ſang vers ſes émiſſaires lorſqu'il eſt diſſous & délayé avec une vîteſſe ſi relâchée , & tellement accelerée , qu'il arrive une abondante ſueur. 3°. En déterminant le ſang vers les extrêmités du corps ; d'où vient que tout ce qui change le cours du ſang , & le fait paſſer des parties intérieures aux extérieures, excitera la ſueur de la maniere à peu près que l'on excite les paſſions de l'ame. 4°. En excitant des convulſions dans les dernieres fibres des glandes ſubcutanées.

*Il faut uſer de differens ſudorifiques.*

LES ſudorifiques doivent être variés ſelon la difference de la matiere qui doit être évacuée: car la ſueur a ſes differences, & elle eſt cauſée , 1°. D'une partie des boiſſons. 2°. D'un chyle crud ; auſſi arrive t'il d'ordinaire aux perſonnes foibles dans le tems que le chyle eſt prêt à ſe mêler avec le ſang , d'avoir une ſueur, comme il arrive aux phtyſiques , & aux accouchées qui allaitent leurs enfans. 3°. Aux perſonnes graſſes dont le ſang eſt trop cuit , chez qui l'inſenſible tranſpiration diminue de jour en jour , parce que la graisse bouche les vaisseaux, ce qui fait qu'ils suent de jour en jour toujours davantage.

4°. Le sang trop dissous & les vaisseaux trop comprimés rendent la sueur rougeâtre, grasse, âcre, terrestre, & saline, de maniere qu'elle adhére à la peau comme si elle étoit fixée dans son tissu.

Thachenius rapporte avoir mis des linges mouillés de sueur dans une lessive faite d'un seul sel alkalin, & qu'en pressant fortement ces linges, il en tira un liquide qu'il distilla, & que cette distillation lui fournit un sel tout semblable à celui que l'on tire de l'urine distillée. La sueur recueillie des chevaux fournit aussi quantité de sel volatil : cette sueur sort pour l'ordinaire, lorsque le sang est mû dans ses vaisseaux avec beaucoup de violence, ce que l'on observe dans la sueur de tous ceux qui ont essuyé de longues fatigues.

5°. La sueur maladive varie dans ses qualités; quelquefois elle est toute aqueuse, comme dans les accouchées & les phtysiques, dont la sueur n'a presque pas de couleur, d'odeur, ni de goût, de sorte que l'on a lieu de croire que c'est la partie du sang la plus délayée : quelquefois aussi la sueur est très-visqueuse, très-

jaune , rougeâtre & quelquefois très-
puante, comme celle des peſtiferés , qui
ſauve les malades.

## *Les Claſſes des Sudorifiques.*

Venons à préſent aux claſſes des ſudorifiques, dont la premiere contient
tous les remedes qui relâchent les vaiſſeaux, qui ſont diviſés en intérieurs &
extérieurs.

Les ſudorifiques qui relâchent intérieurement, ſur tout ceux que l'on met
au nombre des diurétiques , excepté
ceux qui ſont ſpécifiquement deſtinés
aux reins; l'eau mielée excite une abondante ſueur ; ainſi dans les fiévres ardentes , la décoction d'orge ou quelqu'autre
ſemblable, eſt un excellent ſudorifique ,
parce qu'elle relâche la conſtriction des
vaiſſeaux.

On doit encore mettre en ce rang, les
remedes propres à réprimer les convulſions, les adouciſſans , & ceux qui tem-
pérent l'acrimonie , comme l'opium, les
yeux d'écreviſſes, les terreſtreités abſor-
bantes.

Les relâchans extérieurs ſont, 1o. Toutes ſortes de frictions ; 2o. Toutes les vapeurs tiédes, & ſur-tout les aqueuſes. Il
faut

faut y mettre aussi les bains dont on doit néanmoins user avec circonspection, parce que le corps en est trop comprimé, ce qui fait souvent tomber le malade en foiblesse. On se sert encore d'onctions faites avec des huiles adoucissantes, des grailles & des moëlles de même qualité, qui amolissent & relâchent la peau, quoique par elles - mêmes elles soient plus propres à empêcher la sueur, comme on peut en juger par l'usage des anciens Athletes, qui se faisoient des onctions avant de s'exposer au combat ; & ces onctions rendoient à la verité leurs membres plus mobiles, mais elles empêchoient la sueur; il faut y joindre en dernier lieu, la lotion du corps avec l'eau savoneuse.

L'on peut user de ces sudorifiques en differentes occasions. 1º. Dans toutes les maladies qui sont causées par un grand froid, qui interessent non-seulement la peau, mais encore les poulmons, en rendant leurs vaisseaux roides, & coagulant les liqueurs qui y sont contenues.

Ils conviennent, 2º. Dans toutes les maladies où la peau se trouve salie par des pustules crouteuses, des galles ulcereuses, la lépre, l'éléphantie.

3º. Lorsque les pores de la peau sont dans une espece de convulsion, ce que l'on connoît par la sécheresse & la dureté de la peau.

4°. Par tout où l'acrimonie s'est fourrée dans les pores de la peau par une cause extérieure, comme lorsque la peste arrive par l'infection de l'air, ces sortes de sudorifiques appliqués en forme topique sont d'un grand secours.

5°. L'on s'en sert utilement dans les maladies les plus aiguës, où le sang se porte avec impétuosité vers les viscéres les plus cachés, comme dans les petites veroles, où Sydenham condamne avec raison les sueurs provoquées par des remedes intérieurs, comme sont les cardiaques & les sudorifiques internes.

Au reste les Médecins usent avec succès des remedes de cette premiere classe, & l'on peut douter si la sueur provoquée par ces premiers sudorifiques ne seroit pas fort convenable dans toutes sortes de maladies inflammatoires.

### *Deuxiéme Classe des Sudorifiques.*

L A deuxiéme classe des sudorifiques comprend les remedes qui dissolvent & délayent le sang, qui ont été mis au nombre des diurétiques de la seconde classe. L'eau est un très-bon délayant, dont la vertu eſt augmentée en l'appliquant chaude : ainſi l'eau chaude eſt un excellent ſudorifique.

Il y a quelques diſſolvans liquides qui agiſſent immédiatement : mais il n'y en a qu'un qui ſoit ſûr dans les maladies aiguës, qui eſt le nitre & ſes préparations ; les autres diſpoſent les vaiſſeaux à agir ſur le liquide afin de le pouvoir diſſoudre ; ainſi le vinaigre adouci par le miel, & enſuite diſſous dans l'eau eſt un très-bon ſudorifique dans les maladies aiguës.

Par exemple, prenez du vinaigre & du miel, de chacun une once, un peu de macis ; délayez les dans douze ou quatorze onces d'eau, donnez-en au malade des doſes en matiere de thé ou de caffé, & que reſtant au lit il attende la ſueur : c'eſt-là un remede d'Hypocrate. Le vinaigre non plus que d'autres acides fermentés, ne coagulent pas le ſang.

### *Troiſiéme Claſſe des Sudorifiques.*

LA troiſiéme claſſe des ſudorifiques convient à raiſon des remedes qu'elle contient avec la troiſiéme des diurétiques, excepté ceux qui déterminent les fluides à ſe porter vers les reins : c'eſt pourquoi les aromatiques chauds, & les opiates

pris le plus chaudement qu'il est possible;
aussi-bien que les exercices violens, sont
d'excellens sudorifiques.

## *Quatriéme Classe des Sudorifiques.*

La quatriéme classe contient les remedes qui déterminent les fluides vers la
surface du corps, qui sont, 1°. Tous les
relâchans extérieurs. 2°. Les délayans,
les dissolvans, & tous ceux qui mettent
les humeurs en mouvement , & les portent vers les parties extérieures. 3°. Ceux
qui diminuent la compression de l'air.

4°. Ceux qui augmentent la force du
cœur, ou le nombre & la vigueur de ses
battemens : de là vient que tous les cardiaques sont sudorifiques, comme le vin
du Rhin  le suc de citron nouvellement
exprimé  les aromates les plus pénétrans,
les sels volatils.

5°. Les irritans extérieurs, comme tous
les remedes âcres appliqués sur la peau,
comme sont le vinaigre , le gingembre ,
qui est subtil & très pénétrant, & dont
Helmont fait un grand cas. L'on peut y
joindre ceux qui rétablissent les mouvemens interrompus , comme par exemple,
la difficulté de respirer ; l'on y peut aussi
ajouter les passions de l'ame.

Ce que l'on dit de la vertu ſpécifique des ſudorifiques n'eſt qu'un ſimple badinage ; car tous ces remedes deviennent enfin effectivement ſudorifiques quand le corps eſt diſpoſé à la ſueur, autrement ils n'ont aucun effet; ainſi quand on prendroit juſqu'à une once de Thériaque, ſi le corps n'eſt pas diſpoſé à la ſueur il deſſechera la peau & ne cauſera point de ſueur ; & il eſt très - certain qu'il n'y a point de médicament, qui de ſa nature & par ſa vertu ſpécifique ſoit diſpoſé à exciter la ſueur, & ſi elle ſurvient après avoir pris des remedes auſquels on donne cette proprieté, c'eſt un effet de differentes cauſes qui lui ſont étrangeres, comme par exemple,

1°. Parce qu'ils fourniſſent la matiere de la ſueur.

2°. En tant qu'ils levent les obſtacles qui empêchent la ſueur.

3°. Parce qu'ils déterminent le ſang à ſe porter vers les parties extérieures.

Entre les ſpécifiques vantés par les Anciens, on trouve la terre ſigillée, les feuilles de ſcordum, l'aſclepiade, ou dompte venin, la pierre de bézoard, la pierre de porc de Goa, qui eſt compoſé de bézoard, d'ambre, & de gomme adragant ; les trochiſques de viperes. Un

Auteur rapporte avoir donné une drachme de véritable bézoard à un enfant de
deux ans, affez difpofé à la fueur, fans que
ce remede produifît aucun effet , & qu'a-
près avoir donné trois drachmes de trochifques de viperes , la même chofe étoit
arrivée.

### Corollaires de pratique.

PREMIER Corollaire. Il s'enfuit de ce
que nous avons dit des fudorifiques , 1°.
Que la fueur a differentes caufes & directement oppofées les unes aux autres,
comme une grande joie & une grande
triftefle, la crainte & l'efperance, l eau
chaude & l'eau froide.

2°. Que la fueur produit différens effets
tout à-fait oppofés ; car quelquefois elle
diffout le fang , & quelquefois elle l'é-
paiffit , felon la condition de l'objet d'où
elle eft tirée ; ce qui ne permet pas de rien
dire en général de l'effet des fueurs.

3°. Qu'il y a differentes fortes d'applications pour exciter la fueur ; car
on peut quelquefo s procurer cette évacuation par la lotion de tout le corps ,
quelquefois auffi en l'échauffant , en le
frottant , en lui donnant beaucoup de
mouvement , & quelquefois en donnant
intérieurement beaucoup de remedes.

4°. Parce qu'il y a différentes occafions, où l'on eft obligé de procurer la
fueur ; ainfi dans l'anafarque, il faut employer les ftimulans ou irritans, afin d'enlever ce qui eft de plus vifqueux & de
plus adhérent; de forte que l'on peut donner tous les matins & le foir la formule
qui fuit :

Prenez deux drachmes de thériaque ,
une once d'efprit de géniévre dans neuf
à dix onces de pure bierre de bled , & que
le malade fe difpofe enfuite à la fueur :
la même manœuvre fe fait avec le même
fuccès dans les maladies chroniques, comme dans les pâles couleurs.

Dans la lépre, toute nourriture eft arrêtée, ce qui engage à procurer la fueur,
non pas par les arômates qui échauffent
intimement tout le corps , mais de maniere que toutes les parties extérieures
foient chaudes, & qu'interieurément toutes les parties foient lavées & rafraîchies.

Il faut pour cela donner au malade des
pilules de favon de Venife d'heure en
heure, fi bien qu'il en prenne dans la jour-
née le poids de deux drachmes : après en
avoir pris durant trois jours, le malade
peut ufer d'une décoction anti-fcorbuti-
que, comme celle de gayac, & après en
avoir bû, entrer dans l'étuve pour émouvoir les fueurs.

Quand il s'agit de résoudre quelque matiere située autour des grands vaisseaux, comme il arrive dans les maladies de la poitrine & dans d'autres maladies aiguës, & que cette matiere est l'effet des sels alkalins; donnez au malade une ample boisson faite avec le miel, le vinaigre, le vin du Rhin & l'eau confusément mêlés & employés sur la peau des relâchans; au milieu de la sueur on peut donner une décoction de nitre; & si la cause du mal dépend d'un acide, il faut donner des alkalis, & ainsi toujours donner les remedes qui sont contraires à la cause de la maladie.

5°. Comme il y a differentes occasions favorables de procurer la sueur, parce que dans certains tems, on la procure beaucoup plus promptement & plus heureusement qu'en d'autres, dont la connoissance dépend absolument des observations des Médecins; ainsi dans la petite verole depuis le premier jour jusqu'au huitiéme on procure la sueur, & ce tems paroît fort propre à procurer cette évacuation, en sorte que le malade peut être guéri par une sueur continuelle; cependant en observant que les humeurs pendant ce tems là soient toujours délayées, & les vaisseaux relâchés : car il n'est pas à propos de donner alors des dessiccatifs

catifs échauffans qui feroient très-perni-
cieux.

Dans toutes les maladies plufieurs Médecins fe conformant à l'opinion vulgaire, veulent donner des fudorifiques, parce qu'ils obfervent qu'au quatorziéme
jour la nature fe décharge fouvent d'elle-
même par les fueurs, & c'eft ce qui leur
fait embraffer cette mauvaife méthode de
donner aux malades des remedes chauds
& defficcatifs.

Cette pernicieufe méthode fait périr
beaucoup de malades ; au lieu que fi fans
s'infatuer de tous ces remedes très-chauds,
les Médecins s'en tenoient aux feuls délayans, & aux relâchans, les malades auroient des fueurs falutaires, & il fe feroit
le plus fouvent une crife très-louable au
feptiéme ou au quatorziéme jour ; c'eft
ainfi que dans la fueur Angloife plufieurs
furent guéris par une fueur de vingt-quatre heures qui leur étoit procurée par les
délayans intérieurs, & par les relâchans
au déhors, pendant qu'au contraire tous
ceux à qui l'on n'avoit pas donné des
délayans intérieurs périffoient fans ref-
fource.

Deuxiéme Corollaire. Il paroît de tout
ce que nous avons ci-devant allegué,

1°. Que felon la diverfité des caufes

de la maladie, il faut diversifier les sudorifiques comme dans celles qui sont causées par des alkalins.

Par exemple, un jeune homme pendant l'Eté est attaqué d'une fiévre très-ardente qui demande un très-prompt remede, comme peut être un sudorifique ; mais avant que de donner ce remede, il faut connoître la cause de la maladie ; suposons qu'elle soit causée par une trop grande sécherelse & une grande inflammation, il est évident que dans un cas semblable il faut se servir de délayans & en même-tems d'irritans, tant à cause de l'abatte-ment des forces que des obstructions qui demandent des irritans, afin que les dé-layans fallent mieux leur action.

Il faut donc lui donner un médica-ment liquide, dont la base soit un dis-solvant acide, & pour aiguillon le vin du Rhin mêlé avec beaucoup d'eau, & y joindre la vertu antiphlogostique au moyen du nitre.

Par exemple, prenez huit onces de vin du Rhin, deux drachmes de nitre, du suc de limons nouvellement exprimé, une once, du syrop violat deux onces : ajou-tez-y quatre onces d'eau commune. Mê-lez bien tout cela, & que le malade en prenne une once d'heure en heure chaudement, & qu'il se détermine à suer; s'il sue légerement, il faudra augmenter la dose du vin ; s'il sue trop, on augmentera celle de l'eau.

Si la cause du mal est un acide, au lieu du vin du Rhin, il faudra se servir d'une autre liqueur , comme du sel volatil huileux; si la cause est visqueuse & ténace on y joindra des sels dissolvans.

Il paroît, 2°. Que selon la differente nature de la maladie, il faut diversifier les sudorifiques ; la nature de la maladie dépend de la matiere peccante, de sa cause efficiente, & de la force & de la constitution du malade.

Si la matiere est ténace & visqueuse, il faut donner au malade de forts dissolvans tirés des alkalins. Si cette cause participe du virus vénerien, le meilleur remede est le mercure disposé à procurer la sueur.

3°. Comme il est à propos de varier les sudorifiques suivant la diverse nature & le siege de la maladie, il faut aussi les varier de la même maniere au commencement de la petite verole ; mais pour l'ordinaire au quatorziéme jour de la maladie, il faut user des remedes savoneux & des décoctions aromatiques dessiccatives. Or la principale vertu des sudorifiques consiste dans la résolution des liquides, & à lever les obstructions des vaisseaux.

Les liquides se résolvent, ou en les délayant, ou en les divisant, de sorte que par tout où la dissolution est nécessaire, les sudorifiques sont très-convenables.

La vertu qu'ont les sudorifiques de lever les obstructions, consiste en ce que, ou bien ils relâchent les vaisseaux, ou bien ils dissolvent les matieres qui y sont contenues.

Les sudorifiques considerés en eux-mêmes ont une grande disposition à coaguler les humeurs & à boucher les conduits ; d'où il arrive que ce qui reste aprés l'action de ces remedes devient grossier, coagulé, s'endurcit comme une pierre, & n'est plus ensuite capable de dissolution ; ce qui fait qu'il n'y a point de maladies inflammatoires qui soient plus susceptibles de gangrenne, que celles qui sont causées par un violent exercice.

Dans le tems que les sudorifiques épaississent les humeurs, ils bouchent aussi les vaisseaux, & pendant qu'ils consument les liquides, les vaisseaux se contractent, se resserrent, & leurs fibres se roidissent.

Il y a peu de médicamens qui ne puissent se convertir en sudorifiques ; de maniere que fi l'on donne un purgatif à un malade, qui foit difpofé à la fueur, il fuera copieufement, & plus le purgatif fera fort, & plus la fueur fera abondante; dans les maladies chroniques, le grand fecret confifte à joindre les purgatifs aux fudorifiques, comme les trochifques d'Alhandal Il en faut dire autant des émetiques & des diurétiques s'ils fe déterminent vers la peau.

---

# CHAPITRE XVII.

## *Des Diaphorétiques.*

LEs médicamens diaphorétiques font ceux qui entraînent hors du corps la matiere morbifique par l'infenfible tranfpiration de la maniere que Sanctorius s'en eft expliqué, ou plûtôt ce font ceux qui augmentent la tranfpiration, felon l'idée de Sanctorius.

Il faut donc pour mieux entendre la nature de ces remedes, examiner en combien de manieres la tranfpiration peut être augmentée, & quelles en font les caufes. Or les caufes de cette augmentation font,

1°. La force des vifceres augmentée,

qui atténue & subtilise nos liquides.

2°. Qui les ayant diffous & atténués de cette maniere, les détermine à se porter vers l'extérieur du corps : on entend par les parties extérieures toutes les parties sur lesquelles l'air peut faire son impression, comme sont la peau, la bouche, les poulmons.

3°. Tout ce qui peut disposer la peau à laisser passer librement les parties les plus subtiles du liquide à travers ses pores d'une maniere infensible, & non les plus grossieres, & celles qui peuvent tomber sous les sens ; pour cela la peau doit être lâche, & non rétrécie.

4°. Tous les remedes qui peuvent produire en même-tems ces trois effets ; & comme nous n'en connoissons aucun qui ait cette vertu, nous inferons de là qu'il n'y a point de médicamens qui soient par eux-mêmes diaphorétiques, c'est-à dire, qui produisent immanquablement cet effet : ce qui nous engage à diviser les diaphorétiques en trois classes par rapport aux trois causes qui peuvent augmenter la transpiration.

### Les Classes des Diaphorétiques.

La premiere de ces classes comprend

tous les remedes qui peuvent augmenter la force des visceres, c'est-à dire, le ressort ou l'élasticité des vaisseaux, & cette élasticité est effectivement augmentée quand leurs fibres deviennent plus roides & plus dures qu'elles n'étoient. On doit encore ranger sous cette classe,

1°. Tous les remedes astringens, ou plûtôt qui favorisent la contraction des solides, c'est-à-dire, dont les particules s'insinuant entre les interstices des dernieres parties, & s'y tenant adhérentes, rendent ces parties-là plus roides & moins fléxibles; comme font l'opium, le quinquina, toutes les racines astringentes, le gros vin, &c.

Comme les diaphorétiques resserrent les parties au lieu de les relâcher, il s'ensuit que tout ce qui augmente les excrétions sensibles, diminue la transpiration, ce qui s'accorde fort bien avec les expériences de Sanctorius.

2°. Tous les exercices du corps, comme la promenade, aller à cheval, dans la voiture d'un chariot, qui contribuent par expérience, selon Sanctorius, à la sécretion de la matiere de la transpiration.

3°. Les doux irritans, ou les forts un peu affoiblis; ainsi une très - petite

quantité de coloquinthe infusée dans du
vin devient un très-bon diaphorétique,
de même encore que le sublimé corrosif
dont un grain ou deux mêlés avec deux
ou trois onces de rob de surreau, que l'on
peut donner jusqu'à vingt grains dans les
maladies chroniques, peut être d'un
grand secours : par le même moyen tous
les âcres ainsi moderés peuvent devenir
des diaphorétiques très-efficaces.

### *Deuxiéme Classe.*

La seconde classe des diaphorétiques
contient tous les médicamens propres à
déterminer vers la peau la matiere de la
transpiration, comme sont,

1°. Un air médiocrement chaud ; 2°.
Des exercices moderés ; 3°. La circulation des liquides égale & bien reglée, qui
subsiste tant que les parties du corps ont
autant de repos que de mouvement.

### *Troisiéme Classe.*

La troisiéme classe renferme ceux qui
peuvent donner à la peau sa juste tem-
pérance, de maniere qu'elle ne soit ni
trop lâche ni trop serrée, mais comme
elle doit être pour une louable transpi-

ration, ce qui fe peut faire par le moyen
des frictions, des lotions & des déter-
fions.

---

## CHAPITRE XVIII.

### *Des Médicamens propres à la matrice.*

L'On met au nombre des médicamens
uterins , les emmenagogues , les
écholiques , & ariftolochiques , ou ceux
qui procurent l'iffue des mois , les corps
étrangers contenus dans la matrice & les
vuidanges.

Les emmenagogues font ceux qui accelerent la fécretion & l'iffue du fang
menftruel , la fécretion s'en fait de toute
la maffe du fang dans les vaiffeaux de
la matrice , & l'évacuation s'en fait de la
matrice même en partie par les vaiffeaux
qui font aux environs de fon orifice interne , partie de ceux qui font dans fa
cavité , & partie de ceux qui font dans
le vagin.

Cette décharge du fang dans la matrice , & fon excrétion fe font de ce que
les vaiffeaux étant remplis d'une grande
quantité de fang , font tendus par la forte
impulfion du cœur jufqu'à un tel point ,

que les petites ouvertures des artérioles
ſe dilatent & s'ouvrent enfin & fourniſſent du ſang, mais l'impulſion du cœur
ceſſant & la pléthore ſe trouvant évacuée, ces vaiſſeaux ſe reſſerrent de nouveau, & reprennent leur ton ordinaire.

On ne ſçauroit douter que le ſang
menſtruel ne ſoit forcé de ſortir par l'impulſion du cœur, parce que ſi le placenta vient à ſe détacher de la matrice
d'une femme groſſe, le fœtus y reſtant
après cette rupture, il en arrive une ſi
grande hémorragie que la femme en
meurt, parce que le ſang continue d'être
pouſſé par le cœur, & que le fœtus rem-
pliſſant la matrice, lui cauſe une telle diſtenſion, que les ouvertures des vaiſſeaux
ne peuvent ſe reſſerrer. La même choſe
arrive à raiſon de l'écoulement des vuidanges.

Que ſi l'on demande pourquoi ces arteres ne fourniſſent pas un flux de ſang
continuel, & pourquoi cet écoulement
ne ſe fait qu'en des tems reglés, il faut
conſiderer que les extrêmités des arteres
ſont diviſées en trois rameaux, que celui
du milieu s'abouche avec une veine, &
que les deux latéraux s'ouvrent en des
cavités, différentes, ſçavoir l'un dans une
glande, & l'autre dans les vaiſſeaux lym-

phatiques ; le premier rameau tranfmet le fang le plus groffier, & les deux autres qui font les plus déliés donnent paffage au plus fubtil.

Que l'on fuppofe qu'il fe rencontre alors un obftacle dans les veines comme à l'occafion de la pléthore, ou que les arteres fouffrent une compreffion extra-ordinaire, les vaiffeaux latéraux continue-ront à fe dilater jufqu'à ce qu'ils foient forcés d'admettre outre la lymphe, com-me ils faifoient auparavant, la partie rou-ge du fang, parce qu'ils font plus petits & d'une ftructure plus délicate, & qu'ils font ouverts dans des cavités où il ne fe trouve aucun obftacle qui réfifte à l'impétuofité du liquide.

Il en eft tout autrement à l'égard du rameau du milieu ; car cet obftacle eft bien-tôt levé dans les veines, & la com-preffion & l'impulfion du cœur font promptement diminuées, dès que la quantité du fang continue, dès qu'il a trouvé fon iffue libre, alors les vaiffeaux latéraux fe contractent de nouveau, & le fang s'échappe dans les veines.

Ce raifonnement peut être éclairci par l'exemple de la tunique extérieure de la cornée, qui eft toute blanche dans fon état naturel, n'étant alors prefque aro-

fée que par les feules branches latérales des
arteres ; mais s'il fe rencontre quelque
obftacle dans le trajet du fang dans la
veine qui empêche que le fang de l'artere
n'y coule librement, comme par exemple quand le col eft comprimé, ces vaiffeaux de la cornée que l'on appercevoit
pas, fe rendent vifibles par la compreffion
qu'ils fouffrent, parce que le fang qui eft
empêché de couler dans les veines eft
forcé de paffer dans les conduits latéraux
& l'obftruction étant levée la rougeur de
l'œil difparoit.

Il en eft de même dans les vaiffeaux de
la matrice, où il y a beaucoup de vaiffeaux lymphatiques ou d'extremités d'artérioles qui s'ouvrent dans la cavité de
la matrice : or il paroît qui ce fang coule
des vaiffeaux latéraux de la matrice, qui
dans l'état naturel n'admettent pas de
fang dans leurs conduits, mais feulement
un liquide qui fert à lubrifier les parties,
au lieu qu'étant dilatés, les vuidanges s'en
échappent qui perdent peu à peu leur
couleur de fang, à mefure que les vaiffeaux fe refferrent.

## *La cause de l'éruption des menstrues dans les filles.*

Il faut examiner à préfent quelle eft la caufe de la premiere éruption des menftrues dans les jeunes filles ; & pour le dire en un mot, ce n'eft autre chofe que la pléthore, qui procéde de ce que dans une fille depuis fa naiffance jufqu'à ce qu'elle foit parvenue à l'âge de puberté, la quantité du fang que les vifceres envoyent aux parties s'augmente, & cette augmentation eft néceffaire pour une plus grande dilatation des vaiffeaux, & pour l'accroiffement, de tout fon corps ; mais lorfque cette fille a acquis fon parfait accroiffement de maniere que fes vaiffeaux ne puiffent plus s'étendre, ni fe dilater davantage, la pléthore ne fçauroit manquer de fe manifefter par l'augmentation du fang qui continue toujours d'aborder dans ces vaiffeaux, n'y ayant aucune caufe qui l'en détourne, la force & l'impulfion des vifceres qui s'y déterminent augmentant plûtôt que de diminuer.

Le fang qui devient fuperflu ne pouvant donc être admis dans les vaiffeaux qui avoient coutume de le recevoir, doit être expulfé par les vaiffeaux qui lui font

moins de réfiſtance, comme ſont ceux de
la matrice, autrement cette fille reſſentira
les incommodités que peut produire la
réplétion.

## *Pourquoi les hommes n'ont pas cette évacuation.*

Mais ſi l'on demande pourquoi les
hommes n'ont point tous les mois cet
écoulement qui eſt commun à toutes les
femmes : En voici la raiſon, c'eſt que les
hommes n'atteignent pas ſi tôt que les
femmes les termes de leur accroiſſement,
& lorſqu'ils les ont atteints, il leur arrive
auſſi l'augmentation de quelqu'autre évacuation en des tems réglés ; car les obſer-
vations de Sanctorius nous apprennent
qu'il arrive auſſi tous les mois aux hommes une eſpéce de pléthore, qui eſt évacuée, ou par une ſueur plus abondante,
ou par le flux d'urine, ou par quelqu'autre évacuation, & qu'il leur arrive auſſi
au défaut de ces évacuations quelques
incommodités ſemblables à celle des femmes, dont le flux menſtruel ſe trouve ſuſpendu ou ſupprimé, & qui les préſer-
vent de tomber malades,

Il faut de plus obſerver qu'il ſe fait
moins de tranſpiration chez les femmes

que chez les hommes, & que les femmes
qui tranfpirent beaucoup comme les jeunes filles généralement parlant, ont peu
ou point de menftrues, au lieu que celles
qui font d'une conftitution lâche & froide, & qui menent une vie oifive, ont
d'ordinaire un flux menftruel abondant.

### *Théoremes.*

MOINS nous fommes éloignés de
notre origine, & plus l'impulfion du
cœur prévaut fur la réfiftance que font
enfemble tous les vaiffeaux du corps : on
en doit être convaincu par l'accroiffement
des animaux, qui eft vifiblement plus
confidérable au premier tems de leur vie
que dans un âge plus avancé.

Il s'enfuit de-là que plus le corps de
ces animaux eft près de fon origine, &
plus il doit avoir, toutes chofes étant égales d'ailleurs, fes vaiffeaux relâchés &
plus fléxibles que celui qui approchant
plus du terme de fon accroiffement, eft
par conféquent plus éloigné de fon origine; & comme les femmes parviennent
plûtôt que les hommes au terme de leur
accroiffement, elles doivent avoir néceffairement leurs vaiffeaux plus mous &
plus capables de dilatation.

*Pourquoi le sang superflu dans les femmes se détermine plûtôt vers la matrice qu'ailleurs.*

IL s'agit maintenant d'examiner pourquoi la détermination du sang superflu se fait plûtôt vers la matrice qu'ailleurs. Il est constant que cette détermination se faisant chez une femme à l'approche du terme de son accroissement, il n'y a point d'endroit dans toute l'étendue du corps où les vaisseaux fassent moins de résistance qu'au bas-ventre, & par conséquent moindre encore que dans le bassin de l'hypogastre, & conséquemment moindre aussi que dans la matrice.

Car les femmes à proportion de la grandeur de leur corps ont le bas-ventre plus ample & plus étendu que les hommes; car dans le bassin de l'hypogastre des hommes, il n'y a autre chose que la vessie & l'intestin droit; mais dans le bassin des femmes il y a de plus la matrice, & leur bassin est plus ample qu'il ne faut par rapport aux parties qui y sont contenues.

De plus comme la vessie reçoit sans cesse le liquide qu'elle contient, & l'intestin droit les excrémens qui y sont renfermés,

fermés,

fermés, & que rien n'eſt reçû dans la matrice, il s'enſuit que les vaiſſeaux font moins de réſiſtance dans ce viſcere qu'ail-leurs.

Or il n'y a aucune partie connue dans le corps de la femme qui reçoive le ſang de tant d'endroits qu'en reçoit la matrice; car il y a trois ſources différentes d'où il part des arteres dont les extrêmités ſe terminent dans ſa cavité.

De plus, les veines n'ont point de val-vules dans toute l'étendue de la matrice, & au défaut des valvules, il n'y a point de muſcles qui compriment ces vaiſſeaux pour avancer le cours du ſang dans leurs conduits, & il n'y a effectivement aucune partie des environs de laquelle les muſ-cles ſoient plus éloignés, de ſorte que tout le ſang contenu dans les veines réſiſte au ſang qui vient des arteres, & partant à meſure que les arteres en fourniſſent une plus grande quantité, il eſt pouſſé vers les endroits qui lui font moins de réſiſ-tance.

Nous reconnoiſſons donc à préſent trois principales cauſes de l'excrétion du ſang menſtruel dans une femme ſaine; ſçavoir. 1°. La pléthore; 2°. La détermi-tion du ſang ſuperflu vers la matrice, qui eſt la partie qui réſiſte moins à ſon abord.

3o. La disposition des vaisseaux de la matrice à procurer cette évacuation.

*Trois Classes d'Emmenagogues.*

AINSI les médicamens emmenagogues peuvent se réduire sous trois classes.

La premiere comprend tout ce qui peut concourir à la pléthore.

La deuxiéme tout ce qui peut déterminer le sang vers la matrice.

La troisiéme, les topiques utérins apéritifs.

Il est donc à propos qu'un Médecin qui est appellé pour traiter une femme dont les mois sont supprimés, s'informe d'abord s'il y a chez elle une pléthore, c'est-à-dire, abondance de sang superflu ; car s'il n'y en a pas, les médicamens de la deuxiéme & troisiéme classe feront à la malade plus mal que de bien.

Or on excite la pléthore par tout médicament, qui fait que les alimens solides & la boisson par l'impulsion des principaux visceres fassent entrer plus de chyle dans les veines qu'il n'en faut pour l'accroissement & pour la nourriture du corps, & pour réparer les pertes qui lui arrivent.

2°. Par tout médicament qui fortifie tellement les seconds visceres qui charient ou retiennent le sang, qu'il les rend propres à convertir le chyle dans un bon sang.

3°. En éloignant les causes qui atténuent & rarefient le sang fait & formé.

Nous avons donc trois genres de remedes compris dans la premiere classe des emmenagogues qui excitent la pléthore.

Le premier genre de ces remedes contient ceux qui augmentent la vertu des premiers visceres destinés à la chilification, ausquels il faut joindre. 1°. Ceux qui entraînent les excrémens inutiles. 2°. Ceux qui expulsent par leur irritation ces excrémens diffous ; parce qu'on sçait que les cavités des intestins sont toujours enduites de mucosités, qui venant à s'épaissir & à s'attacher à leurs parois, bouchent les petites vaisseaux, & empêchent ainsi l'entrée du chyle dans les vaisseaux lactés ; ce qui cause l'atrophie, maladie toute opposée à la pléthore ; de maniere que si cette mucosité se trouve adhérente aux parois du conduit intestinal, il faut pour exciter la pléthore. 1°. Que la mucosité soit diffoute. 2° Qu'elle soit expulsée ; c'est pourquoi nous allons d'abord parler des remedes qui peuvent diffoudre & expulfer cette mucofité épaiſſie, & nous parlerons en uite de ceux qui peuvent favoriſer la vertu des premiers viſceres.

### *Les remedes qui peuvent diſſoudre les mucoſités épaiſſies.*

L ε s diſſolvans des mucoſités dont il s'agit, font 1°. Toutes les gommes fétides aromatiques, que l'on nomme utérines, que leur viſcoſité rend adhérentes, & qui ſe mêlent à la pituite à cauſe de leurs qualités ſavoneuſes, la diſſolvent & l'irritent en même tems, & en procurent l'iſſue : c'eſt pour cela que les gommes ammoniac, laſſe fétide, le bellium, le galbanum, la mirrhe, ſagapinum, opoponax, paſſent chez tous les Médecins pour des remedes utérins.

Car toutes ces gommes, quand elles font introduites dans nos corps, y ſont facilement diſſoutes par la chaleur, & c'eſt pour lors que leur diſſolution y reſte adhérente, que leur âcreté s'y exalte, irrite les viſceres, & les déterge doucement.

Ces remedes n'agiſſent donc pas par une vertu ſpécifique qui les ait deſtinés à agir préférablement ſur le bas ventre, mais par leur ſeule qualité diſſolvante, ſavoneuſe, aromatique, qui eſt amie des nerfs.

Lors donc qu'un Médecin eſt appellé pour traiter une femme dont les mois ſont ſupprimés, il peut preſcrire le remede ſuivant.

Prenez des gommes ammoniac, galbanum, ſagapenum, & de la myrrhe, de chacunes un ſcrupule ; de l'eau diſtilée de ſuccin rectifiée, ce qu'il en faut pour former des pillules : elles conviennent toutes les fois que le chyle eſt empêché, par les mucoſités épaiſſies, d'entrer dans les vaiſſeaux lactés, comme il arrive dans les hypocondriaques.

Tous les ſels fixes, ſoit tacheniens, ſoit alkalins qui ont la propriété de traverſer promptement dans le corps humain toutes les routes qui ſeur ſont ouvertes, opérent ſouvent un bon effet, mais il ne dure pas.

Il faut mettre en ce rang les ſels fixes compoſés, comme le borax, le ſel ammoniac, le ſel de tartre & de vitriol, le ſel polycreſte, le ſel régénéré de Sennert; prenez de l'un ou de l'autre de ces ſels, une drachme, diſſolvez la dans quatre onces d'eau de rhue, & que la malade en prenne une cuillerée par-deſſus une des pillules précédentes : ces deux remedes ainſi ad-

miniftrés s'aideront l'un l'autre dans leur
opération.

30. Tous les fels volatils alkalins,
comme les fels volatils huileux, les efprits de corne de cerf, d'urine, de fang
humain.

Tous les remedes favoneux tels qu'ils
foient, parce qu'ils approchent de la nature des gommes ; de là vient que le favon eft fi fort vanté pour procurer les
menftrues.

Prenez du favon de Venife quatre
drachmes, des bullies récentes d'arum
une drachme ; de laffe fétide, une demie
drachme ; mêlez le tout, & faites-en des
pillules du poids de trois grains ; que la
malade en prenne une d'heure en heure,
ce font-là les déterfifs des premieres
voyes.

Suivent maintenant les remedes qui
entraînent les mucofités diffoutes, comme font l'aloës, la rhubarbe, la coloquinthe, le jalap, le fagapenum, l'opoponax,
& furtout la brione blanche ; les Méde.
cins ont nommé ces drogues, utérines, à
caufe de l'effet qu'elles produifent, qui
eft de diffoudre en même tems & d'expulfer les mucofités. Prenez du meilleur
aloës une drachme, de la réfine de jalap quinze grains ; de la coloquinthe,

cinq grains , pour un irritant , faites - en
des pillules chacune de trois grains, dorez-
les, que la malade en prenne une fur le foir
quand on a des fignes de la diffolution
de la pituite , & qu'elle dorme enfuite
pendant une heure ou deux.

## *Les remedes qui augmentent la vertu des Vifceres.*

Il faut à préfent examiner quels font
les remedes qui augmentent la vertu des
premiers vifceres , pour former un bon
chyle , & le faire paffer dans les veines
lactées.

Tous les remedes qui rendent les fibres plus roides augmentent la vertu
des premiers vifceres en augmentant leur
vertu de contraction ; comme font les
médicamens aftringens , tels qu'eft 1°.
l'acier ; car il n'y a rien dans le cas dont
il s'agit qui produife une meilleur effet,
particulierement s'il eft donné d'une maniere à ne fe point mêler avec le fang ,
mais en forte qu'il puiffe agir fur les folides en les fortifiant.

Car s'il fe mêle avec le fang il s'en
forme un fort coagulant, & en ufant ainfi
il produit un très-bon effet, & il fortifie
très-bien les fibres , & par conféquent
lorfque l'on prend ce remede , on voit

bientôt la couleur pâle de la cuticule ſe
changer dans une couleur vermeille, le
pouls languiſſant dans un pouls preſque
fiévreux : ſon uſage eſt auſſi fort convenable lorſque les fibres manquent de
roideur, & qu'il y a un phlegme trop
abondant.

Lorſque l'acide eſt abondant l'acier
doit être donné en ſubſtance, c'eſt-à-dire,
en limaille ; ſi c'eſt une mucoſité inſipide,
& que l'acide ne domine point, il faut le
prendre dans le vin du Rhin ou dans le
vinaigre : les autres préparations de ce
remede ſont de pures bagatelles.

2°. Il faut encore joindre ici le quinquina en quelque forme qu'on le donne,
dont la vertu ſuit immédiatement celle
de l'acier.

3°. L'on y ajoute encore le rapontic
ou la véritable rhubarbe.

4° Le tamariſe, & ſur tout l'écorce
de ſa racine.

5o. Le capprier & les compoſitions qui
s'en font.

Il paroît donc que les plus forts aſtringens peuvent devenir emmenagogues.

Il faut à préſent donner des formules.
Lorſque l'acide prédomine, ce que l'on
connoît par l'appetit déréglé des malades,
qui déſirent des alimens extraordinaires &
inuſités,

inufités, par les rots acides, par des tranchées accompagnées d'un fentiment de froid, des rots de mauvaife odeur, après avoir pris du vinaigre.

Prenez de la limaille d'acier long-tems pilée dans un mortier de verre, deux drachmes, de l'extrait de rhubarbe une drachme, du quinquina une demie drachme. Faites de tout cela des pillules du poids de cinq grains; que le malade en prenne une de deux en deux heures.

Lorfque l'acide ne prédomine pas, l'acier donné en fubftance caufe le plus fouvent des angoiffes, des vomiffemens, des diarrhées, des tranchées, parce qu'alors il ne fe diffout pas, mais il agit feulement par irritation. Dans cette occafion:

Prenez du vin du Rhin une pinte, de l'acier pilé une once; du quinquina une once, laiffez-les macerer à une chaleur douce pendant vingt-quatre heures, & donnez-en à jeûn une once & demie.

6°. Il faut encore comprendre en ce genre ces aromates chauds & irritans, qui fourniffent beaucoup d'huile très-âcre dans la diftillation; comme font l'arbre de vie, la fabine, la rhue & principalement celle de montagne, le romarin, le pouillot, la marjolaine, la matricaire.

Le second genre des médicamens qui causent la pléthore, contient ceux qui augmentent la vertu de retenir le sang dans le cœur & dans les vaisseaux sanguins; or cette vertu n'est autre chose que la vertu d'oscillation des vaisseaux, qui est augmentée par les mêmes médicamens, par lesquels on a pourvû aux vaisseaux du premier genre, qui servent à la chilification.

Ainsi tous les vaisseaux qui accelerent la chilification sont également propres à avancer la sanguification, parce qu'il est impossible de rectifier les premieres voyes que l'on ne mette en même tems les secondes dans un meilleur état, & l'on ne peut changer en mieux les secondes que les premieres n'ayent été rectifiées. L'on peut ajouter le mouvement du corps dans un air libre.

Le troisiéme genre des médicamens qui causent la pléthore, contient ceux qui empêchent qu'il ne se fasse une trop grande consommation du sang & sa trop grande raréfaction : il faut donc éviter tous ceux qui procurent de trop grandes sueurs & une trop grande transpiration.

## Deuxiéme Classe des Emmenagogues.

La seconde classe des Emmenagogues contient le sang plétorique qui est déterminé à se porter vers la matrice, & ce sont tous ceux qui diminuent la résistance des vaisseaux de la matrice, dans le tems même qu'ils l'augmentent dans les autres vaisseaux.

La résistance des vaisseeux de la matrice se fait en deux manieres. 1°. En relâchant ces vaisseaux; 2°. En avançant le reflux du sang des veines des extrêmités vers le cœur, ce qui nous donne lieu de diviser les médicamens de cette seconde classe en deux genres.

Le premier de ces deux genres contient les médicamens qui relâchent les vaisseaux de la matrice; qui sont 1°. Tous les bains tiédes pris seulement jusqu'à l'ombilic : car par ce moyen les vaisseaux des parties inférieures se relâchent pendant que les vaisseaux supérieurs son resserrés par l'air froid principalement si les parties supérieures du corps restent exposées à un air un peu froid. 2°. Toute chaleur externe appliquée aux parties inféreures.

3°. Les onguens qui sont composés

de gras aromatiques , huileux, & falins, comme font l'onguent martiatum, le nervin , l'artritique , &c. les onctions de ces onguens faites aux pieds , aux jambes & aux aifnes font fort utiles. Il faut mettre en ce rang des emplâtres relâchans & échauffans, & fur tout ceux où entrent les gommes de mauvaife odeur , qui relâchent les vaiffeaux & retiennent en même tems l'humeur de la tranfpiration, ce qui donne lieu à une plus grande chaleur qui produit une maniere de bain perpétuel.

Il faut y joindre encore les plantes utérines , entre lefquelles les plus excellentes font la rhue , la fabine , le geniévre, l'arbre de vie , la marjolaine , le pouillot , dont on peut préparer des bains , des cataplâmes , des onguens , des emplâtres.

Le fecond genre des médicamens de la feconde claffe contient ceux qui accelerent le flux de fang des veines inférieures vers le cœur , comme font. 1°. Toutes les frictions faites depuis l'extrêmité du pied jufqu'aux aifnes , & continuées à chaque fois avec des linges chauds pendant une demie heure.

2°. Le mouvement de la promenade, à l'occafion duquel les mufcles des pieds, des jambes , & des cuiffes dans leurs fré-

quentes & fortes actions, compriment
fortement les vaiſſeaux de ces parties, &
pouſſent le ſang vers les parties ſupérieures.

3°. Le mouvement que l'on fait en
ſautant qui eſt d'une ſi grande importan-
ce, qu'Hipocrate aſſure qu'il procure l'a-
vortement.

Tous ces moyens procurent le flux
menſtruel en modérant la réſiſtance des
veines ; car cette réſiſtance étant moindre, le ſang coule en abondance vers ces
parties, & il s'en fait une preſſion plus
grande vers les vaiſſeaux latéraux, ce qui
en occaſionne une plus ample excrétion.

### *Troiſiéme Claſſe des Emmenagogues.*

La troiſiéme claſſe des Emmenagogues comprend ceux qui diſpoſent les
vaiſſeaux utérins à l'évacuation, comme
par exemple, 1°. Les vapeurs chaudes de
l'eau ſimple appliquées aux parties inférieures. 2°. Les fomentations faites aux
aiſnes avec des éponges ou des linges
mouillés, ainſi qu'au périnée, au vagin,
à l'hipogaſtre.

Il faut auſſi mettre au même rang les
cataplâmes, les emplâtres, les peſſaires,
& d'autres remedes compoſés des relâ-

chans, dont la matiere se doit tirer de la doctrine des relâchans que nous avons ci-dessus établie.

3°. On recommande ici fortement l'usage de quelques médicamens âcres, comme sont les sels alkalins urineux reçus dans la matrice ; ce qui ne se fait pourtant pas sans danger, parce que cette fumigation est fort irritante, & cause aux fibres de la matrice une violente contraction ; il faut donc user de cette vapeur avec beaucoup de prudence, parce qu'elle réduit souvent la matrice dans une fâcheuse stérilité, & lui cause d'horribles convulsions : car cette vapeur est si âcre, qu'elle enflamme ce viscere, y cause la gangrenne, & la matrice violemment enflammée jette tout le genre nerveux en convulsion ; c'est pourquoi si l'on est obligé d'user de cette vapeur, ce ne doit être qu'avec beaucoup de précaution, & elle ne doit pas être trop âcre.

Il faut donc se contenter de la vapeur que peut fournir un peu d'esprit de sel armoniac mêlé avec beaucoup d'eau tiéde, & se bien garder d'employer une vapeur très-âcre d'un certain Empyrique qui mêloit l'urine avec la chaux vive, & y mettoit le feu.

## *Corollaires.*

1°. Il paroît donc que les Ariftolochiques font les utérins de la troifiéme claffe: car on fuppofe que la pléthore eft actuellement exiftente, & que le fang eft déterminé à fe porter vers la matrice, autrement il ne feroit pas befoin d'exciter les vuidanges.

2°. Les ecboliques font les mêmes remedes, mais plus forts, & fi l'on y joint les fternutatoires, ils agiffent très-fortement.

3°. Les remedes qui procurent l'avortement, font ceux qui ouvrent la matrice, & qui expulfent le fœtus & le placenta, qui font, 1°. Le fang trop abondant, 2°. Tous les remedes qui peuvent déterminer fortement le fang vers la matrice. 3°. Ceux qui refferrent violemment la matrice, comme la vapeur du fel ammoniac reçue dans la matrice d'une femme groffe, qui eft le plus propre à caufer l'avortement; mais il y a, comme on l'a déja dit, beaucoup de danger à le mettre en ufage.

4°. Tous les ecboliques avortifs doivent être employés avec réferve, parce

K k iiij

qu'ils font tous nuifibles au corps, & que l'on ne peut s'en fervir fans mettre en danger non - feulement le fœtus, mais auffi la mere.

# LA TROISIE'ME CLASSE

## DES MEDICAMENS,

*Qui agissent en même-tems contre les Solides & contre les Fluides.*

## CHAPITRE I.

### *Des Apéritifs.*

LEs médicamens apéritifs sont ceux qui ouvrent les conduits où il se trouve des obstructions ; l'on en fait trois classes, dont la premiere comprend ceux qui relâchent les vaisseaux dont on a déja parlé.

La deuxiéme contient ceux qui atténuent les liquides, les dissolvent & les délayent, dont nous traiterons actuellement.

La troisiéme comprend tout ce qui peut après les vaisseaux relâchés & les liquides dissous, délayés & atténués, donner du mouvement aux uns & aux autres, & avancer la circulation.

Parce que pour lever l'obstruction

d'un vaiſſeau, trois choſes ſont néceſſaires.
1°. Que les vaiſſeaux ſoient relâchés. 2°.
Que la matiere qui fait l'obſtruction ſoit
diſſoute ou du moins délayée, enfin que
la circulation ſoit excitée dans les vaiſſeaux où eſt l'obſtruction.

Il paroît par-là que quelques-uns avancent témerairement qu'il y a des apéritifs ſpécifiques, comme ſont, à ce
qu'ils prétendent, le ſcordium, le mar-
rabe blanc, l'eſprit de ſel ammoniac.

## CHAPITRE II.

### *Des Diſcuſſifs.*

LEs médicamens diſcuſſifs ſont ceux
qui diſſipent le liquide coagulé dans
les vaiſſeaux, ou qui croupit extravaſé
hors des vaiſſeaux, ſans qu'il arrive à l'extérieur aucune ſolution de continuité
ſenſible.

Il ya autant de ſortes de diſcuſſifs qu'il
y a de cauſes differentes de ſtaſes ou d'ex-
travaſion des liquides. Or le liquide s'arrête & ſéjourne dans ſes vaiſſeaux, & y
fait tumeur pour pluſieurs raiſons. 1°. A
raiſon de la pléthore ; en ce cas la tumeur eſt accompagnée de rougeur, & le

meilleur difcuffif eft l'évacuation du liquide, qui preffe par derriere la coagulation qui arrête le cours du fang ; ce qui
fait que la faignée guérit ces tumeurs
accompagnées de rougeurs.

2º L'inflammation peut caufer une
femblable tumeur, & pour lors le remede difcuffif eft tout ce qui lâche les vaiffeaux, & tout ce qui peut, étant relâchés, leur donner differens mouvemens,
mettant en ufage differentes puiffances
motrices en même tems contractantes &
dilatantes ; ce que l'on obtient par les
faignées & les frictions faites aux parties
extérieures, & employant d'ailleurs tout
ce qui peut diminuer la quantité du liquide par révulfion, diffolution, atténuation, & délayement.

3º. Il arrive encore une tumeur par
l'épaiffeur & la groffiereté du liquide
dont il fe fait un affemblage, que les fimples apéritifs peuvent diffiper.

Les liquides extravafés font difcutés ;
quand on les met en état de rentrer dans
leurs vaiffeaux, ce qui s'accomplit diffé-
remment. 1º. En délivrant les vaiffeaux,
abforbant autant qu'il eft poffible, des
liquides étrangers qui les tendent à l'excès : ces vaiffeaux abforbans ont été dé-
couverts par le fieur Vieuffens à la faveur

des microscopes , & ils se terminent aux
veines de la même maniere que les petits
vaisseaux excrétoires partent des arteres,
comme cet Auteur s'en explique dans son
nouveau systême des vaisseaux; ce qui
se fait par d'amples saignées, ou par l'usage des hydragogues quand on ne peut
pas faire la saignée, deux sortes de remedes , qui dans cette occasion n'affoiblissent pas les malades , mais les restaurent
plutôt, & leur sont très-salutaires, lorsque l'on peut user en même-tems de l'un
& de l'autre.

2°. Par tous apéritifs.

3°. Par une force extérieure comprimante ou desséchante appliquée au corps. Les discussifs n'ont pas d'effet contre les schirres.

## CHAPITRE III.

### *Des Emolliens.*

LE médicament émollient est tout ce qui peut rétablir dans son état naturel quelque partie du corps endurcie & rassemblée sous une masse , ensorte que le liquide soit contenu , comme il étoit auparavant, dans un corps solide qui puisse le contenir.

L'endurciſſement des parties ſe fait dans notre corps en trois manieres, ſçavoir.

1°. Par l'exeſſive coction & compreſſion des liquides : car par ce moyen, les parties les plus fluides s'échappent, & les plus groſſieres ſe raſſemblent & forment une maſſe très-compacte.

Il arrive de là que les vaiſſeaux preſ-que épuiſés, ſe ſerrent en peu de tems les uns contre les autres, & les parties groſſieres croupiſſent ſans mouvement, ſe coagulent avec leurs vaiſſeaux.

2°. De la coagulation qui vient de la propre nature des liquides ; car il paroît qu'une telle coagulation ſe peut faire, puiſque le blanc d'œuf étant approché du feu, ſe coagule auſſi-tôt, quoiqu'il ſoit enfermé dans ſa coquille.

3°. Cela paroît par la coagulation qui ſe fait ſur la ſurface d'un liquide par le mélange de quelque corps propre à coaguler.

Les émolliens ſont internes ou externes. Les internes ſont ceux que l'on prend en forme de vapeur, les injections fumigatives, ou qui ſont avallées, comme ſont,

1°. La vapeur de l'eau chaude qui eſt très émolliente, mais qui ne doit pourtant pas être boüillante ; car pour lors elle refferre, au lieu qu'étant fimplement chaude elle amollit puiffamment , comme on le voit à la calcination philofophique des os , qui font plutôt amollis par la vapeur que par la coction.

2°. Les bouillons faits avec les parties de toutes fortes d'animaux , & fur-tout du méfantere & des inteftins.

3o. Les jaunes d'œufs cruds , qui fans avoir la moindre âcreté diffolvent les gommes & les réfines.

4°. Toutes les décoctions des corps farineux qui font doux , particulierement des grains fromentaux, dont l'expreffion fournit une huile très douce qui a beaucoup de rapport avec l'huile tirée des amendes douces , comme celle que l'on tire du feigle, du froment, de l'avoine, de l'orge, du millet, des piftaches : mais fur tout leurs farines , auffi-bien que les quatre femences froides grandes & petites.

5°. Les décoctions des herbes mucilagineufes & farineufes qui font prefque infipides : ces herbes font par exemple, toutes les efpeces de mauves, la branche urfine, le bouillon blanc, la pariétaire , la mercuriale, les violiers, la régliffe , le pavot rochas , la faponaire , toutes les plantes dont les fucs font vifqueux.

6°. Les décoctions des fruits de même

qualité, c'est-à-dire, mucilagineux & doux, comme les figues, les febestes, les raifins de Corinthe & de Damas.

7°. Les fucs des plantes qui n'ont pas d'âcreté, comme le miel, le fucre, la caffe, la manne.

8°. Les huiles exprimées prefque infipides, comme celle des amendes douces, de cacao, de piftaches, de femences de pavot blanc, de jufquiame, d'olives, de lin, de noix.

9°. La crême de lait doux, le beurre nouvellement battu.

Les émolliens externes font tirés des mêmes ingrédiens : mais on les applique en differentes formes de linimens, d'onguens, de fomentations, de bains, de vapeurs, de cataplâmes, d'embrocations.

Les linimens font graiffeux, chileux, moëlleux, compacts, étendus fur le corps, comme la moëlle des os, &c.

Les onguens font des liminens plus groffiers, compofés de quelques huiles & de graiffes.

Les fomentations font des décoctions que l'on applique chaudement fur le corps par l'entremife de corps fpongieux que l'on y a trempés & bien exprimés.

Les cataplâmes font ces mêmes émolliens cuits dans l'eau appliqués & fur le corps.

Les emplâtres font les mêmes chofes réduites dans une confiftence plus folide.

Les embrocations font des diftillations de liquides que l'on fait tomber fur les parties comme une efpece de pluie.

De tous ces émolliens, il n'y en a point qui produife un meilleur effet que la vapeur chaude d'un animal nouvellement égorgé, comme lorfque l'on plonge un bras malade dans le corps d'un animal que l'on vient de tuer, remede qui n'eft nulle part plus ufité qu'en Italie.

Tous ces remedes ont ces avantages, que fi on les applique fur des parties endurcies, en cas qu'ils ne faffent pas un bien fenfible, ils ne font point de mal, comme en peuvent faire les apéritifs, & d'autres remedes qui augmentent fouvent l'inflammation, & font dégenerer les tumeurs en fchirres & en cancers.

---

# CHAPITRE IV.

## *Des Aftringens.*

L'On a parlé des aftringens & des fortifians dans l'hiftoire des folides fous le titre de contractans, & dans l'hiftoire des fluides fous le titre des condenfans,

des

des coagulans, & des incraffans.

Maintenant nous confiderons ces remedes en ce qu'ils augmentent la vertu de contraction des vaiffeaux dans le tems même qu'ils épaiffiffent les liquides. Toutes fortes de fruits ont cette vertu avant leur maturité : car ils accourciffent les fibres des vaiffeaux & ils condenfent les liquides.

Les remedes qui endurciffent font les mêmes que les aftringens, & il n'eft par confequent pas néceffaire d'en parler davantage : mais il faut dire quelque chofe des déterfifs, des monditians, & des corrofifs.

### Des Médicamens déterfifs.

LEs déterfifs font des médicamens qui étant appliqués fur le corps, peuvent en éloigner les chofes étrangeres qui y font adhérentes fans bleffer le corps auquel elles font attachées.

Nous appellons chofe étrangere ou corps étranger, tout ce qui ne peut compofer un même corps avec celui auquel il adhére ; comme eft par exemple, un grumeau de fang qui eft adhérent à une plaie, avec laquelle il ne fçauroit jamais s'identifier, mais doit feulement y être adhérent, parce qu'il eft vifqueux & ténace, & non pas comme un dard ou

une flêche qui y ont été pouſſés avec violence.

L'objet du médicament déterſif ne conſiſte donc qu'à agir ſur ce qui eſt viſqueux. Ce remede lorſqu'il commence
d'agir doit par conſéquent diviſer ce
corps ténace, & principalement lorſque
ce corps adhérent eſt une huile endurc.e,
parce que les autres corps endurcis &
coagulés ne ſont pas adhérens à cauſe
de leur viſcoſité & ténacité.

Le médicament déterſif doit donc diviſer d'abord ce corps ténace & viſqueux,
& enſuite le mettre en état d'être diſſous
& délayé par l'eau : mais comme c'eſt un
corps huileux , l'eau ſeule ne le peut pas
diſſoudre ; de ſorte que l'on eſt obligé
de le frotter auparavant avec un jaune
d'œuf, aprés quoi l'eau peut fort bien le
diſſoudre & l'enlever.

C'eſt donc aux remedes ſavoneux , li-
xiviels , & fortement alkalins, qu'il faut
avoir recours; ces deux ſortes de remedes diſpoſent un corps viſqueux & ténace à ſe mêler avec l'eau ; les corps que l'on
nomme ſavoneux ſont toutes les huiles
mêlées avec des ſels; & lorſqu'on les donn-
ne intérieurement ils doivent être fort
doux , autrement ils ſeroient corroſifs.

Or ils ſont de deux ſortes ; il y en a ,

1º. de naturels, entre lesquels on met,

1º. l'aloës, le miel, la manne, la casse, le sucre, tous les sucs doux des végétaux, comme les sucs de laitue, de chicorée, de dent de lion, de scorsonnaire, de saponaire.

Il faut y joindre la bile des animaux, qui fait très bien, quand on l'applique sur les ulceres gluans & sordides, aussibien que le jaune d'œufs, quand il est mêlé avec un tant soit peu de bile.

2º. Il y en a d'artificiels, comme le savon noir de Venise, le sel volatil huileux, le tartre régéneré de Sennert, la teinture de tartre tirée du sel fixe avec l'esprit de vin; les élixirs composés d'eau & d'esprit de vin.

### Des Mondificatifs.

LES mondicatifs sont ceux qui détergent & qui lavent en même tems, avec un véhicule aqueux : qui sont tous ceux qui ont une vertu qui leur est propre de liquefier & dissoudre tout corps étranger qui est adhérent aux parties, & de l'enlever, & l'expulser par un véhicule aqueux.

## Des Corrosifs.

LES corrosifs sont ceux qui dissolvent non-seulement les corps ténaces & visqueux qui sont adhérens, mais aussi les petites branches de vaisseaux demi-corrompues jusqu'à la chair vive, sans néanmoins interesser la chair vivante, autrement ce seroit des caustiques.

Ces remedes rongeans ou corrosifs sont donc tous ceux qui dans leur action causent de la douleur, & qui ont été ci-devant décrits.

2°. Les atténuans, les dissolvans, les putréfians.

S'il est question de guérir de mauvais ulceres que l'on nomme phagedeniques, qui s'arrêtent dans les graisses, & y font un grand progrès, on n'avance pas beaucoup dans leur traitement vers la guérison, à moins que les liquides ne soient mis dans un tel mouvement par les remedes intérieurs, qu'ils en puissent être entraînés en procurant leur séparation par les corrosifs appliqués extérieurement, dont les plus efficaces sont les précipités mercuriels, mettant par dessus un emplâtre échauffant.

Le jour suivant l'on ôte ce qui est corrompu, & l'on applique de nouveau le même remede, jufqu'à ce que l'on ait confumé toute la putréfaction, c'eft-à-dire, jufqu'à ce que toutes les glandes infectées ayent été emportées.

Si l'on a de l'averfion pour le mercure à caufe de la mauvaife odeur qui en réfulte, on peut fe fervir des fels volatils urineux avec le cuivre que l'on y diffout; il faut enfuite toucher l'ulcere avec cette diffolution ; l'on peut encore fe fervir de l'élixir de proprieté preparé avec le fel de tartre & l'eau pure.

---

# CHAPITRE V.

## *Des Médicamens échauffans.*

LE médicament échauffant eft celui qui augmente la chaleur ordinaire du corps; & pour mieux concevoir la maniere dont il agit, il faut auparavant s'expliquer un peu fur la chaleur.

Tout ce qui de froid qu'il étoit contracte de la chaleur, ne peut acquerir ce changement qu'il ne lui arrive l'une de ces deux chofes, ou que le feu actuel lui foit immédiatement appliqué, ou qu'il n'ait fouffert un violent mouvement d'attrition.

Mais pour produire la chaleur par un mouvement de broyement ou d'attrition, trois choses sont nécessaires, 1°. L'attouchement des corps ; 2°. Leur mouvement; 3°. La pression des corps les uns contre les autres ; sans le concours de ces trois choses, la chaleur n'est pas produite par le froissement : car le contact des corps sans le mouvement & l'attrition ne cause point la chaleur; une légere attrition n'est pas même suffisante , parce qu'à moins que les corps ne se renversent les uns sur les autres, pendant qu'ils souffrent une forte & réciproque compression , la chaleur n'est point excitée , du moins elle n'est pas sensible.

Il s'ensuit de là, 1°. Que plus les corps broyés se touchent dans un grand nombre de points , ou , ce qui est la même chose , plus les corps ont de grandes surfaces, selon lesquelles ils se touchent mutuellement , plus toutes choses étant égales d'ailleurs , la chaleur est excitée par l'attrition.

2°. Plus le mouvement des corps est violent , & plus toutes choses étant égales d'ailleurs , la chaleur est considerable.

A ces trois maximes d'une verité incontestable , nous en ajouterons une derniere qui n'est pas moins confirmée par l'expérience, fçavoir que plus un corps tel qu'il foit eft folide, & plus toutes chofes étant égales, il eft échauffé, ou par l'application du feu, ou par l'attrition d'un autre corps.

De plus, nos corps peuvent être échauffés ou par dedans ou par déhors. La chaleur eft excitée dans nos corps par dehors, 1°. Par l'application de quelque corps pourvû d'une chaleur brûlante ; 2°. Par la friction & le froiffement. Il peut être échauffé intérieurement ; 1°. Par la chaleur extérieure ; 2°. Par le mutuel broyement des parties folides, auffi bien que par la forte agitation des parties folides.

Les parties folides du corps peuvent fe froiffer mutuellement dans toutes les jointures; mais comme dans ces endroits outre les parties qui lient & qui font liées, il y a encore des liquides lubrifians entre ces parties, cela étant, il eft conftant que tant que ce liquide s'y rencontre, la chaleur n'y peut pas être tellement augmentée par le froiffement qu'il foit maladif; mais dès que ce liquide s'y trouve abforbé, pour lors le froiffement des parties, excite une chaleur extraordinaire, comme dans la podagre l'arthritique, le fcorbut.

3°. La chaleur eſt excitée par l'action mutuelle des ſolides & des fluides les uns contre les autres.

### *Theoreme premier.*

LORSQUE la vîteſſe du mouvement de projection ou de circulation eſt augmentée dans nos corps, la chaleur y eſt auſſi-tôt augmentée, ſuivant le deuxiéme & troiſiéme axiome, par conſequent tout ce qui augmente la vîteſſe de la circulation eſt échauffant.

Cela étant, la premiere claſſe des remedes qui échauffent interieurément, contient tous ceux qui en irritant les ſolides, ou en donnant du mouvement aux liquides, augmentent la circulation, comme ſont tous les médicamens âcres, tels qu'eſt l'eſprit de vin qui eſt échauffant, parce qu'il eſt irritant.

### *Corollaire premier.*

S1 la chaleur augmente dans notre corps, les vaiſſeaux & les liquides reſtans dans le même état, on doit certainement inférer de là que le mouvement de projection eſt augmenté.

*Theoreme*

### Theoréme second.

Si dans notre corps les vaiſſeaux & le mouvement de projection reſtans les mêmes, l'épaiſſeur du liquide augmente, la chaleur ſe trouvera pareillement augmentée, ſuivant l'axiome deux, trois & quatre.

Il faut inférer de là que la ſeconde claſſe des remedes qui échauffent intérieurement contient ceux qui condenſent les fluides, de là vient que le froid échauffe d'autant plus dans la ſuite, qu'il agit avec plus de violence, pourvû qu'il ne ſupprime pas entierement le mouvement, car il condenſe nos liquides ; ce qui eſt cauſe qu'à un grand froid extérieur, ſuccede une grande chaleur interne; & Hyppocrate a obſervé que les ventres ou les cavités qui contiennent des liquides ſont plus chauds en Hiver qu'en Eté.

### Second Corollaire.

Si la chaleur augmente, lorſque les vaiſſeaux & le mouvement de projection ſont dans le même état, cela fait connoître que les liqueurs ſont plus épaiſſes; or les remedes qui conviennent en cette occaſion ſont les raréfians.

### *Troisiéme Theoréme.*

Sɪ les vaiſſeaux ſe contractent dans notre corps lorſque les liquides & le mouvement de projection reſtans dans le même état, la chaleur augmentera ſelon le premier axiome.

Sur quoi la troiſiéme claſſe des remedes échauffans contient, 1o. Tous les remedes qui compriment les vaiſſeaux comme des habits trop ſerrés, des couvertures trop épaiſſes, un air groſſier, l'eau froide, & l'air froid des environs.

2o. Les remedes qui mettent les vaiſſeaux en contraction. Il faut voir pour cela ce qui a été dit des médicamens contractans.

3o. Ceux qui bouchent extérieurement les vaiſſeaux, pourvû qu'ils n'empêchent pas le mouvement du ſang.

### *Troiſiéme Corollaire.*

Qᴜᴀɴᴅ la chaleur eſt augmentée, les liquides & le mouvement de projection étant les mêmes, il faut neceſſairement que les vaiſſeaux deviennent plus étroits; il ſuit de là que les liquides étant diminués, la chaleur peut pourtant ſubſiſter au même état dans quelques maladies, comme dans la phtyſie, la fiévre hectique où les malades ſont deſſechés par la chaleur ; ce qui rend leurs fibres très-roides & les met dans une grande contraction, & le maraſme détruit pluſieurs de ces fibres, & dans les autres fibres qui ſe ſoutiennent, quoique le liquide ſoit fort diminué, il eſt fort ſerré & très-contraint.

### *Quatriéme Corollaire.*

Sı la vîteſſe du liquide & ſon volume ſont en même-tems augmentés, le reſte demeurant au même état, la chaleur ſera égale par rapport à l'une & à l'autre, & en général ſi chacun des deux ci devant allegués ſont augmentés, le troiſiéme étant au même état, la chaleur des deux augmentera à proportion de l'augmentation de l'un & de l'autre.

### *Cinquiéme Corollaire.*

Sı la vîteſſe & le volume du liquide, ainſi que la contraction des vaiſſeaux ſont augmentés en même-tems, il en arrivera une très grande chaleur.

# CHAPITRE VI.

## *Des Réfroidissans.*

LE froid est produit dans le corps par des causes opposées à celles qui font agir les médicamens échauffans ; & par conséquent, le froid extérieur est causé ,

1°. Par l'application des corps froids, & ces corps, comme on le sçait par expérience, réfroidissent d'autant plus qu'ils sont d'une substance plus solide ; ainsi l'eau froide réfroidit davantage que l'air froid. Les bains d'eau simple réfroidissent moins que ceux d'eau salée. Il faut rapporter ici les éventails & les vents qui rafraîchissent en éloignant de nous la portion de l'atmosphere qui nous environne immédiatement, & en substituant un autre moins chaud ; comme la portion de l'atmosphere qui entoure immédiatement un corps chaud, est toujours plus chaud lui-même que les portions qui en sont plus éloignées.

2°. En empêchant le froissement de toutes les choses extérieures qui peuvent agir sur nos corps par leur attrition.

Le froid interne est causé par le froid externe. 2º. En empêchant ou diminuant l'attrition que font les unes sur les autres les parties internes, tant solides que fluides ; d'où l'on conçoit que rien ne peut causer au corps un plus grand froid, après les causes externes, que celui que produit la mort.

### Premier Theoréme.

Sı le mouvement de projection est diminué dans notre corps, les vaisseaux & les liquides restans au même état, la chaleur diminuera aussi, ou le froid augmentera selon le second axiome.

Il s'ensuit de là que la premiere classe des réfrigerans contient ceux qui diminuent le mouvement de projection, ce qui dépend de la vertu de contraction appliqué par l'éguillon des solides : car plus cet éguillon est vif, & plus la contraction des solides est vigoureuse, & réciproquement plus la vertu des solides est puissante, & plus l'éguillon de la vertu contractile a de force.

Ainsi tout ce qui diminue la force des irritans doit passer pour un réfrigerant. Ce qui fait que tous les délayans rafraîchissent, comme le petit lait, l'eau, les

décoctions ; & tous ces remedes pris
chaudement pénétrent & relâchent davantage.

2°. Les émouſſans , ou les remedes qui
diminuent l'irritation , comme ſont les
acides à l'égard des alkalis , & les alkalis
à l'égard des acides : de maniere que ſi la
chaleur vient des acides , comme il arrive ſouvent aux hypocondriaques, les ſels
alkalis feront rafraîchiſſans ; & ſi la chaleur eſt cauſée par un âcre huileux , les
ſavoneux feront réfrigerans.

Ainſi la chaux diſſoute dans l'eau reſ-
pectivement aux alkalins huileux , eſt un
réfrigerant. Les acides ſavoneux ſont les
ſucs des fruits d'Eté nouvellement exprimés.

3°. Les embarraſſans ſont ceux qui enveloppent les irritans , qui ont beaucoup
d'acrimonie, comme ſont toutes les huiles douces, farineuſes, graſſes & terreſ-
tres ; auſſi la tiſanne rafraîchit-elle puiſ-
ſamment.

4°. Les expulſifs ſont ceux qui em-
barraſſent, ſecouent & expulſent les irritans. Ainſi dans le cas préſent nous re-
gardons les réfrigerans conſiderés en eux-
mêmes , comme échauffans ; tels que
ſont les vomitifs , les purgatifs , & diurétiques, les diaphorétiques.

### Deuxiéme Theoréme.

Sı les vaiffeaux deviennent moins élaftiques dans notre corps, toutes chofes
égales, il en arrivera un réfroidiffement,
fuivant l'axiome deux & trois.

Ainfi la deuxiéme claffe des réfrigerans comprend les relâchans, d'où l'on
peut rendre la raifon pour laquelle les
bains rafraîchiffent.

### Troifiéme Theoréme.

Sı la denfité du liquide diminue dans
notre corps, les chofes demeurant au
même état, la chaleur diminuera en même tems, fuivant les axiomes deux, trois,
quatre; & cette denfité du liquide diminue en l'atténuant & en le délayant.

La troifiéme claffe des réfrigerans eft
donc des atténuans & des délayans qui
font tous les aqueux, & le nitre qui eft
un grand atténuant; enforte que toutes
les plantes nitreufes font très-atténuantes,

On voit par là pourquoi dans les maladies d'inflammation où le fang eft très-
ferré, les atténuans font fi fort recom-
mandés.

## Quatriéme Theoréme.

Sɪ les vaiſſeaux deviennent d'une capacité plus étendue dans notre corps, le reſte demeurant au même état, la chaleur diminuera ſuivant le troiſiéme axiome.

D'où vient que la quatriéme claſſe des réfrigerans renferme tous ceux qui augmentent la capacité des vaiſſeaux, qui ſont les humectans, les relâchans, les apéritifs, les déſobſtruans.

On voit encore par là pourquoi dans les tems orageux où l'air eſt rendu plus léger, l'air eſt auſſi-tôt réfroidi. Enfin il paroît encore par là pourquoi ceux qui ſont vêtus d'habits légers, ou qui ſont couchés ſous des couvertures légeres, ſe réfroidiſſent, & pourquoi ceux qui ont des vaiſſeaux relâchés, comme les femmes & les perſonnes qui ont de l'embonpoint, ſont ordinairement réfroidis.

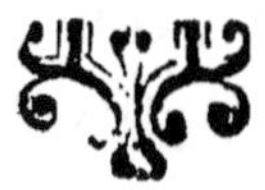

# CHAPITRE VII.

## *Des Attractifs.*

LEs médicamens attractifs font ceux qui peuvent tranfporter de notre corps dans un autre lieu des corps qui y font attachés ; & pour cela trois chofes font néceffaires.

1°. Que la matiere foit rendue propre à fe mouvoir.

2°. Que les caufes qui ont rendu la matiere mobile, la pouffe vers le lieu où elle doit être tranfportée.

3°. Il faut que la route que la matiere doit tenir pour arriver au lieu de fon tranfport, foit libre de tout obftacle.

### *Trois Claffes d'Attractifs.*

SUR quoi il y a trois claffes de médicamens attractifs.

### *Premiere & feconde Claffes.*

LA premiere comprend les remedes qui rendent la matiere capable de mouvement, qui font, 1°. Tous ceux qui irritent les solides , dont on à parlé jufqu'à préfent.

2°. Tous ceux qui rendent la matiere mobile , & favorifent fon mouvement & fon tranfport , qui font,

1°. Tous ceux qui pouffent la matiere du lieu-d'où il faut la mouvoir, au lieu où elle doit être portée , comme font l'impulfion du cœur & des arteres , le mouvement caufé par la friction & la compreffion dans vaiffeaux où il n'y a point de valvules ; c'eft ainfi que la compreffion fait paffer les tumeurs d'un lieu dans un autre.

2°. Tous ceux qui peuvent diminuer la réfiftance dans le lieu vers lequel la matiere doit fe mouvoir, comme la faignée des veines & des arteres ; car par l'ouverture d'une veine ou d'une artere , on peut vuider toute la maffe du fang ; les fcarifications, les cauteres, les fétons, les corrofifs, ôtent la réfiftance & doivent être ici placés.

La friction ôte encore cette réfiftance , en ce qu'elle accelere le mouvement du fang dans les veines.

Ceux qui empêchent la preffion de l'air extérieur dans le lieu même , comme la fuction des ventoufes ; c'eft ce qui a fait confeiller à Hyppocrate d'appliquer dans

la pleuresie d'amples & de larges ventou-
ses, afin de dériver vers la peau toute l'inflammation.

Il faut de plus se servir des émolliens
& des relâchans, dont on a déja parlé.

3°. Tous les attractifs spécifiques,
comme les animaux venimeux, qui étant
appliqués sur le corps, ou vivans ou
morts sont estimés attirer le venin qui
leur convient ; ainsi le scorpion écrasé,
ou le crapaut appliqué mort ou vivant,
attirent leur propre venin : ainsi la chair
d'un chien enragé appliquée sur la plaie
qu'il a faite, avant que le venin de la ra-
ge ait jetté de profondes racines, guérit
quelques-uns de ces blessés : ainsi l'on dit
que la pierre de serpent appliquée sur
une plaie faite par une bête venimeuse,
y reste jusqu'à tems qu'elle ait enlevé tout
le venin, & qu'ensuite elle s'en détache
d'elle-même : l'on dit encore que si après
s'être détachée on la fait tremper dans
du lait, elle s'y purifie de tout le venin
dont elle s'étoit chargée, & qu'elle re-
couvre sa premiere vertu.

*Troisiéme Classe des Attractifs.*

La troisiéme classe comprend les remedes qui préparent la route de la ma-

tiere qui doit être tranſportée ; ce ſont,
1°. Ceux qui relâchent les vaiſſeaux ;
2°. Ceux qui donnent du mouvement
aux liquides. 3°. Ceux qui procurant la
ſuppuration, rendent la voie plus libre.

# CHAPITRE VIII.

## *Des Répercuſſifs.*

LEs médicamens répercuſſifs, ſont
ceux qui pouſſent de plus en plus vers
les parties intérieures une matiere qui eſt
adhérente à quelque partie interne. L'action de ces remedes eſt toute ſemblable
à celle des attractifs, en changeant ſeulement le terme du départ de la matiere ;
& celui de ſa deſtination.

La premiere claſſe des répercuſſifs ne
differe pas de la premiere des attractifs.

La deuxiéme claſſe contient, au lieu
des attractifs que l'on ne peut pas com-
modément appliquer aux parties intérieures, des évacuations, comme les purgations hydragogues, les ſaignées, la ſalivation, qui agiſſent en faiſant révulſion
de la matiere qu'ils doivent entraîner.

La troiſiéme claſſe contient tous les
remedes actuellement froids, parce que

les fibres refferrées par le froid, pouffent
la matiere vers les parties intérieures;
c'eſt pour cela que l'eau froide & le vinaigre froid conviennent en ces occaſions, & plus le corps froid eſt denſe &
compact, & plus il eſt efficace.

Elle contient encore tous les remedes
ſtipiques, contractans & conſtipans,
qu'il faut appliquer comme topiques.

---

# CHAPITRE IX.

### *Des Maturatifs & des Suppurans.*

LEs ſuppurans ſont ceux qui ſont propres à convertir en pus quelque partie du corps vivant; l'on dit du corps
vivant, parce que perſonne juſqu'ici n'a
pû convertir en pus aucune partie ſolide
ou liquide d'un cadavre.

Le pus eſt une matiere épaiſſe, un peu
graiſſeuſe, qui peut néanmoins ſe mêler
avec l'eau, de couleur blanche, ſans
odeur & ſans goût, pourvû qu'elle ſoit
louable.

Il ne ſe fait point de ſuppuration à
moins que les vaiſſeaux ne ſoient briſés;
de maniere que le liquide s'en écoule,
parce que perſonne n'a vû ſortir du pus

d'un vaiſſeau briſé auſſi-tôt après ſa rupture ; mais le liquide qui ſort d'abord devient enſuite du pus lorſqu'il ſéjourne
dans un lieu étranger ; ce qui ſe voit en
ce que ſi l'on eſſuie ſans ceſſe une plaie ,
il ne s'y forme jamais de pus.

Il eſt donc certain que le liquide en
croupiſſant ſe convertit en pus par le
moyen de la chaleur , parce que la partie
la plus liquide ſe diſſipe , & la plus viſqueuſe reſtée forme le pus qui eſt un baume très-utile , tant qu'il conſerve ſa couleur blanche , mais quand il ſéjourne
trop long tems , cette même chaleur le
change dans une liqueur très-ſubtile , jaune , cendrée , rougeâtre , puis noire ,
âcre , corroſive , & ennemie des nerfs.

Le médicament ſuppuratif eſt donc tout
ce qui rompt les petits vaiſſeaux & donne lieu au liquide de s'échapper , & qui
s'étant épanché ſe mêle avec les ſolides
briſés , diſſipe ce qui eſt de plus liquide ,
& met le reſte en mouvement , le cuit &
le digére: le remede ſuppuratif convient
lorſque la matiere embarraſſée & extravaſée ne peut entrer dans les vaiſſeaux.

Il faut donc éviter la ſuppuration lorſque l'humeur peccante ne peut être con-
vertie en pus , comme dans le ſchirre , le
cancer , & l'exoſtoſe ; & il eſt encore à

propos de l'éviter dans les lieux d'où le pus formé ne peut être tiré, comme il le peut être des parties externes.

### Trois Classes des Suppurans.

To u s les suppurans se peuvent rapporter à trois classes.

### Premiere Classe des Suppurans.

La premiere comprend ceux qui en irritant doucement les vaisseaux les dissolvent, comme sont, 1°. Les gemineux qui ont des parties aromatiques mobiles, comme les gommes ammoniac, galbanum, bdellium, la myrrhe, l'ellemi, l'opoponax, sagapenum, tactamacha.

2°. Les oignons rôtis avec la farine & l'eau.

3°. Le miel mêlé avec d'autres ingrédiens.

4°. Le laurier, la camomille, le saffran, le mélilot, le sureau.

### Deuxiéme Classe des Suppurans.

La deuxiéme classe des suppurans, contient ceux qui par un reste de chaleur naturelle joignent entre elles les parties qui étoient auparavant croupissantes & séparées les unes des autres : ce qui se fait par le moyen des attractifs qui déterminent

les parties mobiles des liquides à se porter où le pus doit se former.

Ces remedes sont, 1°. Tous les aqueux
chauds qui relâchent les vaisseaux, &
qui procurent aux humeurs du mouvement vers ce lieu-là.

2°. Les humectans aqueux ou visqueux, comme le mouron, la lentille de
marais, le nénuphar, la pariétaire, &c.
qui sont toutes plantes aqueuses & gluantes.

*Troisiéme Classe des Suppurans.*

L A troisiéme classe des suppurans renferme ceux qui arrêtant le mouvement
des liquides qui sont mûs vers un lieu
déterminé, empêchent la chaleur du
corps de les trop dissiper.

On entend par là tout ce qui ferme
tellement les pores, que la matiere y soit
retenue, sans pourtant cesser de se mouvoir, mais moins qu'il ne faut pour donner lieu à la matiere de s'exhaler : & ces
remedes sont les emplastiques, comme
par exemple,

1°. Les gommes aromatiques, par rapport à leurs parties glutineuses & sans
action, mais qui agissent en irritant par
leurs parties âcres & volatiles.

2°. Le miel rendu ténace par la coction.

3°.

3°. Toutes les farines, soit de féves, de pois, de lin, de froment.

4°. Les figues sur-tout, dont les parties âcres ont été enlevées par un feu lent, 5°. La cire, 6°. Les jaunes d'œufs, 7°. Le beurre nouvellement battu, 8°. Les graisses de tous les animaux, 9°. Les huiles douces tirées par expression, 10°. Les herbes nommées émollientes.

### *Premier Corollaire.*

1°. Comme il y a trois choses nécessaires pour la suppuration, il paroît par là combien grossiere est l'erreur de ceux qui croyent qu'il y a des remedes, qui, considerés en eux-mêmes sont toujours suppurans, quoiqu'il n'y en ait point qui ayent ces qualités, à moins qu'ils ne soient appliqués avec d'autres ingrédiens.

### *Deuxiéme Corollaire.*

Il faut ordonner differentes formules de suppurans, selon que la matiere qui doit suppurer est plus ou moins mobile, plus ou moins profondément située sous la peau, & dans une partie plus ou moins glanduleuse.

Ainsi lorsqu'il s'agit de faire suppurer une grande inflammation laissant les mé-

dicamens de la premiere claffe , il ne faut
employer que ceux de la feconde ou de
la troifiéme ; mais fi la matiere eft lente
& les forces débiles , il faut fe fervir de
ceux de la premiere claffe.

Voici des formules de fuppurans dans
les trois claffes differentes.

1°. Pour faire fuppurer une violente
inflammation.

Prenez de l'ofeille nouvellement cueil-
lle quatre poignées, du beurre nouveau
battu deux onces , de la farine de feigle ,
ce qu'il en faut pour en former un cataplâme cuit à petit feu. L'ofeille réfifte
aux alkalins; la farine de fégle s'aigrit aifément à la chaleur : or dans les violentes inflammations les liquides tendent
toujours vers la nature alkaline ; c'eft
pour cela que cette formule eft fort convenable dans la pefte, on y ajoute feulement le beurre , parce qu'un emplaftique
plus pefant ne convient pas dans la crainte
qu'on a de la gangrenne.

2°. Dans une tumeur froide avec foi-
bleffe des efprits & du liquide inhérent.

Prenez des fleurs de camomille , de fureau & de mélilot de chacune deux onces , de faffran une demie drachme , de
la gomme galbanum diffoute dans un
jaune d'œuf une once , de l'huile de

camomille une once ; de la farine d'oro-
bres, ce qu'il en faut pour un cataplâme.
Cette méthode de diſſoudre les gommes
eſt très-bonne lorſqu'il faut ouvrir ; elle
eſt fort bonne auſſi lorſque l'on craint
que la tumeur ne dégenere en ſchirre, &
même,

3 o. Pour mener les glandes ſchirreu-
ſes à ſuppuration ; mais ſi la tumeur eſt
lente & viſqueuſe, comme dans le bu-
bon vénerien, il faut ſe ſervir d'une autre formule.

Prenez du miel cuit juſqu'à ténacité
deux onces, des figues nouvelles pilées
deux onces, des oignons rôtis ſous les
cendres trois onces, de l'huile de lys
blancs ce qu'il en faut pour un cataplâme.
Cette formule procure agréablement la
ſuppuration ſans cauſer une grande inflammation.

Les maturatifs ſont ceux qui diſſolvent
tellement les matieres ſuppurables, qu'elles les obligent de s'aſſembler dans un lieu
particulier ſans aucune diviſion ni ſéparation en differentes cellules, dans la vûe
qu'ayant fait une ouverture, tout ce qui
eſt ſuppuré ſorte en même-tems.

Comme les matieres qui doivent ſuppurer ne ſont autre choſe que des ſolides demi-briſés, & des liquides qui crou-

N n ij

piſſent le remede maturatif n'eſt autre choſe qu'un ſuppurant long tems appliqué pour diſſoudre entièrement toute la matiere qui doit ſuppurer.

On connoît qu'une tumeur eſt parvenue à ſa maturité, par la molleſſe & la fluctuation que l'on ſent à la partie ; & plus la matiere qui doit ſuppurer demeure enfermée, & plus aiſément elle ſe cuit ; mais il faut prendre garde que toutes les parties qui ont été endurcies ſe molliſſent de toutes parts avant d'ouvrir la peau ; car la peau étant ouverte, il eſt difficile de mener à ſuppuration ce qui n'a pas été ſuppuré avant l'ouverture.

# LA QUATRIE'ME CLASSE
## DES MEDICAMENS

*Qui agiſſent en même tems contre les Solides & contre les Fluides.*

---

## CHAPITRE I.

### Des Topiques.

CE qu'on nomme Topique, eſt 1°. Un médicament local, qui remédie à une partie du corps par une vertu qui lui eſt propre & particuliere.

2°. Tout Topique doit donc avoir l'action ou la vertu qui rectifie ſpécifiquement les liquides & les ſolides de la partie particuliere à laquelle ils ſont deſtinés.

3°. Cela s'accomplit ou parce que le topique tend par ſa maſſe vers cette partie, ou parce que devant ſe porter vers cette même partie, il ſe diſpoſe de maniere qu'y étant porté, il agiſſe préciſement ſur la partie même.

*Deux fortes de Topiques.*

Il s'enfuit qu'il y a double topique, l'un qui eft appliqué à la partie fur laquelle il agit par fa maffe & par fa fubftance, & l'autre qui prépare fi bien d'autres remedes, que lorfqu'ils font portés vers quelque partie, ils y agiffent comme s'ils étoient les véritables topiques.

Par exemple, on appelle un remede Cephalique, qui étant agréable à l'eftomach, & enfuite porté à la tête, y exerce fon action, ou bien il y prépare & y difpofe fi bien un fang, qui autrement feroit nuifible à cette partie, qu'il lui devient utile & lui fert de remede.

4°. Tout ce qui eft porté à quelque partie ou bien y tend par la loi générale de la circulation, ou bien y eft déterminé par quelqu'autre vertu particuliere.

5°. Selon la loi de la circulation générale, il ne peut y avoir aucun topique, à moins qu'il ne foit pourvû de quelques conditions méchaniques qui l'engagent à fe porter à la faveur du mouvement général plutôt vers un lieu que vers un autre.

Par exemple, fi un globulé de mer-

cure & un autre globule de cire font
chaffés hors du cœur en même-tems, ils
font de leur nature tellement difpofés
que le premier fe portera vers les parties
fupérieures & l'autre vers les parties inférieures : car le globule du mercure étant
très - péfant & très - folide confervera
long tems fon mouvement en ligne droite , ce qui l'engagera à fe porter à la
tête ; au lieu que le globule de cire étant
très-leger perdra bien-tôt fon mouvement direct, & fera pouffé vers les parties
inférieures.

On peut fe convaincre de cette verité
en fuivant la doctrine de la projection
des liquides par des tuyaux : il eft donc
évident qu'il peut y avoir des deux fortes de topiques dont on vient de parler,
& pour en avoir une conviction encore
plus parfaite, on peut voir la Médecine
hydroftatique de Boyle.

6°. La détermination vers le lieu où
les remedes doivent être portés , fe fait
par les médicamens attractifs.

7°. Ces médicamens appellés fpécifiques, qui font appliqués fur la partie même , ou qui mettent d'autres remedes en
état de fe porter fur cette partie , agiffent, ou en relâchant les vaiffeaux, ou en
condenfant, ou en remuant, ou en atté-

nuant, &c. felon la doctrine que nous avons jufqu'à préfent établie concernant les médicamens.

8°. La vertu des topiques confifte donc à fe déterminer vers un certain lieu.

9°. Et par conféquent toute la doctrine des topiques confifte dans la defcription des caufes déterminantes.

10°. Tous les topiques par rapport à leur effet, ont coutume d'être divifés en chauds & en froids.

---

# CHAPITRE II.

### *Des Céphaliques.*

LES médicamens céphaliques font ceux qui regardent particulierement le cerveau, & non pas les autres parties de la tête.

Les fonctions du cerveau font deux principales ; fçavoir, 1°. De féparer les efprits. 2°. De les diftribuer ; & afin que ces fonctions foient bien exécutées, deux chofes font requifes. 1°. L'abouchement des vaiffeaux. 2°. La parfaite diffolution de liquides, de maniere que tout ce qui adapte les vaiffeaux, & diffout parfaitement les liqueurs, eft céphalique.

Ces

Ces remedes font de deux fortes, 1°.
Les chauds qui abondent en huile délicate, en fel, & en efprit; il faut donc y
placer les atténuans, & fur-tout c euxqui
font agréables au goût & à l'odorat,
comme l'aurone à petites feuilles, la be-
toine, le chamædris, les calamens, & les
origans de toute efpece, la marjolaine,
la mélifle, la fauge, le romarin, la lavende; ainfi que quelques infectes, comme font les clôportes, l'efprit de Caftoreum, le fel volatil huileux, les huiles aromatiques, &c. 2°. Les froids qui récréent
par leur odeur agréable l'organe de l'o-
dorat fans y caufer de chaleur extraordinaire; comme font les rofes, les violettes, les lys, le muguet, &c.

---

# CHAPITRE III.

### *Des Optalmiques, Odontalgiques, Otalgiques, & Stomatiges.*

L'Action de l'œil eft de voir, & tout
ce qui empêche cette action eft une
maladie de l'œil, comme font les vices
des paupieres, caufés par leur paralyfie
ou par quelque tumeur, qui ne differe
pas des maladies du même nom qui arrivent en d'autres parties.

Quand la cornée eſt bleſſée ou enflammée, ſes phlictenes, hydatides, ſa couleur changée, ſon opacité, ſon ulcération, ſa cicatrice, ſes excroiſſances intérieures, ne doivent pas être autrement conſiderés que lorſqu'elles attaquent quelqu'autre partie.

Le malade ne voit point quand il arrive quelque mal aux humeurs de l'œil, comme dans la ſuffuſion, la cataracte, &c. Il en eſt de même des vices du nerf optique, quand il arrive aux lymphatiques largement parſemés ſur la rétine, de ſe tuméfier. Comme les topiques ſont inutiles dans ces occaſions, le principal médicament dont on peut uſer eſt le mercure que l'on donne pour exciter la ſalivation, non pas que ce remede agiſſe ſpécifiquement ſur l'œil, mais parce que ſon opération ſe fait généralement ſur tout le corps.

De plus, l'œil péche par ſon immobilité, il péche encore lorſque les vaiſſeaux qui reçoivent l'humeur aqueuſe ne peuvent pas s'en décharger.

Dans tous ces cas-là, il ne faut pas s'embarraſſer des ſpécifiques, mais, il faut tâcher de découvrir d'où dépend le vice des ſolides & des fluides, & établir les moyens de guériſon ſur de bonnes indications, & il faut bien mettre tout cela dans l'esprit des jeunes gens, parce que les Médecins les plus habiles n'ont point encore pû se défaire de l'idée des spécifiques ; & qu'ils s'imaginent toujours qu'il y a quelque chose de spécifique dans chaque maladie à raison de la partie qu'elle attaque, quoiqu'il n'y ait en effet aucune difference, par exemple, entre une inflammation de l'œil & celle de la main.

Ainsi les remedes qui appaisent les inflammations sanguines, sereuses, & nerveuses, sont des ophtalmiques : car la maniere de se conduire dans le traitemen des unes & des autres est toute semblable.

Les remedes odontalgiques, sont ceux qui appaisent les douleurs de dents en calmant les inflammations sanguines artérielles, celles qui occupent les vaisseaux lymphatiques & les nerfs, de maniere que les purgatifs & les relâchans, ainsi que les opiates, sont quelquefois odontalgiques.

Les otalgiques sont ceux qui appaisent les douleurs des oreilles, & ce sont toujours ceux qui calment ces trois sortes d'inflammations.

Les stomatiges sont les remedes dont on se sert pour guérir les maux de la

bouche, & ces remedes conviennent également à la bouche & autres parties,
& par conféquent ils n'ont rien de fpécifique contre ces maux.

## CHAPITRE IV.

### *Des Artériaques, ou des Remedes qui conviennent au Larinx & aux Bronches.*

LES Anciens ont donné le nom d'artére au larinx, & ont appellé artériaques tous les remedes qui guériffent
les maladies du larinx & des bronches, &
ceux en particulier qui remedient à l'af-
périté de ces parties, telle qu'on la reffent fouvent dans la toux, qui eft caufée par le défaut du liquide qui eft féparé par les glandes de la partie même;
ce qui fait que les fibriles nerveufes font
dénuées & arides.

Ces médicamens nommés artériaques,
font donc ceux, qui font propres à fournir un nouveau liquide à ces parties qui
en font dénuées; comme par exemple,
tous les remedes doux lentement avallés.
2º. Tous ceux qui peuvent être reçus
avec l'air dans la poitrine fous la forme

d'une vapeur douce , comme les décoctions farineuses & émollientes.

D'où vient que les émulsions , les loochs , les syrops , les sucs épaissis , & principalement l'huile d'amendes douces, les semences de pavot blanc , les quatre grandes & petites semences froides , les noix, le cacao , les auclaines , & les pistaches nouvelles , dont on tire le suc ou en émulsion , ou par expression.

3°. Le meilleur de tous les artériaques est l'opium , qui appaise la toux en émoussant le sentiment d'irritation , après quoi les humeurs qui sont séparées dans l'âpre artére & dans les bronches , y séjournent pour les humecter sans être irrités par leur acrimone : l'on peut donc appeller artériaques tous les remedes qui calment la toux.

---

# CHAPITRE V.

## *Des Remedes Thorachiques.*

LEs fonctions des poulmons sont de deux sortes ; sçavoir la respiration & l'impulsion du sang dans le ventricule gauche du cœur. On a coutume de donner le nom de thorachiques à tous les remedes qui favorifent ces deux actions ; mais dans le vrai, à peine y a t'il quelques remedes que l'on puiſſe dire ſpécifiquement thorachiques, parce que tous les remedes appellés thorachiques agiſſent comme les autres médicamens, en atténuant, épaiſſiſſant, irritant, &c. Ainſi l'hyſope, le ſcordium, la marjolaine, le pouillot, le ſouffre, que l'on appelle thorachiques, agiſſent en atténuant, & on les regarde comme ſtomachiques, lorſque le ſang eſt ſi fort viſqueux, qu'il ne peut traverſer les poulmons qu'avec beaucoup de peine, & ainſi la pulmonaire eſt un très-bon remede pulmonique quand un ſang trop âcre & trop vif a beſoin d'être adouci & épaiſſi.

### *L'air eſt le véritable Thorachique.*

MAIS ſi quelque remede doit paſſer pour un vrai Thorachique, c'eſt l'air même qui eſt reçu dans le poulmon impregné de quelques vapeurs particulieres ; par exemple,

1°. Quand une lymphe trop ſubtile & trop âcre paſſe dans les poulmons par des lymphatiques trop dilatés, comme dans le coriza ; car en ce cas les parfums de maſtic, d'encens, de benzoin sont de très-bons pulmoniques.

2°. Lorsque l'on est exposé à respirer avec l'air des exhalaisons alkalines, & qui échauffent par leur acrimonie, comme en tems de peste, & lorsqu'il regne des petites veroles, des fiévres malignes, pour lors la vapeur du vinaigre, du vin du Rhin, de la poudre à canon est un véritable remede pulmonique.

3°. Lorsque les exhalaisons de l'esprit de vitriol ou de l'eau forte saisissent les poulmons, d'où il résulte souvent de violentes péripneumonies, & des asthmes très fâcheux, la vapeur d'une urine corrompue reçue par la bouche est alors un excellent pulmonique, qui convertit l'acide, qui blesse les poulmons dans un sel volatil, qui n'a plus rien de mal-faisant.

4°. Si le poulmon se trouve rempli d'une matiere épaisse & âcre qui bouche ses canaux, un pulmonique très-efficacace est alors la vapeur de l'eau chaude, dans laquelle on a mêlé un tant soit peu de sel de tartre & d'urine, aussi-bien que quelque herbes relâchantes & irritantes.

5°. Lorsqu'il y a trop de sécheresse & d'épaisseur visqueuse, il faut délayer avec la vapeur de l'eau chaude, appliquant en même-tems une éponge trempée dans cette eau sous le nez du malade , lui ordonnant d'en recevoir la vapeur par le nez , & de la rejetter par la bouche dans le tems de l'expiration.

## CHAPITRE VI.

### *Des Médicamens Cardiaques.*

L'Histoire des Cardiaques est une œuvre trèsdifficile, principalement à cause que ce qui est cardiaque pour l'un est un venin pour l'autre.

Nous appellons médicament cardiaque celui qui augmente plûtôt toutes les forces du corps en général , que celles du cœur en particulier , parce que les forces du cœur peuvent être augmentées au préjudice de la santé.

Car si dans une fiévre inflammatoire la force du cœur est augmentée, tout le corps s'affoiblit, & le malade meurt.

Nous entendons par les forces , les puissances corporelles qui font mouvoir les muscles & les liqueurs ; ainsi les forces font animales ou naturelles; & le médicament cardiaque est celui qui augmente la vertu animale de mouvoir les muscles, & la vertu naturelle de mouvoir les liquides.

La vertu animale de mouvoir les muſcles dépend abſolument de la ſéparation
des eſprits animaux dans le cerveau ; &
cette ſéparation , du mouvement reglé
des liquides dans leurs vaiſſeaux.

*Les conditions requiſes au mouvement des*
*muſcles , & les trois Claſſes des*
*Cardiaques.*

Iʟ faut pour cela , 1°. Que la vertu
de contraction du cœur pouſſe le liquide avec vigueur, afin qu'il en ſoit porté
dans toute l'étendue du corps une quantité ſuffiſante.

2°. Il faut que les vaiſſeaux ſoient
bien diſpoſés à tranſmettre le liquide.

3°. Que les liquides ſoient propres à
traverſer aiſément les conduits.

Pour cet effet nous réduirons les cardiaques ſous trois claſſes. La premiere
comprend ceux qui agiſſent ſur les eſprits.

### Premiere Claſſe.

1°. En fourniſſant la matiere propre
à les produire ; or cette matiere approche fort du blanc d'œuf, comme on peut
le voir dans Harvée lorſqu'il traite de

la génération des animaux, aussi-bien que
Malpighi dans les observations sur l'œuf
couvé : car ces œufs suivant leurs observations, sont d'une tissure très-forte, &
la sérosité qu'ils contiennent approche
fort du blanc d'œuf, d'où il est manifeste
que l'origine des esprits procede des alimens tellement changés, qu'ils approchent très fort de la nature du blanc
d'œuf, qui sont à la faveur du mouvement circulaire tellement atténués qu'ils
se coagulent au feu.

Les alimens qui fournissent la matiere
des esprits plus abondante, sont les
boissons légeres, & toutes les nourritures qui sont agréables au goût & à l'o-
dorat des enfans mêmes, comme le lait,
les sucs dissous des animaux bien sains,
& principalement les vins qui portent,
& la bierre bien fermentée ; les fruits
d'Eté bien mûrs, agréables au goût & à
l'odorat, comme les raisins mûrs, les
groiselles, les cerises, sur-tout les noires,
les mûres, les pommes, les melons, les
pêches, les oranges.

2°. En déterminant vers le cerveau
ou le cervelet, les esprits vagues qui pas-
sent d'un muscle dans un autre, comme
sont tous les remedes antispasmodiques,
qui calment les suffocations hystériques

& hypochondriaques ; tous remedes qui agiſſent, ou en irritant, ou en atté-nuant, ou en relâchant.

3°. En mettant en mouvement les eſ-prits trop tranquiles ; comme tous ceux qui ont un goût & une odeur agréable, comme tous les aromates, ſur tout les balſamiques Orientaux, comme la ca-nelle, la noix muſcade, le macis, le gé-rofle, le zédoaire, le ga'anga, l'écorce d'oranges, les citrons de la Chine, l'o-deur gracieuſe des grenades, l'aurone, le thim, la lavende, la roſe, le jaſmin, le muguet, le kermes le ſaffran, l'o-pium.

L'on y peut joindre tous les vins, l'eſprit de vin, les eſprits huileux, les ſels volatils, alkalins, huileux, aroma-tiques, & toutes les compoſitions où ils entrent ; toutes les huiles aromatiques, & eſſentielles, les teintures, l'éleoſac-charum, les ſyrops, les confections.

### Deuxiéme Claſſe des Cardiaques.

La deuxiéme claſſe des Cardiaques renferme ceux qui agiſſent ſur les vaiſ-ſeaux, je veux dire ceux qui les rendent propres à laiſſer couler les liquides par leurs canaux, & ſont :

1°. Ceux qui dilatent les vaiſſeaux trop

étroits, & leur rendent leur vertu élastique ; comme font tous les austeres. De-
là vient que le quinquina, les citrons,
le fer, le vin austere font des cardiaques
à ceux dont les vaisseaux font flasques &
fans action, au lieu qu'ils font mortels
à ceux qui ont les vaisseaux ferrés.

C'est pour cela que l'acier convient
aux maladies des filles, qui font lâches,
au lieu que cette nature de remedes dans
les maladies aiguës où les vaisseaux font
resserrés, ces remedes caufent des fchirres incurables, ou font périr les malades.

### Troisiéme Classe des Cardiaques.

La troisiéme classe contient ceux qui
agissent fur les liquides qui circulent, ou
en les délayant, ou en les épaississant, felon qu'ils font plus grossiers ou plus
fubtils, & lorfqu'il faut délayer ces liquides, l'eau tiede eft prefque le meilleur cardiaque.

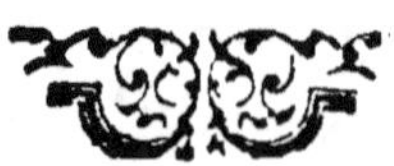

# CHAPITRE VII.
## *Des Carminatifs.*

LE terme de Carminer, selon son étimologie, signifie flatter doucement par des vers , en latin *Carmina* , parce que les Anciens croyoient que les Poëtes par leurs vers pouvoient calmer les douleurs , & réprimer les mouvemens impétueux des malades ; & c'est pour cela qu'Apollon a été crû l'inventeur de la Poësie & de la Medecine.

Un médicament carminatif est donc celui qui dissipe les vents des intestins, & qui appaise en même tems les douleurs qu'ils causent. Mais pour bien expliquer la vertu d'un médicament carminatif, il faut examiner comment les vents & la douleur s'engendrent en même-tems dans les intestins.

La douleur généralement parlant, est produite par la distraction d'une fibre senble. Les vents dans les intestins supposent qu'il y a une matiere liquide élastique , rarefiée par la chaleur adhérente à ces conduits, laquelle y est retenue par un obstacle qui étant une fois vaincu , permet à la matiere flatueuse de s'échapper avec impétuosité.

. Cette matiere élastique du liquide est l'air qui force sa barriere en dedans ou en déhors, parcourant les intestins tantôt d'un côté ou tantôt de l'autre, ce qui forme des bruits que l'on appelle borborygmes :

De sorte que l'on remarque trois sortes de vents dans les maladies, qui sont les rots, les pets, & les borborygmes.

. Cette matiere élastique qui est l'air, entre d'abord dans l'œsophage, & passe dans les intestins, & si elle n'est pas arrêtée ou enflammée dans sa route, elle sort par l'anus sans causer de douleur; mais si elle est arrêtée, elle cause de terribles symptômes.

Or, elle est arrêtée ou par une compression extérieure, comme on l'observe souvent dans les filles qui serrent fortement le ventre, ou par la contraction des fibres, comme il arrive dans les convulsions des fibres intestinales, ou de celle des premieres voyes ; ainsi le sphincter de l'œsophage ou du gosier se contracte souvent convulsivement dans les hystériques ; ce qui fait que l'air s'y enferme, & en s'y raréfiant il cause au gosier une extrême tension, il se fait par conséquent une forte compression à l'âpre artére, qui menace d'une suffocation pro-

chaine , & quelquefois même les malades font fuffoqués pendant quelques inf-
tans ; il eſt facile d'inférer de-là pour
quelle raiſon leur bas ventre ſe tuméfie.

Cela arrive quelquefois autour des deux
orifices de l'eſtomach , ce qui cauſe une
violente diſtenſion à ce viſcere ; & la
même choſe arrive, ſi la convulſion attaque ſucceſſivement, tantôt une partie de
l'œſophage & tantôt l'autre , ce qui excite une véritable ſenſation d'un globe
qui monte de bas en haut vers le goſier:
la même choſe arrive quelquefois quand
une partie du conduit inteſtinal eſt ſerrée ; & l'expulſion des vents appaiſe en
un inſtant toutes ces douleurs.

Les remedes carminatifs ſont donc ceux
qui diſſipent tous ces mouvemens convulſifs ; c'eſt pour cela que les relâchans
& les apéritifs ſont carminatifs, & que
l'eau chaude bûe en grande quantité, les
huiles chaudes, les eſprits volatils huileux , tous les antiſpaſmodiques , les
mouvemens extérieurs, les bains , ſont
mis au nombre de ces remedes, mais le
meilleur de tous eſt l'opium.

### *Les Cauſes convulſives.*

Les cauſes des convulſions dont on
vient de parlerſont ,

1°. De certaines maladies qui déterminent plutôt le liquide vers une partie que vers une autre.

2°. Des venins ou des âcres indigeſtes qui excitent ſouvent des vents, des tranchées, & de violentes tumeurs, & quelquefois même ſi violentes, qu'elles font crever les inteſtins : car ſi quelque drogue qui ait une vertu cauſtique s'attache en quelqu'endroit du conduit inteſtinal, cet endroit ſe contracte & ſe reſſerre, ce qui renferme le liquide élaſtique qui ſe raréfie par la chaleur, & excite les douleurs ; cependant l'eſprit ſe portant ſoudainement, comme il a coutume de faire, & en grande, quantité vers la partie douloureuſe, il rend la contraction encore plus violente.

Dans ce cas-là les carminatifs qui conviennent ſont ceux ou qui éteignent le venin, ou qui diminuent la preſſion ou le flux du liquide nerveux vers la partie affectée, comme l'opium & toutes les compoſitions où il entre, qui agiſſent alors de la même maniere que la ſaignée dans une inflammation en diminuant l'impétuoſité du ſang.

Les remedes carminatifs chauds agiſſent en excitant un mouvement d'irritation dans toute l'étendue du conduit inteſtinal

testinal, ce qui l'oblige à se contracter &
à forcer l'obstacle qui retenoit l'air.

---

# CHAPITRE VIII.

### *Des Anthelmintiques ou Antiver-*
### *mineux.*

ON appelle remedes Antelmintiques
ceux qui tuent les vers & les chassent hors du corps.

Les endroits qui contiennent ordinairement des vers, sont l'œsophage, l'estomach, tous les intestins, rarement néanmoins s'en trouve-t-il dans le colon dans
lequel ils ne sont que passer.

Le sentiment de ponction que l'on
ressent dans l'estomach, prouve assez qu'il
est le véritable siege de cette vermine.

### *Deux Classes d'Antivermineux.*

ON peut réduire les Antelmintiques
ou les Antivermineux sous deux classes.

La premiere contient ceux qui tuent
les vers, comme on le sçait par expérience. Ce sont,

1°. Les huiles telles qu'elles soient,
qui sont immédiatement appliquées sur

les vers , pace qu'en bouchant toutes leurs
tranchées , elles les tuent en fort peu de
tems : il faut donc prendre l'huile par la
bouche ou en forme de clyſtere ; c'eſt
ainſi que j'ai vû guérir un particulier attaqué d'aſcarides ; après avoir inutile-
ment tenté tous les autres moyens de
guériſon un ſeul la ement d'huiue le guérit après l'avoir gardé long - tems , &
avoir préalablement pris une purgation
douce, comme on l doit toujours faire.

2° Tous les remedes miellés qui agiſſent de la même maniere ſont des antivermineux : ainſi après avoir fait prendre au malade une purgation légere, du
miel bû à jeûn afin qu'il ne trouve aucun
obſtacle à ſon paſſage, eſt un antivermineux ſur tout pour les enfans.

3°. Ceux qui tuent les vers en les
bleſſant , les froiſſant , & les piquant,
comme les petits os des poiſſons avallés,
la corne de cerf, la limaille d'acier & de
ſemblables remedes qui agiſſent comme
des dards ; mais ces remedes ſont ſouvent nuiſibles à la tiſſure délicate des inteſtins.

4°. Les venins qui ſont mortels à ces
inſectes, comme le mercure préparé, de
maniere qu'il parcoure le conduit inteſtinal ſans entrer dans les veines lactées ,

comme l'éthiops minéral pulverifé donné avec un doux purgatif, auffi-bien que les vitriols des métaux, comme de Mars, de Venus, & de Lune, les donnant en forme de pillules avec un doux purgatif.

### *Deuxiéme Claffe des Antivermineux.*

LA deuxiéme claffe des antivermineux contient ceux qui chaffent les vers, comme font tous les purgatifs & vomitifs de quelque nature qu'ils foient fans aucune exception, pourvû qu'on les prenne à jeûn.

Ce n'eft que par hazard que ces amers qui font réputés vulgairement antivermineux, produifent quelques effets : car lorfque les fibres inteftinales font trop foibles pour expulfer les nid des vers qui font dans le conduit inteftinal, ces amers n'ont pas la vertu de les tuer.

Il eft à remarquer que ceux-là fe trompent groffierement qui s'imaginent qu'un malade ne peut être délivré des vers à moins qu'ils ne foient chaffés par l'anus dans le tems même qu'on les fait mourir, puifqu'ils ne font pas plutôt morts qu'ils font convertis en pourriture, & que leur tiffure eft fi tendre qu'ils fortent avec les mucofités des inteftins fans qu'on s'en apperçoive.

# CHAPITRE IX.

## *Des Anodins.*

LEs médicamens anodins font ceux qui calment, & ils comprennent plufieurs autres efpeces de remedes.

2°. Les Paregoriques qui ôtent la douleur en la flattant.

2°. Les Hypnotiques qui ôtent la douleur en procurant le fommeil.

3°. Les Narcotiques qui ôtent la douleur en jettant les malades dans la ftupidité.

4°. Les remedes appellés *N penthes*, terme qui défigne un remede qui ôte la douleur par fa propre vertu.

## *Théoremes.*

PREMIER Théoreme. Le terme d'anodin eft un nom général, qui comprend les quatre fortes de remedes dont on vient de parler comme ôtant la douleur.

Deuxiéme Théoreme. Les parties fluides du corps ne font point douloureufes mais les folides, en ce que ces dernieres font compofées de nerfs & non autrement ; or des nerfs, les uns font folides & les autres caves : les premiers nerfs font fujets aux douleurs.

Troifiéme Théoreme. Dans tout nerf qui eft encore vivant, fi l'on confidere fá ftructure, l'on n'y apperçoit autre chofe qu'une membrane très-déliée, & le liquide qu'elle renferme : or la derniere membrane nerveufe de quelque nerf que ce foit, eft compofée de fibres folides & non caves qui font compofées d'une maniere incroyable de petites parties, aufquelles le feu ni l'eau ne peuvent qu'à peine apporter quelque changement, & le liquide qu'elle contient eft d'une fubtilité inconcevable, en quelque façon femblable à l'eau qui eft produite du liquide d'un blanc d'œuf.

Quatriéme Théoreme. Il s'enfuit donc que toute douleur eft une certaine affection ou de la membrane folide, ou du liquide qu'elle contient ou de l'une & de l'autre en même tems.

Cinquiéme Théoreme. Toutes les caufes qui produifent la douleur, quoiqu'elles agiffent fur des liquides, & qu'elles les changent, elles n'en caufent jamais, fi elles n'ont pour effet un changement du liquide qui intereffe les folides.

Sixiéme Théoreme. Toute forte de douleur dépend donc d'un certain changement qui arrive aux attouchemens qui fe font au folide du dernier nerf, en tant qu'il contient encore un liquide.

Septiéme Théoreme. Toute douleur eft caufée par l'action qui excite dans la derniere fibre un mouvement, qui étant continué ou augmenté, détruit néceffairement la continuité de cette fibre, ce que l'on fçait par les relations qu'on fait de toutes fortes de douleurs; de-là vient que toute grande douleur qui dure longtems, fe termine par la deftruction des parties & la ruption des vaiffeaux; ainfi l'inflammation eft fuivie de fuppuration & de gangrene, & à la douleur nerveufe, fuccede l'infenfibilité, & ce mouvement étant détruit la douleur s'évanouit.

Huitiéme Théoreme. Toute caufe de douleur en tant qu'elle agit fur une fibre, agit feulement en tirant, en comprimant, ou en bleffant; mais fi elle agit fur plufieurs fibres qui forment un tuyau, alors on peut la confiderer comme gonflant & tendant ce tuyau, par conféquent tout ce qui caufe de la douleur, le fait ou en tirant, ou en faifant diftenfion, ou en bleffant.

Neuviéme Théoreme. Tout tiraillelement en allongeant la fibre cause de la douleur dans le corps le plus sain, comme on le voit des tortures que l'on fait souffrir aux criminels.

Dixiéme Théoreme. L'Histoire de la Médecine nous apprend que la distinction des vaisseaux causée par les liquides qui y sont contenus, cause de la douleur en allongeant les fibres.

Il faut rémarquer ici que bien qu'un vaisseau fortement tendu conserve toute sa longueur, cette distension peut cependant causer l'allongement de ses fibres latérales.

Onziéme Théoreme. Tout ce qui peut blesser le corps, le fait ou en le piquant ou en le perçant, ou en le coupant; tant que ces actions subsistent, elles excitent de la douleur en allongeant les fibres ; mais dès qu'elles ont produit leur effet la douleur cesse, ainsi le nerf qui est coupé n'est plus douloureux.

Douziéme Théoreme. Nous avons dit en parlant des médicamens âcres, que le feu & tous les âcres invisibles agissent de la même maniere que les autres, dont nous avons fait le détail.

Treiziéme Théoreme. La douleur excitée en quelque partie que ce soit est calmée, 1°. en détruisant le nerf qui se

diftribue à la partie douloureufe, & ce
nerf eft détruit quand le liquide ne peut
plus paffer par fon canal. 2°. En ôtant la
communication du mouvement qui caufe la douleur avec l'organe du fentiment
commun. 3°. En rendant le cerveau incapable de recevoir la communication de la
caufe qui fait la douleur, comme on peut
l'obferver aux apopleêtiques, & à tous
ceux dont le cerveau eft comprimé en
quelqu'une de fes parties.

Quatorziéme Théoreme. La douleur
très-légere d'une derniere fibre procede
du mouvement ordinaire, mais un peu
plus vif fait fur la fibre pour caufer une
perception agréable, que l'on appelle
chatouillement, n'étant caufée que par
une douce irri ation, & par rapport à la
légere corrofion du liquide, on l'appelle prurit ou demangeaifon ; de maniere
qu'une odeur & un goût agréable étant
long-tems continués, caufent enfin de
la douleur. Il en eft de même des fons.

La violente douleur que caufe une
derniere fibre, eft produite par fon allongement, long-tems continué qui eft très-
proche de fa diffolution ; mais néanmoins
fans que cette diffolution foit entiere &
parfaite : mais l'augmentation de la derniere

niere douleur vient du nombre de fibriles qui font affectées en même tems : car
deux fibriles affectées en même - tems ne
caufent pas de fi grandes douleurs que fi
plufieurs étoient affectées.

*Caufes de douleur internes ou externes.*

Il paroît de tout ce qu'on vient de
dire, que toute douleur vient de la diftraction, ou du trop long allongement des
fibres ; & fi elle vient de caufe externe
elle peut ceffer en faifant ceffer cette
caufe.

Mais les caufes internes de cette trop
grande diftraction des fibres font réduites à cinq , & conféquemment il doit y
avoir autant de claffes de médicamens
anodins propres à détruire ces cinq fortes de caufes.

*Cinq Claffes d'Anodins.*

Ces caufes font , 1º. La dilaceration
faite à moitié de quelque nerf que ce
foit , car la portion de ce nerf demi coupé qui refte entiere , fouffre une plus grande contraction qu'elle ne feroit le nerf
étant fain , ce qui fait fa diftraction ou fon
allongement.

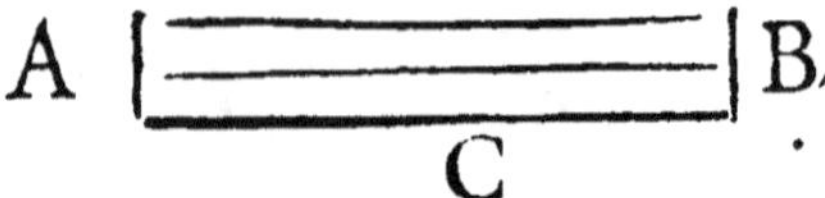

Car fuppofons par exemple , que ces
deux lettres A. B. foient un nerf compofé de trois fibres qui étant dans leur intégrité foutiennent enfemble toute la force avec laquelle le mufcle fait effort pour
fe contracter , & fe retirer enfuite vers
le point A. B. auquel il eft attaché ,
mais fi une de ces fibres vient à fe rompre au point C. les deux autres foutien-
dront toute la force de la contraction
qui étoit auparavant fupportée par les
trois , à l'occafion de quoi ces deux fibres
reftans en entier , fouffriront néceffairement une violente diftraction.

La feconde caufe de la diftraction des
fibres , eft leur gonflement exceffif caufé
par la convulfion.

La troifiéme caufe eft la trop grande
diftenfion des fibres occafionnée par une
obftruction , ou par l'effort de l'impulfion.

La quatriéme caufe eft la même diftenfion de ces fibres par un fuc âcre embarraffé dans leurs canaux , & par l'impulfion du nouveau fuc qui s'efforce de
les pénétrer.

La cinquiéme caufe eft la traction des nerfs produite par leur propre reffort fur un corps dur qui s'y trouve embarraffé, & qui y produit le même effet que la pierre dans l'uretere.

Les remedes capables d'enlever la premiere caufe font, 1°. De couper le nerf totalement, ou de brûler le nerf demi-coupé ; de maniere que le fcalpel, le feu & les cauteres potentiels font alors les anodins les plus efficaces.

2°. L'approche mutuelle des parties coupées que l'on fçait par expérience calmer fouvent les douleurs les plus cruelles, parce que tant que les portions d'un mufcle coupé font écartées les unes des autres, il y a douleur ; au lieu que ces portions divifées étant rapprochées la douleur ceffe : c'eft donc ici qu'il faut placer la fuction, les ligatures, les futures.

3°. Le ramoliffement & le relâchement du nerf, qui font que les parties du nerf n'étant pas bleffées s'étendent font au long fans douleur ; ainfi l'on doit mettre au nombre des anodins les émolliens & les relâchans, comme font, 1°. L'eau tiéde ; 2°. L'oxicrat léger compofé d'un quart de vinaigre, & des trois quarts d'eau ; 3°. Les décoctions émollientes ;

farineuſes, huileuſes, appliqués en forme d'emplâtre, de fomentations, de vapeurs, de cataplâmes, de bains, &c.

4°. Les doux balſamiques, comme le baume du Perou, la gomme élemi, la térebenthine de Veniſe, &c. diſſous dans un jaune d'œuf, & appliqués pour être plus propres à s'introduire dans le lieu malade. 5°. C'eſt auſſi un très-bon anodin, par exemple, ſi un bras bleſſé eſt plongé dans le ventre d'un animal nouvellement tué ; & les boiſſons balſamiques données en abondance.

6°. Si les parties voiſines d'une playe ſont tellement changées par quelque cauſe que ce ſoit, qu'elles s'endurciſſent & qu'elles ſe retirent, & qu'elles diſſolvent parfaitement les petites parties demi déchirées, ce changement eſt cauſé par l'huile de térebenthine & l'eſprit de vin, ou d'autres ſemblables, qui en agiſſant cauſent toujours une grande douleur.

Si un demi-déchirement cauſe en quelque partie du corps une douleur profonde, il n'y a aucune eſpérance de guériſon, à moins que la douleur étant augmentée, les nerfs bleſſés ne ſe trouvent totalement lacerés, & ſi une douleur ſemblable attaque les ligamens, elle ne peut être guérie que par la deſtruction du nerf , au moyen de quoi la douleur cesse aussi-tôt, c'est pour cela que la goutte nouée est peu douloureuse.

La seconde cause est détruite par les remedes qui détruisent la cause de la convulsion : mais la cause de la convulsion est attachée au cerveau , aux fibres des muscles , & c'est toujours ou un âcre irritant , ou un esprit inégalement déterminé , & pour lors les grands remedes sont , 1°. Les potions atténuantes & délayantes qui sont opposées à l'âcre, prenant de ces potions en grande quantité.

2°. L'augmentation du mouvement des liquides.

La troisiéme cause est détruite , 1°. Par les remedes qui corrigent l'âcre dominant en émousliant sa figure aiguë , ce qui se fait en mêlant les particules âcres du remede avec d'autres particules qui leur soient opposées. 2°. En rompant leurs particules pointues par la coction , ou par la suppuration. 3°. En les enveloppant avec des adoucissans.

4°. Les remedes qui chassent les âcres embarrassés, qui sont, 1°. Ceux qui lâchent les voies ; ce qui a fait dire à Hyppocrate que tout ce qui fait douleur par acrimonie doit être relâché. 2°. Ceux qui délayent les liquides. 3º. Ceux qui déterminent à l'évacuation, & il faut pour cela voir l'article des attractifs. 4º. Ceux qui mettent en repos les âcres enveloppés, ce qu'ils font en quatre manieres, 1º. En diminuant l'impétuosité des liquides qui circulent, & des solides qui se contractent ; car si l'âcre embarrassé dans les parties n'étoit comprimé par la contraction des solides, & par le mouvement de projection des liquides, il ne causeroit pas de douleur.

La contraction des solides est diminuée par les relâchans, l'impétuosité propre des fluides, la menant vers un état fort proche de la mort, aussi toute douleur cesse-t'elle un peu avant la mort. Il faut voir à ce sujet l'article des remedes qui arrêtent, *de sistentibus.* 2º. Déterminant ailleurs l'impétuosité des liquides : Il faut voir pour cela l'article des attractifs, *de attrahentibus.* 3º. En excitant des défaillances. 4º. En détruisant les causes externes qui excitent par leur action. L'acrimonie est sans action par elle-même, comme sont la chaleur & le mouvement de la partie

La quatriéme cause est enlevée par les remedes qui relâchent les vaisseaux, qui resolvent ce qui embarrassé , & qui diminuent la vertu de projection des liquides : il eft donc à propos de placer ici la faignée, toutes les grandes évacuations, les incififs, les atténuans, les réfolutifs, les délayans, comme les bains, les fomentations, &c.

La cinquiéme caufe eft ôtée, 1°. Par tous ceux qui ôtent la premiere caufe tels qu'ils font ci-devant énoncés. 2°. Tous ceux qui en lubrifiant doucement, en refolvant, & en irritant, mettent en mouvement les matieres engagées & embarraffées dans les lieux particuliers. 3°. Tous ceux qui déterminent ces matieres engagécs vers le lieu où elles peuvent être le moins nuifibles ; il faut voir l'article ci-deffus des attractifs, *de attrahentibus.*

Si la douleur eft très violente, & que l'on ne puiffe pas en ôter la caufe, la caufe de la douleur même remédie inftament à la douleur en faifant périr le malade : il y a pourtant des remedes qui fans ôter la caufe de la douleur en diminuent le fentiment, qui font les remedes appellés hypnotiques ou foporatifs.

### *Deux Claffes de Soporatifs.*

CES médicamens peuvent fe réduire fous deux claffes, dont la premiere con-

tient tous les remedes qui procurent le
sommeil, & levent les obstacles qui s'y
opposent, & ces obstacles sont le plus
souvent les objets extérieurs, les douleurs,
les chaleurs, les sueurs, les passions de
l'ame, & les differentes maladies. Ces obstacles étant levés, le sommeil vient de
lui-même : de cette maniere presque tous
les médicamens, comme les délayans,
les résolutifs, les incrassans, les humectans, les raffraîchissans, les acides, les alkalins, les desicatifs, & une infinité d'autres, & leurs contraires, sont les hypnotiques selon que l'un ou l'autre symptôme
qui empêchent le sommeil, l'ôtent ou le
diminuent ; ainsi les remedes terreux que
l'on donne aux enfans, à cause des acides
contenus dans l'estomach & dans les intestins, & les douleurs qu'ils excitent à
ceux qui veillent, procurent souvent le
sommeil : ainsi la rose, le saule, les melons, les courges, les concombres, les
laitues, la dent de lion, l'endive, l'oseille,
&c. donnés intérieurement, ou en forme topique, sont somniferes dans les maladies chaudes.

*Deuxiéme Classe de Soporatifs.*

La seconde classe contient les remedes
qui procurent le sommeil en supprimant

les caufes naturelles des veilles ; & fur-
tout en empêchant le flux des liquides
par les nerfs. Ces remedes font de trois
fortes; fçavoir, 1°. Les doux & les fûrs ;
2°. Les forts & dangereux ; 3°. Ceux qui
font abfolument mauvais & mornes.

Les doux hypnotiques font ceux qui
concilient un fommeil naturel leger, &
dont on peut fortir aifément, qui font le
faffran , le pavot rhocas & toutes fes parties qui font fa femence, fes feuilles , les
têtes , fon fuc , le pavot blanc, la cyno-
gloffe , & toutes fes parties , le folanum
officinal , & ce doux fomnifere appellé
l'herbe à Paris , &c.

Les forts font ceux procurent un fommeil gêné , profond , & dont on a de la
peine à fe défaire , avec une grande ftu-
peur. Ces remedes font l'opium , la femence de jufquiame , &c.

Les mauvais font ceux qui procurent
un fommeil très-profond , qui fe termine
le plus fouvent par la mort du malade ,
& s'il arrive quelquefois que l'on en re-
vienne , le malade refte dans une dépra-
vation de fes principales facultés. Ces
pernicieux remedes font les fleurs de
deux fortes de jufquiame , ainfi que leurs
pommes , leurs feuilles , leurs calices &
leurs fucs. La femence de ftramonium ou

pomme épineufe donnée à une drachme eft mortelle, à une demie drachme elle caufe la folie; la farine d'yvroie; la femence de folanum eft mortelle, les pommes dorées, le fuc de nicotiane pris en trop grande quantité à ceux qui n'y font pas accoutumés, le vin pris avec excès, & les efprits tirés de ces ingrédiens.

# CHAPITRE X.

## *Des Antidotes.*

L'Antidote, l'alexipharmaque, l'alexitere, & la thériaque, fignifient la même chofe, c'eft-à-dire, un médicament qui eft propre à combattre le venin. L'on appelle venin tout ce qui par une qualité qui lui eft propre & particuliere, caufe promptement la mort.

On procure la mort en arrêtant la circulation du fang, qui fe fait du cœur au poulmon, du poulmon au cerveau, & qui de ces trois vifceres revient au cœur.

Or cette circulation peut être détruite. 1°. En détruifant les forces qui la font mouvoir. 2°. En corrompant les liquides qui circulent. 3°. En faifant obftruction aux vaiffeaux qui donnent paffage au liquide ; 4°. En y formant ces trois obftacles en même-tems.

L'on ne peut pas détruire les forces motrices, à moins que les folides & les fluides ne foient corrompus; mais les liquides ne peuvent pas pécher par eux-mêmes, de maniere que leurs forces motrices périffent entierement, à moins qu'elles ne fe coagulent.

La coagulation fe fait ou dans les veines par les chofes qui y font introduites, ou dans les vaiffeaux du poulmon par la refpiration; il faut pour cela voir l'article des coagulans, *Coagulantia.* Les vaiffeaux qui donnent paffage au liquide font détruits, ou parce qu'ils font rongés par les liquides qu'ils contiennent qui ont contracté une qualité venimeufe, ou parce qu'ils font trop ferrés ; & ce ferrement arrive aux vaiffeaux du poulmon par la fumée du fouffre, &c.

De là vient que tout ce qui preffe fortement les petits vaiffeaux, ou qui leur fait une érofion intérieure ou extérieure, ou qui coagule les liquides eft un poifon; & s'ils produifent promptement des effets, on les appelle des poifons très-violens, s'ils font plus tardifs dans leur opération, on les nomme des poifons lents, & la plûpart de ces poifons pro-

duifent leur effet en troublant le mouvement circulaire des humeurs, leurs fécrétions & leurs excrétions, auffi-bien que
le mouvement des efprits en caufant des
convulfions : ce qui fait que tous les venins fimples peuvent fe rapporter à trois
chefs ; fçavoir,

1°. A ceux qui troublent les mouvemens dont on vient de parler ; 2°. A
ceux qui ferrent les vaiffeaux, ou qui leur
font érofion ; 3°. A ceux qui coagulent le
liquide. 4°. On peut aifément inferer de
ces poifons fimples, que l'on peut en
compofer de plufieurs fortes.

Il s'enfuit de ce qu'on vient de dire,
que les antidotes doivent avoir la vertu,
ou de corriger le venin, ou de l'expulfer, ou de défendre les vaiffeaux, ou
d'appaifer les convulfions.

Ceux qui corrigent le venin agiffent ou
en l'adouciffant, ou en lui ôtant fa qualité coagulante, ou en le diffolvant.

Ceux qui l'expulfent, le font par le
moyen du mouvement circulaire : ainfi
la boiffon d'eau chaude avec un peu de
vinaigre & de fel, en augmentant le
mouvement circulaire, & en excitant les
fueurs, étoit anciennement un excellent
alexipharmaque. Le poifon eft encore expulfé en l'attirant au déhors, fur quoi il

eſt bon de voir l'article des attractif, *at-trahentia.*

Les vaiſſeaux ſont défendus contre les atteintes du venin par les doux remedes gluants, huileux, ſavoneux ; il faut voir à cette occaſion les articles des émolliens, lubrifians, adouciſſans, *Emollientia, lu-brificantia, demulcentia.*

Les remedes qui calment l'impétuoſité du mouvement dans le genre nerveux , & qui appaiſent les convulſions , ſont outre ceux dont nous avons déja parlé , les opiates , comme ſont la thériaque, le diaſcordium , & les autres alexipharma-ques, qui ſont ord'nairement compoſés de ſudorifiques, de glutineux, d'adou-ciſſans, & d'opiates mélés enſemble.

### *Deux Claſſes des Antidotes.*

Tous les antidotes ſe peuvent réduire ſous deux claſſes, dont la premiere con-tient les ſimples ; qui ſont tirés ,

1°. Des animaux comme ſont les chairs de tous ceux qui paſſent pour vénimeux, auſſi bien que leurs ſels , leurs huiles pré-parées , avec leurs chairs , leurs pierres, & leurs calculs coagulés.

Il faut mettre en ce rang les trochiſ-ques de crapauts d'Helmont; ceux de vi, peres d'Andromachus ; ceux de ferpens. Les Italiens regardent comme de puiffans aléxitures, les huiles de fcorpions, de viperes, de ferpens, de crapauts, de grenouilles, &c.

On doit encore y joindre les attractifs, comme la pierre de Bezoard, la pierre de porc, la larme pierreufe, &c.

Les antidotes fe tirent auffi des végétaux, comme font ceux qui refferrent, qui ouvrent, ou qui adouciffent, tels que l'aurone, l'angelique, le romarin, la racine de carline, de contrahierva, de chardon beni, de ferpentaire pirginiene, de tormentille ; les feuilles de fcordium, de rhue, de frêne de dictame blanc de noyer, &c.

Ils fe tirent encore des mineraux, comme font tous les abforbans, qui font les bols, les terres, &c.

### *Deuxiéme Claffe des Antidotes.*

La feconde claffe des antidotes contient leurs compofitions, comme le diatefferon de mefue, qui eft un très - bon fudorifique, dont il n'y a rien à appréhender. L'électuaire du fuc de rhue, de bayes, de laurier, de fatyrium, de l'œuf, la confection d'hyacinte, d'alkermes, enfuite les antidotes, où entre l'opium, le fomnifere de Nicolas; le philonium Perfique, Arabique, Romain, la thériaque, le difcordium de Fracaftor & de Sylvius. L'orviétan qui n'a jamais trompé fon maître, puifqu'il fe vantoit de rendre inutile par fon moyen quelque venin que ce fût, pris interieurément ; cependant ayant pris pour épreuve de fon remede en préfence des Médecins trente grains d'arfenic, il mourut bien-tôt malgré fon antidote. Le mitridate eft auffi de ce nombre.

Il paroît par ce qu'on vient de dire, qu'il n'y a point d'antidote généralement fpécifique contre tous les poifons, mais qu'ils deviennent antidotes felon les differens effets qu'ils produifent dans le corps de ceux qui les reçoivent, & felon les difpofitions qu'ils y trouvent.

*F I N.*

## APPROBATION.

JAi lû par ordre de Monseigneur le Garde des Sceaux le *Traité de la vertu des Médicamens*, par *M. Herman Boerhaave, Docteur en Médecine, &c. traduit en François par un Chirurgien de Paris*, & je n'y ai rien trouvé qui en puisse empêcher l'impression. Fait à Paris ce Samedi 22 Janvier 1729.

ANDRY.

*PRIVILEGE GE'NE'RAL.*

LOUIS par la grace de Dieu Roi de France & de Navarre : A nos amés & feaux Conseillers les Gens tenans nos Cours de Parlement, Maîtres des Requêtes ordinaires de notre Hôtel, Grand Conseil, Prevost de Paris, Baillifs, Sénéchaux, leurs Lieutenans Civils, & autres nos Justiciers, qu'il appartiendra, SALUT. Notre bien amé JEAN-BAPTISTE OSMONT Fils, Libraire à Paris, Nous ayant fait remontrer qu'il lui auroit été mis en main plusieurs Traités qui ont pour titres : *Traité de la vertu des Médicamens*

*par*

par le sieur Herman Boerhaave, traduit en
François par le Sieur de Vaux Chirurgien de
Paris ; Traité de la Nature des causes des
Symptômes, & de la curation de l'accident
le plus oïdinaire du mal venérien, par Guil-
laume Cockburn, traduit de l'Anglois ; Traité du Sieur Gautier Haris, concernant les
maladies aiguës des enfans, & sur l'origine,
la nature & la curation de la maladie véné
rienne, traduit de l'Anglois ; Traité des maladies qui arrivent aux parties génitales des
deux sexes, par le sieur Jacques Vercelloni,
traduit de l'Anglois ; Emmenologie ou Traite
de l'évacuation ordinaire aux femmes, par le
Sieur Freind, traduit de l'Anglois, qu'il
souhaiteroit faire imprimer & donner au
Public s'il Nous plaisoit lui accorder
nos Lettres de Privilege sur ce nécessaires ; offrant pour cet eff t de les faire imprimer en bon papier & beaux caracteres,
suivant la feuille imprimée & attachée
pour modéle sous le contre-scel des Présentes : A CES CAUSES, voulant traiter
favorablement ledit Exposant, Nous lui
avons permis & permettons par ces Présentes, de faire imprimer lesdits Traités
ci-dessus spécifiés en un ou plusieurs vo-
lumes, conjointement ou séparément, &
autant de fois que bon lui semblera, sur
papier & caractéres conformes à ladite
R ɪ

feuille imprimée & attachée sous notredit cont e-scel , & les vendre , faire vendre & débiter par tout notre Royaume,
pendant le tems de dix années consécu-
tives à compter du jour de la date desdites
Présentes : Faisons défenses à toutes sortes
de personnes de quelque qualité & condition qu'elles soient , d'en introduire
d'impression étrangere dans aucun lieu
de notre obéissance ; comme aussi à tous
Libraires-Imprimeurs & autres, d'impr.-
mer, faire imprimer, vendre , faire vendre , débiter ni contrefaire lesdits Traités ci-dessus exposés, en tout ni en partie, d'en faire aucuns extraits sous quelque prétexte que ce soit, d'augmentation,
correction , changement de titre , même
de traduction en langue Latine ou autrement , sans la permission expresse & par
écrit dudit Exposant ou de ceux qui auront droit de lui , à peine de confiscation
des exemplaires contrefaits, de six mille
livres d'amende contre chacun des con-
trevenans , dont un tiers à Nous, un tiers
à l'Hôtel-Dieu de Paris, l'autre tiers audit
Exposant , & de tous dépens , domma-
ges & interêts : à la charge que ces Présentes seront enregistrées tout au long
sur le Regiftre de la Communauté des
Libraires & Imprimeurs de Paris, dans

trois mois de la date d'icelles ; que l'impreſſion deſdits Traités ſera faite dans notre Royaume & non ailleurs, & que l'impétrant ſe conformera en tout aux Réglemens de la Librairie , & notamment à celui du 10 Avril 1725. & qu'avant que de les expoſer en vente, les Manuſcrits ou Imprimés qui auront ſervi de copie à l'impreſſion deſdits Traités, ſeront remis dans le même état où les Approbations y auroient été données, ès mains de notre très-cher & féal Chevalier Garde des Sceaux de France, le ſieur CHAUVELIN, & qu'il en ſera enſuite remis deux exemplaires de chacun dans notre Bibliotheque publique, un dans celle de notre Château du Louvre, & un dans celle de notredit très-cher & féal Chevalier Garde des Sceaux de France le Sieur CHAUVELIN ; le tout à peine de nullité des Préſentes ; du contenu deſquelles vous mandons & enjoignons de faire jouir l'Expoſant ou ſes ayans cauſe, pleinement & paiſiblement, ſans ſouffrir qu'il leur ſoit fait aucun trouble ou empêchement : Voulons que la copie deſdites Préſentes , qui ſera imprimée tout au long au commencement ou à la fin deſdits Livres, ſoit tenue pour duement ſignifiée, & qu'aux copies collationnées par l'un de nos amés & feaux Conſeillers

& Secretaires, foi soit ajoutée comme à l'Original. Commandons au premier notre Huissier ou Sergent, de faire pour l'éxécution d'icelle, tous actes requis & nécessaires, sans demander autre permission, & nonobstant clameur de Haro, Chartre Normande, & Lettres à ce contraires : CAR tel est notre plaisir. DONNE' à Paris le treiziéme jour du mois de May l'an de grace mil sept cens vingt-neuf. Et de notre Regne le quatorziéme. Par le Roi en son Conseil. SAINSON.

*Regiſtré ſur le Regiſtre VII. de la Chambre Royale des Libraires & Imprimeurs de Paris, N. 378. Fol. 321. conformément aux anciens Reglemens confirmés par celui du 28 Février 1723. A Paris le priemier Juin mil ſept cens vingt-neuf.*
P. A. LE MERCIER, Syndic.

Je souſſigné cede à M. Jacques Clouzier la moitié au préſent Privilege, pour en jouir suivant l'accord fait entre nous. A Paris ce 20 Septembre 1729. B. L. OSMONT.

*Régiſtré la Ceſſion ci-deſſus ſur le Regiſtre VII. de la Communauté des Libraires-Imprimeurs de Paris, page 378. conformément au Reglement, & notamment à l'Arrêt du Conseil du 13 Aouſt 1703. A Paris le vingt Septembre mil ſept cens vingt-neuf.*
P. A. LE MERCIER, Syndic.

De l'Imprimerie de CHARLES OSMONT, rue Sains Jacques au Clouzier.

à Mademoiselle le Chartier
de Mon fotrell cher M.
son pere au pont de l'arche
au pont de l'arche près Rouën

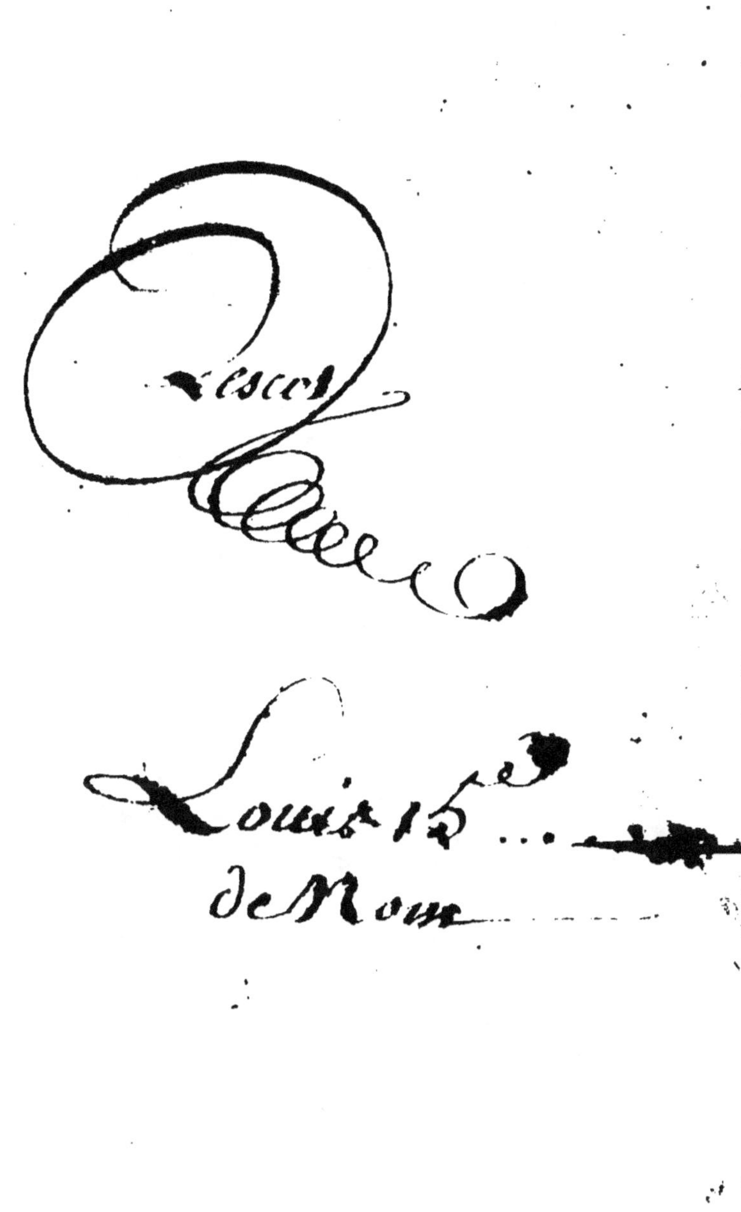
Lescot
Louis 15...
de Nom